U0390510

Public Health and Aging: Maximizing Function and Well-Being

世界人口与健康经典译丛

总主编 王培刚

公共卫生与老龄化
最大化功能和健康完好状态

Public Health and Aging: Maximizing Function and Well-Being

[美]斯蒂芬·M.艾伯特 (Steven M.Albert,PhD,MSPH)

[美]维基·A.弗里德曼 (Vicki A.Freedman,PhD,MA)　编著

蔡 毅 主译

华中科技大学出版社
http://www.hustp.com
中国·武汉

内 容 简 介

本书从公共卫生政策、项目和伦理三个方面介绍了老龄化人群相关的关键主题。首先,介绍了公共卫生与老龄化相关概念;其次,以人口学和流行病学视角解读人口老龄化;最后,从公共卫生体系、筹资、服务提供、慢性病与功能等方面介绍了如何从公共卫生的角度考虑老龄化及老年人功能与健康。本书的主要特色是从功能与健康的角度探讨人口老龄化带来的公共卫生问题。

本书从宏观到微观、从理论到实践逐步解析人口老龄化的核心公共卫生问题,对于当前我国的人口与健康研究具有很好的启示意义,可供相关领域的研究人员及管理人员阅读和参考。

The original English language work:

Public Health and Aging, second edition, ISBN:97808296121516

by Steven M. Albert PhD, MSc, MSPH & Vicki A. Freedman PhD

has been published by:

Springer Publishing Company

New York, NY, USA

Copyright 2010. All rights reserved.

湖北省版权局著作权合同登记 图字:17-2018-318 号

图书在版编目(CIP)数据

公共卫生与老龄化:最大化功能和健康完好状态/(美)斯蒂芬·M. 艾伯特(Steven M. Albert),(美)维基·A. 弗里德曼(Vicki A. Freedman)编著;蔡毅主译.—武汉:华中科技大学出版社,2022.9
(世界人口与健康经典译丛)
ISBN 978-7-5680-4767-8

Ⅰ.①公… Ⅱ.①斯… ②维… ③蔡… Ⅲ.①公共卫生-关系-人口老龄化-研究 Ⅳ.①R126.4 ②C913.6

中国版本图书馆 CIP 数据核字(2018)第 249390 号

公共卫生与老龄化	[美]斯蒂芬·M. 艾伯特	
——最大化功能和健康完好状态	[美]维基·A. 弗里德曼	编著
Gonggong Weisheng yu Laolinghua		
——Zuidahua Gongneng he Jiankang Wanhao Zhuangtai	蔡 毅	主译

策划编辑:居 颖   封面设计:原色设计
责任编辑:居 颖 曾奇峰   责任校对:刘 竣
责任监印:周治超

出版发行:华中科技大学出版社(中国·武汉)   电话:(027)81321913
     武汉市东湖新技术开发区华工科技园   邮编:430223

录　排:华中科技大学惠友文印中心
印　刷:湖北恒泰印务有限公司   开　本:787mm×1092mm　1/16
印　张:18.75　插页:2   字　数:416 千字
版　次:2022 年 9 月第 1 版第 1 次印刷   定　价:168.00 元

作者简介

斯蒂芬·M. 艾伯特,博士,公共卫生硕士(Steven M. Albert,PhD,MSPH)

匹兹堡大学公共卫生研究生院行为与社区卫生科学教授。他在芝加哥大学取得人类学博士学位,在哥伦比亚大学取得流行病学科学硕士学位,在罗格斯大学从事老龄化与卫生政策博士后研究,在哥伦比亚大学从事老龄化与认知博士后研究。他从事了20余年的老龄化与公共卫生研究,所完成的研究项目包括老年的失能转变调查、临终精神健康、健康与慢性病的跨文化差异、居家卫生保健、家庭照料和药物依从性。他作为富布莱特学者曾在巴布亚新几内亚从事研究,进行的项目包括老年寓所存放的药物研究、健康行为的动态计算机建模、工作场所健康促进管理慢性病和家庭保健技术的评估。他是哥伦比亚大学老龄化与公共卫生方向的公共卫生硕士项目共同创办人,所授课程包括老龄化与公共卫生和老龄化研究中的研究方法。他发表了100余篇同行评议论文,出版了3部学术著作。他是美国老年学社会行为与社会科学部门和美国公共卫生学会老年健康部门的官员。

维基·A. 弗里德曼,博士,文学硕士(Vicki A. Freedman,PhD,MA)

密歇根大学社会研究所调查研究中心研究教授。弗里德曼博士就人口老龄化、失能和长期照护相关的主题发表了大量文章。近年来,她的研究主题是晚年失能原因与结果的趋势,测量老年夫妇间的失能、时间使用和完好健康状态,评价基于人口的功能最大化干预效果,以及邻里关系和晚年健康与功能。她服务于10余个联邦机构国家咨询组,包括美国失能未来医学委员中心,最近成为国家健康与老龄化趋势研究和收入动态专题研究的共同项目负责人。她取得了耶鲁大学流行病学博士学位和乔治敦大学人口学硕士学位。

译者简介

蔡毅

武汉大学公共卫生学院副教授,其研究领域为老年健康、中医药国际推广、全球公共卫生安全,参与的全球健康项目覆盖尼泊尔、斯里兰卡、赞比亚、埃及、美国等发展中国家和发达国家,结合老年常见慢性病,在美国、埃及等国家探索开展中医药防治慢性腰痛、肥胖、糖尿病等中医药跨文化培训项目,多次赴美国参加美国老年学学会年会(GSA)和世界老年学与老年医学大会(IAGG),并作口头汇报,已发表中英文论文20余篇,出版专著1部,牵头组织筹备"中国人口老龄化与长期照护"SSCI专刊。

总　　序

　　健康的人口是社会发展的重要资源,人口的健康是社会发展的努力方向。提高人口的健康水平,可以阻断经济社会发展中的一些恶性循环,全面提升社会发展质量。人们对美好生活的要求越来越高,对个体健康、人口健康及社会为人口健康所推出的战略举措越来越重视和期待。人口与健康作为国际学术话题的影响力也日益增强,在这个学术领域进行广泛而深入的研究有助于我们更好地了解国际学术研究前沿,加深对这一领域的理解和认识。本套“世界人口与健康经典译丛”既关注社会正在发生深刻变革的相关话题,也非常关注隐藏在这些话题背后的深层次社会因素。译丛中所包含的多部著作都涉及人口与健康的多项重要现实议题,集中翻译和出版有助于为我国各级政府、机构在进行医疗卫生体制改革和社会治理时提供参考和借鉴。

　　人口与健康涉及人口学、社会学、管理学和公共卫生等学科的交叉和融合,理解里面的内容和推动此领域的研究,不仅需要社会科学的思辨素养和理论储备,也需要有自然科学的逻辑推理能力和对新技术、新方法的灵活应用能力。因此,为了更好地推动这套丛书的组织翻译工作,就需要有不同学科背景的教师加入进来。武汉大学“人口与健康”青年学者学术团队就是基于多学科背景而组建的,并将这套丛书的翻译作为重要的使命进行集体攻关。因此,本套丛书能够顺利开发和出版,笔者作为这套丛书的总主编,要对团队成员的辛勤付出表示衷心的感谢!

　　此外,还要感谢武汉大学人文社会科学研究院和武汉大学健康学院给予的支持和信任!感谢华中科技大学出版社医学分社居颖编辑对于本套丛书的组织和协调,本书的最终出版离不开相关编辑老师的辛勤劳动,感谢他们在编辑出版过程中所付出的劳动和努力!

　　承担本套丛书翻译的人员主要是来自武汉大学“人口与健康”青年学者学术团队的教师。本套丛书参与译者众多,由于学术素养、学术积淀等方方面面的原因,在翻译过程中难免有不周全和理解不到位的地方,也请广大读者多多包涵,多提一些建设性的意见,以便在日后逐步改善和提高。

　　衷心祝愿本套“世界人口与健康经典译丛”能够为广大读者带来丰富的学术享受,也能够给政府决策者提供社会治理的成功经验。

王培刚

原 书 前 言

老龄化经历的文化概念有很多,常有一个弧线样的发展,随后在晚年下降。以莎士比亚的《皆大欢喜》第二幕第七场"人生七阶段"为例,"一个男人一生中扮演着很多角色,他演绎了七个年龄阶段"。这七个年龄阶段包括婴儿、"怨天尤人的小学生……勉强爬行上学"、情人、士兵("甚至在枪口下追求虚无缥缈的名声")、法官或者行政人员、因为虚弱而退休("雄壮的嗓子转为小孩般的尖叫"),最后"再来的幼稚和全然的健忘……没牙齿、没眼力、没味觉、失去一切"。

宗教传统通过一系列的奇闻轶事,同样为了解老年人提供了指导。例如,《塔木德经》(相当于犹太律法)教导人们履行孝敬老年父母的义务,故事里面的父母都是年老体弱的或者高龄的。孝敬父母的行为包括哪些? 例如,帮助父母维持日常生活,提供食物,帮助穿衣,带着父母外出(*Bavli*,*Kiddushin* 31b)。这个义务可以追溯到一段不寻常的渊源:处理被摩西摔破的第一块戒律碑,这是摩西看到金牛犊时因生气而摔破的,破碎的戒律碑碎片没有被丢弃,一直保存直到被新的碑所替代。以色列人带着新碑和旧碑穿越了沙漠(*Berakhot* 8b)。大众认为被打碎的碑更具有价值,不仅仅因为它自身的寓意,也因为它与新碑之间的联系。

当本书第一版于 2004 年出版的时候,它使我们注意到不仅年龄因素主导健康,同样的,很多社会、心理和经济因素也主导健康。结合我们大学校友杂志(康奈尔大学,Spring,2002)的一些评论看到了年龄的集中性。1995 级毕业生(30 岁左右)祝福他们的同学时说:"祝愿你们婚姻完美、孩子杰出、考试简单、工作愉快,并交到真正的朋友。"1945级毕业生(77 岁左右)这样说:"无事可做,而且也没有足够的时间去做。"1938 级毕业生(84 岁左右)这样说:"四月心绞痛、七月安装心脏起搏器,八月完成血管成形术。其他的,都很好。"1934 级毕业生这样说:"在我 94 岁的时候,我的主题就是'不要到处乱晃!'。"1916 级毕业生,同时也是学院最年长的毕业生也是这样说的。这位园艺专栏作家居住之处有生活辅助设施。在他的生日会上四代后人均来参加,他说:"感觉一大堆烦恼围绕着我。"年龄让他成为了最年长的人。2000 年美国人口普查报告显示仅有 1,400 人年龄超过 110 岁(人口基数为 285,000,000)。

现如今,老龄化同时对个人和他们所生活的社会带来了一系列挑战。生物医学领域的挑战是需要找出一种方法来延缓、预防或者治愈老年人常见的虚弱和痴呆。流行病学的挑战是识别老年人特定的且导致失能增加的慢性病发生和发展的危险因素。社会学的挑战是了解为什么拥有不同资源(包括认知和生理弹性、社会资本)的根据社会经济地位或种族定义的群体经历老年及老龄化会如此不同。伦理学的挑战是了解并确认何时将医学治疗目标从最大限度地治疗转变为尽量减少痛苦。

在美国和世界其他国家面临即将到来的人口变化时,这些挑战尤为紧迫。在接下来的几十年内,老年人将达到人类历史上从未出现过的数量和比例。我们在第五章中讨论到,更长的寿命并不一定意味着更差的健康和功能。人口老龄化不单纯是一个暂时的现象,而可能是一个永久的结构改变,公共卫生领域必须抓住这一点。

实际上,本书关注的重点是老龄化挑战的不同方式汇聚在一起就成了老龄化的公共卫生方式。跟莎士比亚和圣经时代不同,当今社会,公共卫生与老龄化必须展现出更多样化的老龄化经验。与仅仅关注疾病预防及其让人衰弱的影响不同,我们在本书中所探讨的是从更广的维度来阐述老龄化的各方面,如是否健壮、身体虚弱、患有痴呆、濒临死亡或者在能力上正在恢复和适应改变。

公共卫生面临的挑战是即使已患病,已认识到伴随晚年而来的衰老变化,也要加强发展和维持最佳的身体、精神和社会功能。我们所争论的公共卫生的口头禅是"健康促进和疾病预防",在公共卫生与老龄化方面需要进一步拓展到强调最大化功能和健康完好状态,因此这是本书的副标题。

我们呼吁对老年健康的许多特征的早期起源要有更深刻的理解,人生前五十年的遭遇对第二个五十年来说意味深长。因此我们更喜欢用"公共卫生与老龄化"而非"公共卫生老年病学"来形容本领域。

我们在本书第一版中仅提到了公共卫生与老龄化的定义,以及这些领域中最有价值的研究工具和设计。我们注意到公共卫生与老龄化仍然是一个发展中的领域,缺乏统一的处理或总体构架。第一版书将这样一个框架应用到一系列仍困扰我们的大问题中:我们如何能保证有一个健康的晚年?为什么一些社会阶层能够比其他人在晚年有更多的生理和认知资源?在什么情况下能够预防身体和认知障碍?在什么情况下可以补救?讨论晚年时期的脆弱预防或者其他形式的初级预防是否合理?随着人口老龄化,这些问题变得更加紧迫。我们预测,到 2050 年,世界上不论是经济发达国家还是欠发达的国家,65岁以上人口将占 15%~20%,且有些国家(如日本)高达 1/3。

在本书的两个版本之间的 5 年左右的时间里,公共卫生与老龄化领域也发生了变化。美国老龄化管理局(Administration on Aging,AOA)、州卫生局、疾病与预防控制中心(CDC)、医疗保险和医疗救助服务中心(Centers for Medicare and Medicaid Services,CMS),以及保健管理组织、公司雇主、宣传组织均通过它们自己的方式开始了公共卫生与老龄化的实践。例如,与疾病预防控制中心和美国老龄化管理局合作,州卫生局正推进社区范围内的健康促进和疾病预防,包括慢性病自我管理、照护管理、身体活动、营养、环境改造和预防跌倒等方面。医疗保险和医疗救助服务中心在医疗保险基本服务包中增加了预防性卫生保健访问和额外的筛查项目。很多州政府已经整合了健康老龄化的蓝图,社区越来越寻求"对老年人友好"的影响评估的规划和发展。

我们将探讨这些发展,使新的一版更有价值。我们还不清楚当前如何将老年人的公共卫生工作与其需要的其他服务联系起来,如医疗保健、药物管理、长期照护和临终关怀、综合卫生服务及支持性老龄化服务。如果仅关注健康促进会使我们失去促进功能的机会。在第一章中,我们讨论了现实世界中许多手段在促进健康和促进功能上不能总是一致的,如不完美的筛查、侵入性的诊断技术和在健康状况日趋衰退和濒临死亡的情况下做出艰难的决定。在公共卫生与老龄化中,一旦我们意识到应以功能和失能而不是诊断来指导以人口为中心的政策时,会发现支持性照料和服务与医学治疗同等重要。对此,我们要感谢 M. Powell Lawton,他在 20 世纪 60 年代就意识到这一点,远在我们考虑将老龄化研究作为可能的职业之前。

本书在第一版基础上扩充了 1/3 的内容。我们增加了新的章节来阐述老龄化服务网络和公共卫生(第三章)、老年慢性病(第四章)、长期照料(第九章),以及公共卫生和老龄化中的伦理问题(第十一章)。我们也进行了大幅度的修改,来回应人口老龄化方面的进步(第二章)、身体功能和失能(第五章)、认知失能(第六章)。在其他章节中,我们更新了在两个版本间出现的爆炸性知识,并更新了人口学和流行病学展望(第二章),情感和社会功能(第七章)、生命质量(第八章),以及死亡率(第十章)。本书以“代偿性、适应性老年人”开篇,尽管他们处于健康不佳状态,但仍通过改变日常任务,依靠残存功能弥补缺陷,并且选择性地投入身体、意识和情感方面的努力,尽可能参与社会活动(第一章)。

当今我们将公共卫生与老龄化视作一个领域,但不可避免地忽略了一些重要主题,在某些地方,经典的参考文献被保留下来,而不是更新的研究。这些选择反映了我们想要在广度和深度上保持平衡的愿望。

我们在编写本书时也仔细斟酌和回顾了第一版的内容。这个回顾工作是令人满意的,但也提醒我们应更多地关注公共卫生与老龄化工具,需要讨论的内容包括如何将公共卫生工作实际运用于老年人。我们试图在几个章节中解释之前的差距,如现在所分析的“健康老龄化网络”发展(第三章);医疗保险中更强调预防性服务(第四章);国家在减少跌倒和建造老年人适宜的社区中所做的努力(第五章);家庭照料者支持性干预(第六章);基于循证的抑郁管理项目(第七章);促进长期照料工作(第九章)。

我们编写本书的目的是将其作为本科生或研究生老龄化课程的主要教材,因为其与公共卫生的下列主要领域有关——流行病学、人群研究、卫生体系与政策、健康行为;本书同样可以作为老年学和老年病学、人口研究、综合健康科学及社会学的补充教材;本书还可同时用于课堂教学指导。课堂之外,本书介绍了我们这个时代最大挑战的综合治疗手段,即如何最大限度地发挥老年人晚年生活的功能,我们希望这能吸引临床、行为学、人口科学研究者们的兴趣。

感谢来自 Springer 出版社的 Sheri W. Sussman 的鼓励和耐心,感谢为此书提供过帮助的同事。同时,我们要感谢我们的家人,无论他是年轻的还是年老的,没有他们的支持,我们可能无法再版此书。

斯蒂芬·M. 艾伯特,博士,公共卫生硕士

维基·A. 弗里德曼,博士,文学硕士

目　　录

第一章　公共卫生与老龄化介绍

　　什么是公共卫生与老龄化？这两个概念很好理解,但由它们衍生而来的一个新兴的交叉领域——"公共卫生与老龄化"并不是简单的两者之和。公共卫生与老龄化这一交叉学科目前尚无很好的定义。它从更耳熟能详的流行病学和人口学这些人口学科衍生而来,这些学科关注的常常是亚人群,如脆弱老年人、有失能风险的健康老年人或异常健壮的老年人。它要求对健康行为和预防、卫生系统和政策、研究方法和统计分析、社会和环境风险因素均有所了解,但倾向于采用多学科方法分析问题。它不仅从老年病学出发,促进门诊及医患接触之外的健康,也与老年学关系密切,更常将老年学研究与多学科的老龄化研究紧密联系起来。不同于这些学科的是,它关注人群而非患者,并前瞻性地认识到,生命早年经历影响生命晚期的健康和功能。

　　为了更好地界定这个新兴领域的各个维度,本章首先全面回顾一下公共卫生的构成;其次,从简单地介绍老龄化入手,重点介绍常见的几个生命晚期原型;再次,从生命历程的角度介绍若干实例,尤其是有关公共卫生与老龄化的实例;最后,我们将主要讨论健康老龄化,以及公共卫生与老龄化的相关领域。

基本公共卫生服务

　　打开任何一本介绍公共卫生的图书,都会介绍公共卫生做什么,公共卫生是如何服务的,公共卫生使用什么工具。20 世纪 90 年代中期,公共卫生服务(public health service,PHS)机构是负责美国国家公共卫生的一个机构,与其他主要公共卫生机构合作形成了一个共识性文件,限定了公共卫生的实践内容。这些是用于确定地方公共卫生系统责任和评价公共卫生工作效果的一个框架。

　　如方框 1.1 所示,公共卫生系统责任包括六个领域,概括来说就是健康促进和疾病预防,但并未明确提及老年人、老龄化或老龄社区。这反映了传统公共卫生在考虑社区水平的问题时未针对年龄进行探讨。虽然这些功能都能简单地延伸到老年人群(如预防老年人间的流行病和疾病蔓延、确保老年人健康服务质量和可及性),但这个公共卫生的列表中没有明确的目标与老龄化直接相关。

方框1.1　公共卫生做什么？

1. 预防疾病流行和蔓延
2. 防范环境危害
3. 预防伤害
4. 促进和鼓励健康行为和精神健康
5. 灾害应急和帮助社区恢复
6. 确保卫生服务的质量和可及性

来源：http://www.health.gov/phfunctions/public.htm

第二个常见任务清单具体阐述了公共卫生如何服务社区。这10项任务构成了基本公共卫生服务的内容（方框1.2）。这个清单包括重要任务，如健康监测和调查，社区教育和动员，政策和规划发展，服务评价和项目评价，安全保障，为人群联系服务，称职的人力保障，以及研究解决公共卫生问题的办法。这些基本服务共同支持落实公共卫生的首要目标，即人群健康的条件保障（Institute of Medicine，IOM），1998）。

方框1.2　10项基本公共卫生服务

1. 监测健康状态，识别和解决社区健康问题
2. 诊断和调查社区中的健康问题和健康风险
3. 告知、教育和赋予人群解决健康问题的能力
4. 动员社区合作方采取行动，识别和解决健康问题
5. 发展政策和规划，支持个人和社区的健康行动
6. 实施法律和法规，保护健康，确保安全
7. 服务不可用时，为人群联系个人所需的卫生服务，保障卫生保健的提供
8. 确保拥有一支有能力的公共和个人卫生保健人才队伍
9. 评价个体与人群卫生服务的效果、可及性和质量
10. 为卫生问题提供新的研究视角和新的解决措施

来源：http://www.health.gov/phfunctions/public.htm

再次强调，这里虽然没有明确提到老龄化，但可以肯定的是，每项服务均能直接用于老年人群。例如，"监测老年人健康状态"显然属于第一项基本服务内容，"告知、教育和赋予老年人群解决健康问题的能力"与第三项功能直接相匹配。但公共卫生与老龄化显然不只是将这些基本服务用于老年人。

公共卫生工具独特而多样，源自公共卫生学院的核心领域。这些核心领域的名称和范围在不同教学机构中略有不同，但均为人群调查、预防和政策提供方法和材料。

■ **人口科学（population sciences）** 提供人口学和流行病学工具，研究人口动态和人口健康。这些工具帮助描述人群现象、识别疾病与失能的风险因素。

■　**行为科学(behavioral sciences)**　包括健康教育和社区健康项目,强调设计和实施影响健康和健康行为的项目的方法,该分支专业的主要工具,包括循证健康行为修正项目和社区参与研究。

■　**环境健康科学(environmental health sciences)**　关注测量和处理影响健康的环境因素。了解环境对疾病预防的重要性,也是失能三级预防的重点。在支持性环境中,身体或认知缺陷的人群可能仍在失能阈值水平之上。因此,环境是可改造的失能部分。

■　**卫生体系和政策(health systems and policy)**　基于政策分析和经济学来理解和促进卫生服务的提供,包括卫生规划、组织和政策规划。这个二级学科认识到,一个可持续的公共卫生项目不能孤立实施,需要联系现有的体系和政策。

■　**生物统计(biostatistics)**　借助统计工具和研究方法识别、调查健康问题与项目。

■　**公共卫生基因组学(public health genomics)、传染病微生物学(infectious disease and microbiology)、全球健康(global health)、公共卫生信息化(public health informatics)、公共卫生法学(public health law)和应急预案(emergency preparedness)**　代表公共卫生的新兴学科,随着这个领域的发展成熟和采用越来越多相关领域的方法,这些可能会越来越重要。

正如我们下文将要讨论的,公共卫生与老龄化的研究者和从业者通过运用多种有效的工具包来促进"健康老龄化"。**公共卫生与老龄化的目标是健康老龄化:通过促进行为与环境的方式平衡疾病预防与伤害,使整个生命周期的功能和健康完好状态最大化。**重点是明确以人群为中心而非以患者为中心,认识到早年和中年状态对生命晚期健康的影响。那么,如何通过运用这些公共卫生工具来实现这些目的呢?回答这个问题需要更深入地理解一个现象,这个现象是对老龄化过程中所经历改变的基本认识。

什么是老龄化?

无论是年轻还是年长的个体,都在经历老龄化,每年庆祝生日是老龄化路径的标志。但老龄化也根据生物钟表现为细胞水平的老龄化。细胞老龄化所导致的改变通常很难与疾病所导致的改变相辨别。这里,我们讨论年代老龄化与生物老龄化之间、衰老与疾病之间的区别。

年代老龄化与生物老龄化

老龄化是生物系统的成熟与衰老。"成熟"与"衰老"是指基于时间的改变:我们的思想与身体随时间以不同的方式改变,这些改变所指的是"老龄化"。在生命的每个 10 年中,成年人的反应速度、精神运动速度和语言记忆逐步下降,肌力和步行速度逐步减退,尿量减少,肌肉骨骼流失,死亡率升高。在诸多其他改变中,也将出现成瘾行为和犯罪、严重精神紊乱,以及心理安宁的稳定下降;词汇量持续增加;选择性交友和亲密家庭接触增加;对新奇刺激的需要减少;休闲时间和利他行为增加。在认识老龄化时,普遍强调负面改变,但更全面和准确地认识老龄化后,会更强调两方面的改变,因为从老龄化视角来看,两方面的改变均与公共卫生相关。

随着寿命延长或机体的进一步衰老,会出现正面和负面的改变。这一认识有助于区别"老龄化"两种不同的定义。第一个定义是指机体存活年数,是指年代老龄化。编年的年龄仅指从出生开始的时间历程。因此,从定义上来说,两个人同一天出生,年代年龄相同,尽管有一个人可能活到更大岁数。第二个定义包括管理生物系统"成熟和衰老"的某些机制的标志,人与人之间可能存在差异。一个 84 岁的人,生物学上可能很有活力,而另一个同一天出生的人可能缺乏活力,因此,尽管实际年龄一样,他们的生物老龄化、生物系统的成熟度可能差异很大。

在生命后期,健康衰退可能越来越普遍,因为它们是衰老和成熟的表现。换句话说,老年人活得越久,这些衰退可能越常见,因此,他们经历健康衰退风险或暴露的机会必然更大。弄清楚健康衰退和风险暴露的区别很关键。我们认为的"老龄化"改变更有可能是衰老和风险暴露相互作用的结果。例如,能听见最高音调的人会在年龄更大时出现听力下降,表明这个听力下降是听力系统的衰老特征,但也可能是长期职业暴露于噪声中、儿童期耳朵感染未获得治疗、神经状况及导致老年时失去听力的微小伤害的累积结果。将衰老改变、长期暴露于疾病风险因素及两者交互影响相混淆是对老龄化理解的不专业,一个有效应对老龄化的公共卫生方法必须能区分两者。

衰老与疾病

衰老是随着实际年龄增长,表现出的渐进累积的功能恶化,或生理能力的丧失。当前的观点认为,衰老是诸多生理系统的生物学表现,储备减少和阻力应激源下降是其较好的测量指标。它表现为"生理和社会健康完好状态所需的冗余系统可用性减少"(Crew,1990)。例如,研究指出,肌肉减少症、骨骼肌肉流失和瘦体重(肌肉中脂肪细胞的浸润加大),是普遍的不自主改变,可以与病理的消耗综合征(普遍出现于癌症)和恶病质(见于类风湿性关节炎、充血性心力衰竭或肾病晚期患者)相区别。然而,这些衰老改变置老年人于病理改变风险之上,在这种认识下,这些衰老可被视为"在幕后开演的疾病大剧"(Roubenoff & Castaneda,2001)。衰老可使身体面临疾病风险,且疾病预后差,例如肌肉减少症;再如,"身体由于急性病和蛋白质摄入不足导致蛋白质缺乏,则更难耐受蛋白质变性"(Roubenoff & Castaneda,2001)。

因此,衰老和疾病相关但又有区别。我们仅能看到活得更久的衰老机体,但活得更久也意味着发生疾病或健康威胁的机会更大,这些实际上也是用于区分衰老改变的。

癌症常被说成是一类老龄化疾病,这个推断可能是基于老年人恶性肿瘤死亡率更高的现象。实际上,2005 年,85 岁及以上人群癌症死亡率为每 100,000 人中有 1637.7 人,比 45～54 岁人群的 118.6 人和 55～64 岁人群的 326.9 人高得多（Arias，2007）。2005 年，美国死于癌症的人数为 512,894 人，老年人占 69.4%（Arias，2007）。但老年人中癌症死亡人数更多并不意味着癌症是老龄化的特征。实际上，45～64 岁人群中，特定癌症死亡率更高，这一人群死于癌症的占 32.6%，而老年人中死于癌症的占 21.7%。处在人生第七个和第八个 10 年的人群癌症发生率低于处在人生第五个和第六个 10 年的人群（Hadley，1992）。我们再次看到将老年的两个不同概念弄混淆了，当老年被视作为一个时间概念时，是指暴露于疾病媒介而可能导致癌症的时间更久；老年也可被视作可能直接导致癌症（如细胞进程的失调即细胞凋亡）或将个体置于癌症风险（如肠道蠕动变缓、息肉形成、结直肠癌的发生）的衰老改变的表现。

　　疾病与衰老的合并决定因素使老年人健康促进的公共卫生工作变得复杂。在生理储备下降的生命晚期，什么是"正常"衰老？什么是疾病？换一种说法，什么是年龄决定的关系（衰老）？什么是年龄相关的现象（疾病）？华莱士（Wallance，1997）用不同方式描述了疾病与衰老的相关性。首先，一些疾病的发病机制可能随年龄而改变。例如，免疫反应下降是老龄化的一个特征，可能是病毒感染转变为肺炎，而不是相对简单的呼吸道感染。其次，一个生理系统（在这个系统中不可能导致明显的疾病）中，年龄决定的改变可能增加另一个系统的疾病易感性。华莱士提到的一个例子是脑卒中的增加与年龄决定的高血压有关。最后，当暴露于危险环境中时，年龄决定的改变能使老年人对疾病更加易感。例如，在特定健康状况下，老年人血糖耐受能力降低可能导致糖尿病。华莱士又指出，一些年龄决定的改变实际上可能阻断了疾病的发展。乳糖不耐受是一个年龄决定的改变，它在某种程度上随年龄而增加，可能导致脂肪摄入减少和动脉粥样硬化风险降低。

　　为什么年龄决定的现象与年龄相关的现象间存在差别呢？如果生命晚期的改变引起储备流失并将某人置于疾病风险之中，这是由年龄决定的还是与年龄相关的，它们不是合适的干预目标吗？它们可能是合适的干预目标，但来自外部风险因素的衰老相关的突出改变，可能有助于提出针对性的适宜干预策略。此外，在很多生命晚期常见疾病风险因素的认识上，科学已经取得了巨大进步，但仍需要识别导致衰老的特定生物学机制。

老龄化和"社会年龄"

　　当人们想到老年时，他们首先想到的是年龄或其他一些时间历程的指标。例如，在不用年历的社会中，这些指标可能包括完成丰收的次数、仪式循环的次数或搬迁次数。甚至在现代美国文化中，"老年"也不是一个简单的编年年龄问题或衰老的生物学表现。弗莱依（Fry，1980）使用一个从认知人类学中学到的技术来展示文化维度，如生产力、脆弱性和生殖潜力，强调对"青年""中年"和"老年"的判断。在她的堆排序研究中，要求受访者根据相似性对年龄相关的社会地位进行分组。多维度标度分析得出了一个清晰的编年年龄维度，也发现了第二和第三序列维度，例如，发现受访者也将老年人和儿童分为一组，与中年人组相对立。这个发现与老年人幼稚化的研究相一致（Albert & Brody，1996；Ryan，

Bourhis & Knops,1991)。"幼稚话"也常用于认知障碍或其他失能的老年人,用于描述儿童的典型词语也常用在老年人身上。例如,老年人常被说为"可爱",引起将他们视为婴儿的保护欲,如一个拥抱或安慰的欲望。

反转现象也是真的。年轻人不那么活跃,对新事物或旅行没有兴趣,也不愿意换工作,或那些缓慢的、深思熟虑的或"目光短浅"的年轻人,常被称为"老年人"。他们被说成"未老先衰"。在任何程度上,将这些老龄化的负面特征用于年轻人,便意味着批评年轻人或使他们难堪。使用这种语言也表明我们对老龄化的认识有社会成分。人们老了,不仅因为他们的年龄,也因为他们的行为、健康、态度、选择,甚至政治立场。

通常而言,跨文化研究的证据更多地建议老年特征的定义包括编年年龄和其他诸多标准,例如取得的社会地位、拥有的孙辈子女、担任的政治职务、演讲技能和生理变化。在死亡率高和预期寿命短的社会中,拥有成年子女与处于"老年人"状态的改变相关,这个"老年人"是一个关乎尊重的术语(Albert & Cattell,1994)。社会年龄的另一方面也需要阐述。在美国社会,成年人可以拒绝"长大",人们能坚持"不做出与年龄相仿的行为"。这表现为多种形式:不离开父母的家,合适的年龄不结婚,拒绝建立清楚的事业目标,与比自己年轻的人结婚,甚至买一些与不同年龄层相关的消费产品。

因此,老年有一个社会维度。对公共卫生而言,这个社会成分与期待生命晚期健康和功能的态度最相关。这个利用年龄标准标签行为的简短讨论甚至指出,大部分对老龄化和老年的态度是消极的。老年期被看作是一个衰退、撤退和脆弱的时期。基于这个观点,老龄化是不受待见的,对老年人应该不报什么期待;相反,我们被期望为他们减轻衰退、提供照料、保护他们免于剥削或免于增加脆弱相关的危险中。这些都是"年龄歧视"(Butler,1969;Palmore,1999);基于年龄假定失能、能力缺乏或脆弱性(因此需要保护),而非基于实际能力。

我们不应该低估无处不在的年龄歧视。老年人因为听力问题漏掉一个单词被当作太老而不能交谈,我们便光顾着简化语言。简化的语言可能便于他们使用,但可能忽视了他们的想法。老年人忘记一个名字被视为"老了",不满疾病引起的活动受限被视为"古怪",表达性欲使他们被视为"下流的老男人或老女人"。甚至医务人员也没有逃出年龄歧视的刻板印象。

这类年龄歧视的想法会对公共卫生产生影响。如果漏掉一个单词就被视为一个"变老"的特征,家庭(和老年人自己)可能没有发挥三级治疗的优势来管理听力丧失,例如使用助听器。忘记名字可能表明轻度认知障碍,而不仅是老龄化;认知修复技术、环境改造、抗痴呆药或增加家庭成员监护,可能有利于轻度认知障碍人群。"古怪"可能是抑郁或确实对难以接受的症状不满、对不喜欢的住宿抱怨或单纯的坏情绪,而每一个都可以被理解为任何年龄段人群日常生活的特征。从公共卫生角度来看,表现出这些年龄歧视会使破坏性加倍。他们错误地将潜在的可以治疗的医疗健康状况(如记忆或听力丧失)当作"老龄化",也将日常抱怨、不满、兴趣和行为归于伪医学老龄化症候("古怪""幼稚""下流的老男人")。

当一个人先入为主地比较身边有关老年人的事情时,就暴露了其对年龄歧视的想法。

例如,年轻人大多将老年期想象为疾病、失能、失去自主权的一个时期。实际上,将近80%的65岁及以上老年人没有任何失能,入住护理院的比例不到5%。令人害怕的是将认知下降和阿尔茨海默病视为老龄化的固有特征,而它只是一种高龄常见疾病;大部分调查发现,75～84岁老年人中阿尔茨海默病患病率为6%,85岁及以上是20%(Brookmeyer,Gray & Kawas,1998;GAO,1998)。最近一项研究针对代表性样本估计了70岁以上美国人患病率,发现阿尔茨海默病患病率为9.7%,各类痴呆总患病率为13.9%(Plassman et al.,2007)。证据显示,生命晚期身体和认知受限的患病率和发病率也可能正在下降(Schoeni,Freedman & Martin,2008)。老年人中,临床型老年抑郁不是很常见(详见第九章),看似更普遍的抑郁常是由生理疾病和丧亲之痛所致。

老龄化的神话

问卷中经常有关于年龄歧视的问题,如"你的老龄化IQ怎么样?"(老龄化专业委员会,1991)。这些问题代表了先入为主的老龄化概念,也突显了年龄歧视。如下是这些问题的一个版本和建议的正确答案。

正确或错误?

1. 婴儿潮期间出生的人是人口增长最快的部分。错误。
2. 家庭不会被他们的老年亲戚烦扰。错误。
3. 如果他们活得足够久,每个人都会变得困惑或健忘。错误。
4. 你因为太老而不能锻炼。错误。
5. 心脏病对老年男性的影响远远大于老年女性。错误。
6. 你变得越老,你的睡眠越少。错误。
7. 人们应该根据他们的年龄看待他们的体重。正确。
8. 大部分老年人有抑郁。错误。
9. 老年人癌症筛查没有意义,因为不可能被治愈。错误。
10. 老年人比年轻人服用更多的药物。正确。
11. 55岁左右时,人们开始对性失去兴趣。错误。
12. 如果你的父母有阿尔茨海默病,你将不可避免地也会患上。错误。
13. 饮食和锻炼能降低骨质疏松的风险。正确。
14. 由于你的身体随年龄改变,你的个性也是。错误。
15. 老年人可能像接受生命中的一个事实一样接受小便失禁。错误。
16. 自杀主要是青少年的问题。错误。
17. 摔倒和伤害"只发生"在老年人身上。错误。
18. 每个人都会患白内障。错误。
19. 过热和过冷对老年人特别危险。正确。
20. 你不可能教会一只老年犬新把戏。错误。

这些问题很好地引出了人们对年龄歧视的刻板印象。它们表现出的非现实的宿命论和治疗虚无主义（"每个人都会患白内障""摔倒和伤害'只发生'在老年人身上""没有理由治疗老年癌症人群""大部分老年人有抑郁"）是对老龄化过程（"55岁左右时，人们开始对性失去兴趣""你变得越老，你的睡眠越少"）的错误想象，高估了生命晚期疾病的遗传性（"如果你的父母有阿尔茨海默病，你将不可避免地也会患上"），表现为对社会学方面的无知（"大体上说美国的家庭已经抛弃了他们的家庭成员"），对真正的老龄化负面情况认识不足，如老年白人男性中自杀风险增加和处方药使用增加。有的问题被误解了，如声称随年龄增长睡眠减少。老年人睡眠时间的确变短了，这与更差的睡眠质量有关。然而，老年人一天中小憩次数增多，实际总的睡眠量可能比年轻人更多。

这些偏见均指出老龄化大部分时候被误解了。总而言之，老龄化的负面特征被夸大，正面特征被忽视。社会或文化的老龄化因素潜在阻碍了老年人公共卫生干预的有效性。

何时进入老年？

我们已经分析了老龄化和老年人，但仍不能确定某人何时老了。依据我们的分析，这个问题无法回答。跨入"老年"的临界年龄无法确定，人们老龄化的程度不同，因此，在任何特定年龄人群间，所有老龄化生物标志物或健康老龄化的原型均会存在巨大差异。"老年"没有一个生物学定义，仅有一个社会定义。例如，美国在建立社会保障系统时，将65岁设定为进入老年。这个老年的定义更多的是一个社会感知和经济需求的产物。

但是人们的确对何时变老有一个认识。许多调查询问了某人何时变老的问题。在实际年龄中能划定一个较宽的"老年"起始范围，被划定的编年年龄范围可能反映人们对老龄化和老年人的态度。例如，划定的老年起始年龄不断增高，意味着曾经被视为老龄化的很多老年标志现在已不是了。按照常理，受访者的很多特征（如年龄和社会地位）可能也与老年起始的划定有关。有学者认为预期寿命更短的少数族群，其预期寿命比其他优势族群短，划定的老年起始年龄可能也更早。

声称老年始于55岁的人对老龄化的态度明显不同于声称老年始于75岁的人。就这个情况而言，在50岁或60岁时出现生理和心理的标志性衰老改变，一生中被视为"老年"的时期会更长。相反，70余岁及以后出现符合"老年"的典型改变时，衰老年龄会被推延到更靠近死亡和最高生物寿命之时。受访者选择的"老年"年龄表明人们会在这10年中出现迟缓、退休和关注自我管理的新事业或目标。

图1.1显示了受访者认为的女性进入老年的年龄。这些数据来自美国国家老龄化委员会（National Council on Aging）2000年开展的老龄化神话和老龄化现实调查（Aging Myths and Realities of Aging），调查样本是美国的一个国家概率样本。根据抽样方案调整了年龄过高的老年人和少数族群比例。图中描绘了不同年龄和性别的受访者认为的女性进入老年的平均年龄。

需要注意的是，受访者年龄与其报告的女性进入老年的平均年龄间存在显著的关系。

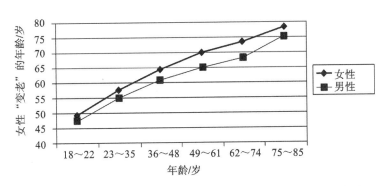

图 1.1 美国受访者分年龄和性别报告的女性进入老年的平均年龄
来源:美国国家老龄化委员会,2001 年。

显然,年轻人认为的老年年龄比老年人认为的早得多。对 20 岁的人来说,女性 45 岁就老了。对 60 岁的人来说,老年年龄推延到了 70 岁初。还需注意的是,无论受访者是什么年龄,女性划定的老年起始年龄比男性晚 2~4 岁。她们认为的老年年龄远晚于男性所认为的,不仅包括女性老年起始年龄,也包括男性老年起始年龄(Albert,O'Neil,Muller & Butler,2002d)。此外,现在老年起始年龄与自身年龄的关系远比以前调查结果显示的关系大得多。

五类老龄化

生命晚期经历各异且复杂。为了更好地理解公共卫生与老龄化的目标,探究一些常见的老龄化经历是有必要的。吉利克是一位临床老年医学专家,她精彩地记述了老龄化普遍的几个方面(Gillick,1994)。作为一名初级保健方面的老年病学专家,她是为数不多的仍然坚持提供家访的医生之一,她的经验为认识衰老、疾病和卫生保健需要提供了重要的指导。她的记述基于一个重要的原则:我们只有深入认识到疾病状态,才能在什么卫生政策适用于老年人上达成共识。在她的记述中,她确定了五类老年人,并针对每一类老年人将面临的特殊挑战和机会提供了临床"护身符"。

健壮老年人

健壮老年人是指"生理上有活力,精神上敏锐的老年人,是家庭智慧和经验的源泉,忙于完成他们之前没时间从事的所有事"。然而,正如吉利克提醒我们的,通常他们在 70 岁或 80 岁的时候,已经出现了一些慢性健康状况,如关节炎、高血压、糖尿病、听力丧失、青光眼或黄斑变性、特发性震颤和其他可治疗但仅能使障碍最小化的健康状况。因此,"他们日历本上满是预约医生的标记；他们口袋里带着一包药；他们床头柜上一字排开放着助听器、眼镜和牙套盒子"。这类老年人的特征是卫生保健利用增加，但没有失能。

吉利克描述了一名健壮老年人的例子。她是兰兹曼（化名）太太，96岁，十分活跃，因出现贫血而检测出晚期结直肠癌。这个癌症进程会导致越来越多的患病状况和失能，最终导致死亡。此时，作为一名有能力的成年人，她必须在手术（有死亡风险）和症状治疗间做出选择。吉利克这样描述了兰兹曼太太对此的反应（Gillick，1994）。

兰兹曼太太在多种选择中艰难地思考了很久。她对自己即将死亡不抱幻想，实际上已经准备好离开这个世界。但有一件事她十分清楚：她不想成为他人的负担，也不希望依赖他人，她将此视为平等。想到要反复去医院输血、治疗胸痛或骨折就觉得惨淡，想到要经历很长一段时间才消殒，变得越发依赖人，令她觉得更加反感。

兰兹曼太太选择了做手术。讽刺的是，实施这个可能治愈的手术是因为它能起到最大姑息效果。大手术是使这些高龄女性舒适的最简单、最人性化且最便宜的方式。

研究指出，健壮老年人很常见。实际上，健壮且没有任何慢性病的老年人占20%～33%（Strawbridge，Wallhagan & Cohen，2002），甚至更多老年人——大约40%——日常活动仅受到微小阻碍，虽然患病但仍可维持社会参与。75%～80%的65岁以上美国人报告没有个人自我维持活动方面的失能，如洗澡或穿衣。

脆弱老年人

吉利克对脆弱老年人的描述如下：战胜不了任何一个健康问题，因此，他们遭受多种障碍，这些共同作用导致他们即使受到最微弱的扰动也会变得脆弱（Gillick，1994）。

她这样描述谢弗先生。他83岁，患有糖尿病、高血压、充血性心力衰竭、银屑病和肺气肿。疲劳和虚弱使他的生活态度越来越不积极。他不能照看他的孙子、孙女和他自己，不能出门，除非有人开车带他，在没有入睡时不能读报，雇用了一个家庭管家买副食、做饭、洗衣服和打扫。之后，他的肺炎反复发作，导致反复住院。在医院时，他被诊断有主动脉瓣狭窄，实施了瓣膜成形术，但随后他又出现腹泻、体重下降、获得性院内感染，且变得更加不能移动了。然后，他的家人发现他不能独立安全地生活，不能再将他送回他的公寓，因而准备将他送进护理院。他在医院时曾有过心搏骤停，导致插管三次。然而，这次他无法被救活，去世了。

这些是脆弱老年人枯燥乏味但重要的医疗保健细节，它们显得不那么有趣。如吉利克写道："老龄化自传式和小说式的记述主要呈现戏剧化的老龄化故事，但很少呈现脆弱老年人所有枯燥乏味的细节。可是我一定会阅读这样一个故事，故事中讲述老年主角如何描述突然出现尿失禁时的紧张尴尬，只有老年病学咨询师才能帮助他，并发现他的问题是因为正在服用的新的降血压药物所致"（Gillick，1994）。

为了建立一个脆弱原型，最近这些年已经开展了一些这种主题的探索性研究，提出从以下几个方面实施研究：萎缩(非刻意地减重达 10 磅或更多)、虚弱(握力值分布在最低的 20% 区间内)、耐受差(从事日常活动时表示精疲力竭)、缓慢(计时步速的分数分布在最低的 20% 区间内)。具备三项甚至更多这些特征的老年人被视为脆弱老年人(Fried et al.，2001)。这个概念既与失能相重叠，但又与之相区别。失能的概念更常被定义为个体能力不能克服他/她所处环境的挑战。基于临床样本估计，脆弱率在 12%～16%(Rockwood，Andrew & Mitnitski，2007)。

痴呆老年人

痴呆是公共卫生与老龄化的主要挑战之一。虽然很多疾病导致的全面、渐进、不可逆的认知功能障碍均被称为"痴呆"，但血管病和阿尔茨海默病引起的痴呆流行率最高。从很大程度上来说，这些生命晚期疾病给照料家庭和医疗服务提供者带来了极其困难的挑战。

人们在面临何时停止治疗或何时减少最大化重症监护两难困境时的心酸感，绝不会比患阿尔茨海默病或某一类型痴呆的老年人少。痴呆表现为多种思维能力的渐进丧失，如记忆、语言和判断，会剥夺人们了解自身疾病及其影响的能力。对这些患者来说，疾病变得像它的治疗一样不可理解。此外，假设他们的肺炎或阑尾炎被成功治愈，留给他们的将来也是一个无情的衰退。如果他们活得够久，他们将可能从轻度健忘的状态发展为淡漠、尿失禁，最终到卧床不起的状态。

痴呆老年人有很多症状，可能包括记忆丧失、理解或使用词语困难、不能执行肌肉活动(尽管生理能力可以做)，不能识别和辨认事物。痴呆常合并发生行为困扰，如疑惑、来回踱步、反复发问等。71 岁及以上有明显痴呆的成年人大约有 10%，介于认知障碍和痴呆之间的可能有 22.2%(Plassman et al.，2008)。大部分符合痴呆标准的老年人由其亲属或有偿照料者提供居家照料，剩下的生活在长期照料机构(如专业护理院、生活协助机构)。

临终老年人

"生命晚期"作为一个术语是指生命最接近死亡的那一段时期。虽然何时开始走向死亡(何时医疗保健目标进一步转为姑息治疗)仍不清楚，但临终老年人的照料是老年人照料的一个重要部分，也是公共卫生和老龄化需要考虑的一个重点。

临终老年人面临的挑战是缺乏对患者及其家庭临终风险的真实估计，不幸的是，这个工作有时是由临床工作者推动的。这些不真实的估计可能导致医疗保健选择不佳，如选择侵入性治疗成功概率很低甚至没有。临床工作者可能像患者一样不愿意做出临终选择，但通过对风险的恰当沟通可以改变这个状态。正如吉利克写道，"如果换种方式告知患者他们在 ICU 中的生存机会，将告知他们生存机会是 10% 或 20% 改为告知他们死亡概率为 80% 或 90%，且没有 ICU 监护的死亡风险是 99%，那么，还有多少人会选择 ICU?"这个有趣的问题值得研究。

这类老年人面对的第二个挑战是老年人临终阶段的控制力和自主性问题可能远比精神健康问题复杂。吉利克这样描述了勒南太太：她即将死于癌症，向医生寻求自杀协助，不接受针对健康状态的合理医疗管理，包括输血和简单的姑息治疗。"她控诉我抛弃了她，因为我说我不会也不能给她一个致命性的注射干预。"吉利克将一个合理的医疗保健目标（如减少失能和缓解症状的策略）与不恰当的目标（如消除存在的痛苦）区别开来。

作为一名医生，如果我不能治愈她老龄化过程中出现的极度悲伤和愤怒，我就算失败了吗？我的任务是支持她。在她生命的最后几个月或几年中，我尽量维持勒南的功能。这牵涉到一些事情，如输血提升肌力和提供一个轮椅帮助她维持一定程度的移动。我能通过药物治疗她的关节疼痛使她尽量舒适，慎重选择大便松软剂和泻药来合并调理她的肠道。我能通过简单地陪伴、感谢她的仁慈、承诺不抛弃她使她获得放松。但我不认为医生要不惜一切代价去消除痛苦，甚至必要时致其死亡（Gillick，1994）。

每年有约 200 万老年人死去。因此，大胆估计，每年有 5%～7% 的老年人面对临终问题。他们的死亡轨迹也十分不同。林恩（Lynn）和亚当森（Adamson）（2003）以三个医疗保险受益人经历为原型描述了衰退：多种癌症是短期衰退的典型；伴随多种恶化和突然死亡的长期受限是器官功能衰竭的典型；代表痴呆、脑卒中失能和脆弱的迟缓是长期衰退的典型。伦尼（Lunney）、林恩（Lynn）和霍根（Hogan）（2002）发现，符合第一种轨迹的死亡案例每年约占 1/5，符合第二种的约占 1/5，符合第三种的约占 2/5。

死亡轨迹是热门研究领域。轨迹类型能影响某人面临的死亡类型（如死于家中或医院，或在卫生保健机构间转诊的可能性）吗？或者，轨迹类型能影响临终死亡和决定的期望吗？两个问题均应归于新兴的公共卫生与老龄化这个亚领域，称为公共卫生的临终影响（Anderson & Smith，2005；GAO，1998）。

代偿性、适应性老年人

对这些老龄化原型的剖析就是老年状态的真实写照，能力常常受到慢性病症状困扰而下降，个别人还感受到了死亡威胁，这时需要维持功能和完成日常任务。就像失能人群或面对终身受限疾病的年轻人一样，老年人改变日常任务，依赖残余功能代偿缺陷，选择性地通过生理、认知、情感方面的努力最大限度地参与社会与活动。这种面对功能下降而调整日常生活的心理是"代偿的选择最优化"（Baltes & Baltes，1990）。

代偿研究仍处于起步阶段。巴尔特斯（Baltes）和同事发现了一个心理过程，即十分脆弱的老年人也积极管理依赖性。他们可能接受自我维持的个人照料，从而使他们在生理上有力量和精力来完成更有价值的活动，如社交活动或娱乐追求。有移动受限如不能出门或甚至不能在室内走动的老年人，可能在家中找到一个策略性的位置或一个可以俯视的椅子。这也能被看作是一个选择性的资源投入来代偿缺陷,面对失能时采取这种方式能获得最优的体验。老年人对个人辅助设备的诉求是一个类似的适应性表现。选择最优代偿的核心是战略发展,允许老年人在能力下降的情况下保留控制力或完成一些任务。

研究者刚刚开始推广这个生理功能范式(Agree & Freedman, 2000; Verbrugge & Sevak, 2002; Weiss, Hoenig & Fried, 2007)。例如,下肢失能的老年人显然可能更加依赖上肢残存的功能来完成日常任务。因此,能做到这些的老年人报告的失能可能更少、精神健康更好且有有效适应的迹象。在微观人体工程学水平上,人们总能适应这些改变,如在面对关节疼痛时改变够及或抓取物体的方式,出现记忆障碍时列清单或使用详细的记事簿,或在呼吸困难的情况下避免爬山或直接减速。代偿过程可能也跨越多个生理学领域。依我们经验而言,虽有严重身体缺陷但具有认知能力的老年人,会主动寻找完成身体活动的解决办法。

研究代偿可能是有价值的,因为它可能有利于提供这些优化策略。实际上,克拉克(Clark)和同事已经设计了一系列作业治疗干预,显示其有助于促进精神健康、提高自我效能、改善生活质量和完成一系列活动。他们还开展了进一步研究来分析这些代偿对身体和神经内分泌的效果(Clark et al., 1997)。

表1.1总结了这些老龄化经历和医疗保健与公共卫生目标。我们在后面章节将会详细讨论这些问题。

表 1.1 老龄化经历类型和医疗保健与公共卫生目标

老年人类型	医疗保健目标	公共卫生目标
健壮老年人	延长生命,治愈	预防脆弱和失能
痴呆老年人	功能最大化,姑息治疗	预防疾病恶化,良好的监护
临终老年人	姑息治疗("逆向的")	减少孤独感,选择最大化
脆弱老年人	上限:最大可耐受的医疗干预 下限:基于患者最感兴趣的医疗保健	改造环境来减少任务需求, 通过康复发展残存能力和提升能力
代偿性、 适应性老年人	作业、物理、言语治疗, 康复,认知修正	给予适当的老龄化服务, 促进最大化的整合

健康、成功或最佳老龄化

尝试向遭受脆弱和慢性病风险的老年听众解释公共卫生与老龄化的功能是有益的。给大家介绍一个案例。汉娜是一个92岁的伊朗人,她已经在一个以色列的集体农场居住了超过50年,这是一个对老年人来说艰苦但有支持性的环境,许多重要的健康优势已经证明了这点(Walter-Ginzburg, Blumstein & Guralnik, 2004)。92岁的她十分脆弱,需要

24 小时个人照料协助,服务由农场提供。她使用助行架在室内活动,很少离开她的小房间,穿衣、如厕和做饭需要他人帮助。她已经放弃了做家务、购物和旅行。相反,她能独立服药和使用电话,能十分有效地跟进自己的事务,尽管骨质疏松导致疼痛,心脏状况导致呼吸困难,但她在家仍表现得很活跃。

她问我们其中一人公共卫生能为她做什么,她是否是一个健康老龄化的例子。在当下,我首先询问了她的健康状况。她解释她有很多慢性健康问题:心脏病、高血压、骨质疏松、骨关节炎、脊柱后侧凸、糖尿病,以及听力与视力丧失。她每天需要服用 10 种不同的药,从地高辛到利尿剂。她想知道我能为她做些什么,也想知道她能做什么促进健康老龄化? 然后,我问她是否发现她的日子或多或少是满足和有趣的。"哦,是的",她说道,"我总是阅读,我每天都能接到女儿和孙子孙女打来的电话,我确信我每天根据清单清点了我的药物和食物,总有人来看望我。我很喜欢一些电视节目,尤其是篮球,保证每天都看新闻。"

"你是说尽管你的健康状况不佳,你每天也能获得满足感?"

"当然。"

"那好,然后",我说道,"我会说你是一个非常好的健康老龄化的例子。被疾病和药片包围着,你是如何做到如此充实和满足呢?"

"我的想法很清楚,我有我需要的帮助,我仍然会感激书、朋友和邻居,以及我的子女与孙子孙女。但你确定没有其他我应该做的吗?"

我表示没有。除了检查多种药物治疗带来的副作用和可能微小的家居环境改造,这位 92 岁的老年人是一个健康老龄化的杰出例证。她具有典型高龄老年人较差的健康状况和高失能风险,但又能执行日常项目,是自我照料和疾病管理的专家,面临脆弱时可获得最大化支持来促进独立,与家庭和社区联系紧密,有趣且活跃。

实际上,比较"健康老龄化"和可能更流行的"成功老龄化"的概念是有用的。罗(Rowe)和卡恩(Kahn)(1987)定义后者由三个元素组成:没有疾病和疾病风险,维持身体和认知的能力,生产性活动的参与。他们对这三个元素做了粗略的分级:没有疾病可以维持身体和认知功能;保留这些功能可以参与有成效的活动。他们的主要观点是差别化看待老龄化,这使我们能提高对老年阶段健康的目标和预期。如果成功老龄化是可能的,那么我们就能将"一般老龄化"的目标定得更高。他们强调老龄化远不止是疾病和失能,成功老龄化远不止是避免疾病和失能。在他们看来,成功老龄化包括避免疾病和失能,这些可能包括提高认知和身体功能的干预。这也可能需要我们促使社会为个体提供继续参与生活的机会。

罗和卡恩没有给出符合这个成功老龄化概念老年人的具体比例。对公共卫生而言,更重要的是如何合理确定各特定年龄段的比例。他们也没有试图实施这三个标准。通过这种方式(标准放宽到有微小的疾病或失能而不是没有)采用现有的指标区分老年人发现,美国社区老年人符合成功老龄化标准的仅占 20%～33%(Strawbridge et al.,2002)。

已提出的其他暂用的成功老龄化概念与健康老龄化概念更相近。另一个概念强调将平常活动的干扰降到最低和面临疾病时维持社会参与。根据这个标准,大部分老年人可被视为成功老龄化者,包括之前提到的 92 岁的老年人。正如我们已经看到的,保留活动和社会参与的一个机制是"代偿的选择最优化",即选择性保留一些仍有优势的能力进行代偿,如果可能也保留那些虚弱的能力(Baltes & Carstenson,1996)。

最近,研究者已经认识到"成功老龄化"和"健康老龄化"都不是正确的术语。在使用第一个术语时,进入老年的人伴随慢性健康状况或失能会被视为"失败的"老龄化例子。同时,因为大部分老年人在功能和慢性病方面(或最终会出现这些)均有一些衰退,狭隘地解释"健康老龄化"丢失了维持功能和健康完好状态这个普遍的老年特征。更好的术语可能是"最佳老龄化",采用一个有价值的临床指标范围来定义它,年轻人群会更加关注这些指标。因此,在这个关键表型中,一个 90 岁的人有 75 岁的人的典型步速可被视为符合最佳老龄化的标准。

最佳老龄化所关注的内容超越之前所关注的内容。由于受到标准驱使,其以编年年龄为标准。个体在某一个方面的老龄化表现最优,但在另一方面的老龄化表现可能不是最优时也可被视为最佳老龄化(虽然实际上这些会高度相关)。85 岁老年人的记忆表现超过自身年龄和教育标准的 1.5 个标准差时,能使她的记忆年龄降低到 75 岁。这是认知领域的最佳老龄化。同样也表现在握力、轻触压感觉、视觉对比敏感度、胰岛素或葡萄糖化物、骨密度、收缩压及外伤治疗上。我们更喜欢采用这种方式评价最佳老龄化,因为它开放地接受更多合理的临床试验结局和更好地体现老年人健康的特征。

这些最佳或健康老龄化的概念很重要,在人为划定公共卫生与老龄化边界时需要将其考虑进去。考虑保证促进生命晚期健康时,必须同时考虑成功适应疾病的状态。两者均是公共卫生促进的合理目标,也综合强调两者随年龄的改变。确保健康是各年龄段的目标,针对高龄而言,更重要的可能是在面临疾病和失能时促进成功代偿。上述 92 岁的集体农场农民不完全符合罗和卡恩提出的三条标准,但成功地优化了残存功能且生活良好。

前 50 年健康风险如何影响后 50 年:三点说明

吉利克呈现了丰富且多样的生命晚期画面。可是,如我们在本章前面所提到的,老龄化从出生开始,持续一生。这些早年生活经历是如何影响生命晚期结果的疑问已成为热点研究话题。例如,海沃德(Hayward)和戈尔曼(Gorman)(2004)在他们的研究中提到"儿童期长臂"现象,表明男性生命晚期的死亡率受童年期的重要影响。

研究前半生的健康和风险行为对后 50 年健康的可能影响具有挑战性,从这些研究中得出具有推广性的公共卫生应用更难。想象实施一个特定的前瞻性队列研究,随访一个出生队列直到每个成员死去或进入超高龄阶段。这个研究本身可以精确测量早年风险因素,并允许研究者将它们与生命晚期结果联系起来。尽管从事了几十年老年学的研究,我们仍没有一个从出生到死亡的前瞻性队列研究。假设我们的确有一个这样的队列,我们也不清楚能从这个队列研究中学到什么并用于今天的公共卫生系统,因为队列成员出生于 100 多年前。

实际上,大部分老年学的研究队列常常从 65 岁开始,或可能在退休前(50 岁或 55 岁)。因此,我们常常不能获得早年的直接健康证据。结果是我们被迫使用替代指标或有时是回顾性指标,用来总结前半生的健康与风险经历。这些替代测量包括如下一些代表性因素。

- 职业,评估工作年份中的环境暴露
- 教育与文化,评估一生中的认知参与
- 父母职业与教育,评估围产期和儿童期状况
- 儿童期健康和经历的回忆
- 家庭收入,评估一生中卫生服务的可及性
- 出生地,评估移民的环境和卫生保健可及性
- 出生体重和身高,评估围产期前后的营养状态
- 种族和民族,评估文化的影响和潜在受限的卫生服务可及性

分子基因学、环境卫生和影像学技术的最新进展使我们在某种程度上了解了这些终身因素的生物指标来源。一些基因(如 APOE),在特定种族或民族群组中更常见。如果一个社会文化群组与这个基因的疾病相关风险更高,如心血管健康状况或阿尔茨海默病,我们现在便可以开始区分社会文化与基因因素。同时,就像长期认知参与通过教育和文化水平来验证一样,长期环境暴露也留下一个基因编码,在功能性磁共振影像中可能可见。

现在我们通过案例研究很好地解释了前 50 年拥有的不同"遗产"是如何影响老年期的健康资源的。这些案例显示公共卫生研究中存在的一些困难,即生物和临床因素常常混杂着社会经济因素的影响。前两个因素在个体水平关注生命历程中的关系,后面的因素则是基于人群水平考虑的。

认知储备较低时进入生命晚期

非裔美国人比美国白人面临更高的阿尔茨海默病患病风险。当我们将研究样本按 APOE e4 水平分层后,这个差异仍然存在。图 1.2 比较了居住在纽约市北曼哈顿的美国白人、非裔美国人和西班牙裔美国人间的阿尔茨海默病发病率。研究仅纳入带有来自 APOE 变体(被称为野生型)的 e3/e3 人群,因此控制了遗传风险因素的影响。图中累积发病率曲线描绘了三个种族-民族群组中的年龄别风险。与所有发病率研究一样,纳入该分析的人群入组时没有疾病,定期随访中使用一组常用的认知评估工具来确定这些人首次满足阿尔茨海默病标准的年龄。

如图 1.2 所示,少数族群满足阿尔茨海默病标准的可能性显著提高。75 岁时,2% 的

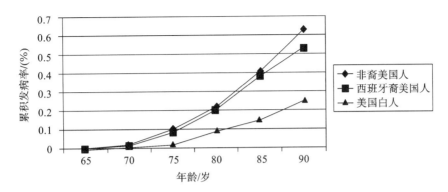

图 1.2 阿尔茨海默病累积风险,分种族-民族,限制为带有 APOE e3/e3 的人群

来源:M. X. Tang et al. 非裔美国人、白人和西班牙裔美国人间的 APOE-f4 等位基因和阿尔茨海默病风险. 美国医学会杂志,1998.

白人和 9% 的少数族群出现疾病。80 岁时,约 9% 的白人和 21% 的少数族群满足阿尔茨海默病标准。通过统计学方法对阿尔茨海默病风险因素差异大的种族-民族群组做了控制,如受教育年数、家庭阿尔茨海默病史、合并慢性病状况的数量、吸烟和头部外伤等行为,尽管如此,这些发病率仍存在巨大差异。唐和同事通过使用严格程度不同的痴呆定义来识别清楚且明显的阿尔茨海默病案例,从而重新计算发病率(Tang et al.,1998)。这个策略排除了更多轻度型阿尔茨海默病案例,结果也应该有助于排除微小的诊断偏倚,不管偏倚是来自临床工作者对认知测试的解释还是来自测试本身,通过这种方式可以降低任何差别的误分类。尽管采用了这个保守的程序来诊断,种族-民族群组的差异仍然存在。

这些阿尔茨海默病风险差异提出了重要的问题。我们对少数族群过度诊断了吗?(如果是,为什么?)或者我们对白人诊断不够吗?(如果又是,为什么?)通过图表来看,是少数族群的累积发病率曲线过高还是白人累积发病率曲线过低?为什么少数族群会处于更大的阿尔茨海默病患病风险呢?是因为他们进入老年前能力较差,因此在他们 65 岁或 70 岁接受随访时,更接近于定义阿尔茨海默病的低认知能力临界线?或者,他们进入老年时与白人能力相似,但下降速度更快?第一个因素表明了前 50 年的影响,第二个因素暗示了后 50 年的影响。

我们抽取了来自同一个社区的 871 名老年人就此问题展开调查,使用相同的临床组合诊断范式进行评估。如果一个受访者被诊断为阿尔茨海默病,至少要完成三个认知评估,且在最后一个系列评估完成时做出诊断,我们选择至少完成了三个认知评估的人群作为研究对象。在 871 人中,138 人在他们的最后一个评估时满足阿尔茨海默病标准,而其他人未曾满足阿尔茨海默病标准。

为了评估种族-民族群组进入老年时认知资源是否不同,我们分析了选择性提醒测试的得分,这个测试是一个记忆测试,当基线没有满足痴呆标准时使用。这个测试在六个试验中让受访者复述一个 12 个词语的清单,最高 72 分,最低 0 分。少数族群基线分数的均数显著更低。如果我们将分数分为三分位组(高于第三,第三中位,低于第三),低于第三的分数区间在 8～34。16.3%的美国白人得分在最低的三分位，相比之下，32.4%的非裔美国人和44.4%的西班牙裔美国人得分在这个区间。这个差别高度支持早年事件是生命晚期关键结局的预测指标的说法。少数族群老年人进入老年时记忆得分更差，因此，认知储备更少。

相反，系列评估的记忆得分斜度表示下降的平均速率，它在三组种族-民族群组中没有显著性差异。因此，少数族群的认知表现没有下降得更快。出现在老年前期的基线差别仿佛与少数族群间更高的阿尔茨海默病风险有关。当然，基线更差的记忆表现很可能影响疾病的早期进程，即阿尔茨海默病前驱期。但这也与早期生活经验加大生命晚期阿尔茨海默病风险的根源之说相一致。

身体储备不同时进入生命晚期

兰塔宁（Rantanen）及其同事（1999）分析了一个 45～68 岁的男性队列，发现这个年龄的握力是 25 年后失能的一个高度预测因素。这些男性均来自火奴鲁鲁心脏项目——亚洲老龄化研究（Honolulu Heart Program—Asia Aging Study），第一次评估在 1965—1968 年，再次评估在 1991—1993 年，参与者当时年龄为 71～93 岁。握力与其他肌群肌力相关，因此握力被视为总肌力的一个很好的预测指标。握力是用一个手握的测力计评估的，中年时手的肌力被分为低（<37 kg）、中（37～42 kg）、高（>42 kg）三组。

低握力的中年男性更可能在老年时报告失能。在负重干家务活、行走、洗澡，以及其他不同的失能与功能受限指标（如步速、从坐到站的能力）中，报告失能的低握力男性比高握力的男性多近两倍。中握力男性生命晚期的失能风险介于其他两组生命晚期失能风险之间。老年增加的失能风险与中年低握力有关，回归分析支持这一结论。这些回归分析在控制了年龄、身高、体重、教育、职业、吸烟、身体活动和慢性健康状态等因素后，分析的是已具有失能状态的人群。

这个发现非常重要。"整个生命周期中都能发现肌力影响的踪影：中年期握力更高的人在老年期时握力仍高于其他人吗？"（Rantanen et al.，1999）。如果是，这些男性进入生命晚期时握力将保持得更好并有利于阻止失能的发生。兰塔宁及其同事针对这个发现提出了一些假设与概念：①握力可能是身体活动的一个标志物，可能其本身就能预防失能；②低握力可能影响早期疾病进程，延缓其进程和导致失能；③握力可能与保持健康的驱动力有关，可通过这个机制降低生命晚期失能风险。每一个假设都值得调查，但每个假设均指出，中年健康因素可预测生命晚期结果。

中年握力还与出生体重有关。在英国医学研究委员会国家健康与发展调查（UK Medical Research Council National Survey of Health and Development）中，1946 年出生的 2815 名男性和 2547 名女性被追访到 1999 年，此时他们 53 岁（Kuh et al.，2002）。出生体重分布在最高体重的 1/5 范围内的男性和女性，在 53 岁时的握力比出生体重最低那组高出 10%。出生体重每增长 1 kg，53 年后男性握力增长 1.9 kg，女性增长 1.2 kg。在控制了体重和身高后,这个关系仍然存在,"提示围产期对肌肉发育的重要性在成年后有持续的影响"。

因此,与中年握力相关(至少是部分相关)的是围产期环境。中年握力与生命晚期失能有关。这些调查代表性不足,因为在整个生命期中,只调查了一个单一的重要风险因素或健康指标,这个指标与生命中不同时期的结果均相关。它们指出生命期的完整性,即生命最早期获得的一个风险因素可通过不同方式影响一生。如果我们想弄清生命晚期健康结果,将需要实施更多这个类型的研究。

早年及中年对生命晚期失能趋势的影响

过去 25 年中,美国生命晚期活动受限的流行率已经有所下降,但直到最近仍不能将发生在生命早期、过渡期、晚期的因素进行归类,有学者试图了解为什么会受到这样的限制(Schoeni,Freedman & Martin,2008)。一项研究分析了 1995—2004 年来自健康与退休研究的调查数据,为归纳这类早年和中年因素对当前老年活动受限趋势的影响提供了线索(Freedman,Grafova,Schoeni & Rogowski,2008)。

健康与退休研究是一个国家级研究,反映了 50 岁及以上美国成年人的经历和随个体年龄变化的动态变化。采用这种方式(使用一个已知的选择概率)选取受访者,通过权重调整应答来反映全国的情况。超过 2 万名 50 岁及以上的个体被观察和随访,每 6 年新纳入一批 50~55 岁的个体进行研究。

在这个分析中,样本来自 1995 年、2000 年、2002 年、2004 年四年调查数据的 4500~4700 名 75 岁及以上人群。活动受限的测量包括日常生活活动能力(如洗澡、穿衣、梳头、如厕)困难和工具性日常生活活动能力(包括管钱、使用电话、打扫、药物管理)困难。早年测量包括自报的种族-民族,再次收集的出生地区、母亲的教育、儿童期社会经济状况、儿童期自评健康和低于平均身高的估计,并根据最初报告的当前身高进行调整。此外,还包括三个中年指标:教育水平、是否是退伍军人和终身职业。

1995—2004 年,老年人口档案的很多方面都发生了改变。日常生活活动能力困难概率显著下降了,从 1995 年的 30.2% 下降到 2004 年的 26.0%。还有一些报告显示吸烟减少了,很多常见慢性病增加(包括肥胖和听力问题),以及自评视力提升。此外,被划分到收入和财富最高组的老年人增多。

在那些超高龄老年人中,早年和中年的因素也在这个时期发生了转变。例如,2004 年数据显示,老年人自己和其母亲受教育年数更多,儿童期健康状况更好。在 2004 年,职业是白领、退伍军人的老年人比例更高。

我们的研究采用多项式 logistic 回归分析,显示早年因素是生命晚期失能的独立预测因素。例如,儿童期健康自评一般或差的受访者与健康自评为优的受访者相比,其报告生命晚期日常生活活动能力受限的概率增高 1.3 倍。服务业和秘书职业的受访者比白领和管理层位置的受访者工具性日常生活活动能力受限的概率高。在控制了其他早年、中年和同时期因素后,结果仍然如此。

此外,老年人在教育、母亲教育、儿童期健康和终身职业方面的转变均降低了日常生活活动能力受限的流行率。生命晚期视力的改善和财富的增加也说明其有助于降低日常生活活动能力受限流行率,但生命晚期慢性病的增加抵消了这一贡献。日常生活活动能力受限发生和恢复随时间改变的分析指出,除生命晚期因素之外,早年和中年因素所引起的老年人生命晚期失能趋势主要影响日常生活活动能力受限的发生而不是其恢复。

就像任何研究一样,这个分析的局限性值得探讨,因为它们强调研究前 50 年生命对后 50 年生命的影响方式存在困难。虽然当前健康和经济水平的具体信息很丰富,但一些早年所用的测量就没那么理想了。例如,无法确定大部分样本的终身职业(基于工作史),儿童期社会经济状态和健康的测量依赖于远期记忆。中年健康的测量也不可靠。因为健康与退休研究开始于 20 世纪 90 年代,仅能评估一个 10 年的趋势(至少是到目前为止)。

这些发现对公共卫生意味着什么呢?可以肯定的一点是不可能回到过去干预今天社会中老年人的早年环境。然而,这些发现对他们提出的早年和中年生活对生命晚期活动受限有持续性影响具有启发意义。今天儿童和成人的健康与经济环境能对国家将来的老年人健康与功能产生深远影响。换句话说,公共卫生与老龄化工作的目标不仅仅是今天的老年人,还包括未来将变成老年人的儿童和成年人。

公共卫生与健康老龄化领域

我们现在准备探讨一下公共卫生与健康老龄化的领域。如前所述,大部分老年人已经患有慢性病,很多已经出现了失能、脆弱和认知障碍。因此,老龄化社会的公共卫生目标无疑超越了建立支持健康和预防疾病与伤害的环境。相反,公共卫生与健康老龄化的首要目标是促进身体、精神及社会健康安宁与功能的最优化发展和维持。公共卫生如何促进健康老龄化详见方框 1.3。

真实检验公共卫生与健康老龄化这一过程取决于它是否全面覆盖了早前所描述的老龄化的各个指导性方面(表 1.1)。回想那位患有慢性病的健壮老年人。针对那些满足健壮老龄化标准的人,健康促进和疾病预防可能足够了,但需要额外关注这些患有慢性病人群的疾病管理和失能预防。针对脆弱老年人,公共卫生目标不单纯是延缓疾病进程,也是促进其功能和健康完好状态的最大化。两种典型方式为通过环境改造项目来减少任务需求和通过康复促进能力和适应残存能力。针对痴呆老年人,公共卫生目标包括良好的支持性照料,同时强调照料质量和生活质量,以及非正式照料者的支持,如果可能,还包括身体和认知纠正。针对临终老年人,公共卫生目标可能根据轨迹的性质和过程而定(Lynn & Adamson,2003),但是,总的来说,使健康最大化和为患者及其家庭提供"善终"的机会是研究兴趣所在。针对所有群组,支持代偿策略是恰当的。这些策略来自健康与康复的相关领域(作业、物理和言语治疗,物理医学)、护理、社会工作照料管理和新专业,如执业康复专业人员、临终导乐支持和帕金森病与脑卒中患者的认知纠正。

方框1.3　公共卫生如何促进健康老龄化

1. 预防疾病流行和蔓延
   - 流感免疫
   - 慢性病筛查
2. 对抗环境危害
   - 识别和减少居家老年人的环境健康风险
   - 发展老年友好社区，促进生命晚期的身体活动
3. 预防伤害
   - 预防跌倒项目
   - 针对痴呆困惑的预防项目
   - 减少老年人机动车车祸的干预
4. 促进和鼓励健康行为和精神健康
   - 促进生命晚期参与（老年人中心、终身学习、志愿精神）
   - 提高慢性病自我管理
5. 灾害响应和协助社区恢复
   - 形成和实施响应策略，强调老年人的特有考虑
6. 确保卫生服务的质量和可及性
   - 形成老龄化经历的质量指标（居家照料、协助生活、临终照料、护理院照料等）
   - 有关老龄化经历的医疗专业人员培训

所有这些与当前过程有何不同？我们所想象的公共卫生与健康老龄化领域和临床老年病学、老年学有何不同？这些差异现在应该清楚了。临床老年病学强调慢性病的医疗管理和慢性病引起的失能的康复（现在，越来越多的"预防性康复"可延缓疾病和脆弱所致失能的发生）(Gill et al.，2002)。Wallace和Gutierrez(2005)认为，与临床老年病学不同，公共卫生与健康老龄化的关注点是预防、维持和促进健康的积极措施，而不是被动地治疗疾病。此外，公共卫生强调人群而不是个体，因此，其项目和政策强调将社区视为一个整体。

公共卫生与健康老龄化也与社会和临床老年学相重叠。与公共卫生与健康老龄化类似的是，老年学关心人类老龄化的研究，不仅关注健康，也关注老龄化的社会和政策背景。与老年病学相类似，老年学主要关注个体而非人群的经历。此外，公共卫生与健康老龄化使用基于人群的公共卫生工具，为生命晚期脆弱、疾病和失能老年人提供一级预防和二级预防。基于此，公共卫生与健康老龄化代表了一个具有独特关注点的新兴领域，包括我们在后面章节中描述的工具开发和研究设计。

人口老龄化与公共卫生目标：不仅是疾病预防和健康促进

正如我们已经探讨的，公共卫生的目标是为实现一个人群可能的健康而创造环境。更普遍的是，这个目标作为"健康促进和疾病预防"而提出。我们在这里回顾这个目标并提出问题，即公共卫生与老龄化过程中有不清楚的地方吗？在一个老龄化社会中，健康促进和疾病预防的目标是否与老年人口比例的增加相匹配？我们认为某种程度上的关注点应该扩大到功能促进。促进健康和促进功能可能不总是对应于真实世界中不完美的筛查试验、侵入性诊断技术（危害常常被低估），也可能是已经将患者置于新的医疗风险中的成功治疗（如院内耐甲氧西林金黄色葡萄球菌或艰难梭菌感染）和其他艰难的选择。这些挑战可能也走向另一个方向，当一个显然更具侵入性的尝试是为了维持健康时，实际上能为临终的人提供更多姑息和功能的好处（见第十一章）。重塑"最大化功能和健康完好状态"的挑战拓宽了公共卫生目标，但我们会探讨它对老龄化人口的重要性。

另一个问题是公共卫生对失能人群的关注如何能很好地包含老年人需要。当前的失能应对模式可以当作一个合理的公共卫生应对老龄化的模式吗（或将老龄化视为更普遍的问题）？在这个模式中，老龄化可被看作失能的累积过程，相应的，公共卫生会致力于降低各年龄层的失能概率和减少它对生活质量的影响。因为我们分析的是老年期的失能来源（后面章节中专门介绍身体、认知和情感功能），失能的相关性将变得明显。老年失能的类型和普遍性（例如，多个生理维度减缓所致）取决于当前应对失能的公共卫生方式和将老龄化视作失能的累积因素，有赖于区别老年人失能主要来源和与失能相关的次要状况。

回顾公共卫生的构成内容，有助于思考有关人口老龄化的问题。"健康促进"活动提到的是不特指具体疾病但降低患病率的活动。例如，维持一个健康的体重、形成规律锻炼、平衡饮食、维持认知活力和管理压力均是健康促进活动所考虑的。间歇活动降低了疾病风险，提供了更多直接的功能利益。在社区层面，清理临近街区的毒素和建立一个停车场或人行道也会被视为健康促进活动，因为它们有利于健康促进行为，就像锻炼一样。大量证据表明老年人从健康促进活动中获得的利益，就像中年人和青年人获得的一样。这会降低疾病风险和获得更多直接的功能利益。

疾病预防包括一级预防、二级预防和三级预防。一级预防是通过减少或消除疾病风险因素来抑制疾病的进程。这种活动包括接种疫苗（用于流感、肺炎和现在的带状疱疹）、药物治疗（他汀类药物、抗炎制剂、心脏病和疑似痴呆的化学预防）、戒烟、物理治疗"预防性康复"和辅助器具（如髋关节保护器、抓杆和预防摔倒的其他环境改造用具）。

二级预防包括早期监测和治疗疾病，使其病态和失能风险最小化。这些活动包括在早期症状阶段增加合适的疾病监测筛查。筛查包括针对骨质疏松测查骨密度、针对糖尿病的血糖代谢、针对痴呆的认知评估、检测抑郁的精神健康评估和高血压筛查。

三级预防是寻找合适的疾病管理以减少失能。三级预防的方式包括患者自我照料的支持教育,监测临床化学反应或心律的远程医疗,接受老年人报告医疗急救信息、糖尿病患者的足部医疗、肺部疾病吸入器的"生命线"设备,最重要的可能是有一位独立医疗服务提供者协助照料。

这些健康促进和疾病预防目标已经延伸到有先天性或退行性状况的人群,他们可能已经面临疾病和失能。公共卫生目标是使"次要状况"风险最小化,这些状况可能会带来失能的结果。疾病控制与预防中心在《健康人群 2010》中描述如下。

失能人群对健康促进和疾病预防的需求不能因为他们生来就有障碍状况,或因为疾病或伤害长期经受失能而被取消。失能人群健康问题日益严重,而且易患继发性疾病。长期患病增加了他们对健康促进的需要,健康促进可以是医疗的、身体的、社会的、情绪的或社会学的。(CDC,2009)

针对脆弱、痴呆或绝症的老年人,我们如何实施疾病预防和健康促进目标?功能促进是《健康人群 2010》的一个主要目标,明确将增加健康生命年限(即无失能年限)作为目标之一。在《健康人群 2020》草案中进一步强调了该目标,提出寻找"一个所有人都能长寿且健康的社会"。这个版本重申了疾病控制与预防中心《健康和老龄化的国家——美国2007》采纳了增加"长寿、高质量、多产的、独立生活的人数"的目标。

可是,当具体分析临床预防服务以外的老年人公共卫生建议时,这些文件很少提及功能促进。《健康与老龄化的国家——美国 2007》提出了以下补充行动:①通过促进环境改变来增加老年人锻炼;②鼓励人们交流他们临终照料的愿望。《健康人群 2020》老年人工作小组提出了多种可供参考的补充目标和指标。

■ 改善有多种慢性病人群的生活质量

▶ 测量社区支持性服务的频率和强度

▶ 测量自我管理项目的参与性

▶ 测量联邦医疗保险预防利益包的使用和卫生服务的利用

■ 增加报告身体功能较好人群的比例

▶ 测量锻炼的频率和类型,包括规律锻炼、激烈锻炼、肌力和耐力、柔韧性、以步行作为交通工具、以自行车作为交通工具

■ 降低护理院中压疮和身体受限的比例

■ 降低接受居家照料人群可预防的住院率

▶ 测量不同水平照料间转诊的效率和效果

这些是设置公共卫生与老龄化目标方面十分重要的进步。它们将我们的关注点带到了临床预防服务使用之外,将我们从狭隘的疾病预防带到了最全面的最大化功能和健康完好状态的健康促进中。然而,它们没有完全将支持性服务联系起来,服务于老年人最大化功能的需要,至今,也没有与公共卫生建立起一座桥梁。我们将在第三章中讨论这些内容。

小结

公共卫生与老龄化定义。公共卫生与老龄化使用公共卫生的方法和资料促进健康老龄化，即为促进生命晚期身体、认知、情感和社会维度健康完好状态与功能的最优发展和维持提供条件保障。除了促进老年人的一级预防和二级预防，帮助老年人适应疾病和失能外，公共卫生与老龄化的一个核心目标是保障前50年的健康状态，因为它会影响后50年的健康生活。

老龄化定义。年代老龄化是一个时间过程，而生物老龄化或衰老包括细胞和生理系统的成熟。衰老反映的改变取决于年龄，疾病代表的改变与年龄相关，因为它是长期暴露所致的风险。实际上，衰老和疾病常常很难区分开来，虽然最近实施的公共卫生干预更乐于强调后者。

老年人类型和公共卫生目标。鉴别不同类型的老年人是有用的。老年病学照料中突出的类型包括健壮的、脆弱的、痴呆的和临终的老年人，也包括代偿性、适应性老年人。正是因为每种类型老年人的医疗保健目标不同，所以公共卫生目标也不同。就健壮老年人而言，大部分有一些慢性病，公共卫生目标包括预防脆弱和失能。脆弱老年人的公共卫生目标是确保功能最大化，这有两种典型的方式：通过环境改造以减少任务需求；通过康复以增加能力和适应残留的能力。痴呆老年人的公共卫生目标包括优良的支持性照料、非正式照料者的支持和可能的身体与认知纠正。临终老年人的公共卫生目标包括对患者和家庭而言的一个"善终"。为了支持代偿，相关健康专家很重要。

健康、成功或最佳老龄化。罗和卡恩指出成功老龄化由三个部分构成：没有疾病和疾病风险因素，维持身体和认知能力，生产性活动的参与。20%～33%的老年人符合这个定义。相反，公共卫生与老龄化的目标是健康老龄化，即确保这样的状态，允许老年人在疾病状态和一生中能发展和维持最优身体、精神及社会的健康完好状态和功能。

前50年健康风险如何影响后50年。研究前50年健康风险因素如何影响后50年是比较困难的。握力很好地说明了关于风险因素和生命晚期健康结果的终生一致性。这是一般性的肌肉肌力测量，通过一个手测握力计可以简单测得。中年握力与围产期环境有关，中年握力与生命晚期失能有关。这些对单一的重要风险因素或健康指标的调查已经跨越整个生命周期，与一生中不同时间点结局相关。

公共卫生与健康老龄化领域。实际上，公共卫生与老龄化的领域包括范围广、种类多的项目、服务和研究活动。有的致力于生命晚期健康促进和疾病预防，有的致力于这些已经患有慢性病人群的自我管理。补充临床保健的行为干预很令人感兴趣，因为它可增加老年人社会背景，包括那些转介到住宿或专业护理照料机构居住的人。开发特定类型的老龄化经历和机构的质量指标，如痴呆照料、护理院居住状态、生活协助、居家照料和临终照料，都是重要的贡献。通过使用辅助器具促进独立和最大化功能及健康完好状态的项目也更普遍地被纳入公共卫生及老龄化的考虑范围。

　　人口老龄化与公共卫生目标。在一个老龄化社会中,越来越多的人存活至老年期,传统的公共卫生目标可能太狭窄而不能满足老年人的需要。相反,无论老年人患有何种疾病或处于何种失能状态,他们的公共卫生目标都是功能和健康最大化。

第二章　人口老龄化:人口学和流行病学视角

第一章定义了公共卫生促进人口健康的任务(IOM,2002)。虽然很多个体在老龄化过程中经历健康和功能的丧失,但不一定会出现健康状况的恶化。理解这个似是而非的论点需要理解它对老龄化意味着什么,在什么情况下出现这个现象,对于人口健康和公共卫生目标而言,人口老龄化意味着什么。

当人口的年龄分布向老年转移时,人口老龄化便出现。人口学和流行病学领域在这方面提出了补充认识。人口学研究的是人口的动态变化;老龄化人口学作为一个越来越重要的亚领域被提出,它强调人口年龄结构向老年转移的决定因素和结果(Preston & Martin,1994)。流行病像人口学一样,也是关注人群的科学,但它强调不同病因和结果的人群疾病分布。如我们所知的老龄化流行病学二级学科,关注的是老年人口的疾病情况(Satariano,2006)。我们在这里从人口学和流行病学视角提出人口老龄化的关键内容。

人口老龄化

基于 2010 年的人口学调查预测,美国 65 岁及以上老年人大约有 4,000 万人,约占美国总人口的 13%(U. S. Census Bureau,2004a)。85 岁及以上的老年人超过 600 万人,占美国总人口的 2%。百岁老人——年龄在 100 岁及以上——在 2000 年达到 5 万人(Hetzel & Smith,2001),根据当前死亡率预测,这个数据每 10 年将会翻一倍(Krach & Velkoff,1999)。年龄中位数被定义为分别有一半人群年龄高于和低于这个年龄人群的年龄。与世界上"最老"的国家(65 岁及以上老年人至少有 10%)相比,2006 年美国排名 41(表2.1)。排名较高的是日本、意大利、德国和希腊,65 岁及以上老年人均至少占 19%。

表 2.1　65 岁及以上老年人口至少占 10% 的国家(2006)

区域或国家	65 岁及以上老年人		
	人口总数	数量/千人	比例/(%)
日本	127,464	25,535	20.0
意大利	58,134	11,450	19.7
德国	82,422	16,018	19.4
希腊	10,688	2,027	19.0
西班牙	40,398	7,170	17.7
瑞典	9,017	1,588	17.6

续表

区域或国家	65岁及以上老年人		
	人口总数	数量/千人	比例/(%)
比利时	10,379	1,809	17.4
保加利亚	7,385	1,279	17.3
爱沙尼亚	1,324	228	17.2
葡萄牙	10,606	1,822	17.2
奥地利	8,193	1,401	17.1
克罗地亚	4,495	754	16.8
格鲁吉亚	4,661	768	16.5
法国	60,876	9,998	16.4
拉脱维亚	2,275	373	16.4
乌克兰	46,620	7,628	16.4
芬兰	5,231	846	16.2
英国	60,609	9,564	15.8
斯洛文尼亚	2,010	315	15.7
瑞士	7,524	1,171	15.6
立陶宛	3,586	554	15.5
丹麦	5,451	828	15.2
匈牙利	9,981	1,518	15.2
塞尔维亚	10,140	1,544	15.2
白俄罗斯	9,766	1,462	15.0
挪威	4,611	683	14.8
罗马尼亚	22,304	3,275	14.7
卢森堡	474	69	14.6
捷克共和国	10,235	1,481	14.5
波斯尼亚和黑塞哥维那	4,499	647	14.4
荷兰	16,491	2,349	14.2
俄罗斯	142,069	20,196	14.2
马耳他	400	55	13.7
黑山共和国	692	95	13.7
加拿大	33,099	4,407	13.3
波兰	38,537	5,128	13.3
乌拉圭	3,432	455	13.3
澳大利亚	20,264	2,649	13.1
中国香港特别行政区	6,940	890	12.8
波多黎各	3,928	504	12.8
美国	298,444	37,196	12.5
斯洛伐克	5,439	653	12.0

续表

区域或国家	65 岁及以上老年人		
	人口总数	数量/千人	比例/(%)
新西兰	4,076	481	11.8
冰岛	299	35	11.7
塞浦路斯	784	91	11.6
爱尔兰	4,062	470	11.6
处女岛(美国)	109	12	11.2
亚美尼亚	2,976	332	11.1
马其顿	2,051	225	11.0
摩尔多瓦	4,326	465	10.7
阿根廷	39,922	4,244	10.6
古巴	11,383	1,206	10.6
马提尼克	436	46	10.6

来源:来自联邦跨部门论坛的老龄化相关统计,2006。

这些统计指出,美国有一个较大规模的人口已经进入了传统意义的老年期,然而这些统计未指出这个人群是否进入老龄化。人口学家将人口老龄化定义为**人口年龄分布向老年转移**。这个现象最常以进入老年的人口比例的增加来衡量,但也能通过按年龄组的人口分布改变(分年龄和性别说明的人口"金字塔")和老年与青年人口比的改变来体现。通过这三个标准,美国进入人口老龄化已经超过一个世纪,但最近几年步伐才加速。

虽然一些人口学家对使用编年年龄来界定生命晚期存在争议(Robine & Michel,2004),在美国 1938 年前出生的人退休年龄仍然为 65 岁(达到正常退休年龄临界值),常常与达到老年的年龄一致。世纪之交时仅 300 万人(少于总人口的 4%)达 65 岁(联邦跨部门论坛老龄化相关数据,2008)。2009 年,被视为老年人者约占 13%。到 2030 年,美国 65 岁及以上老年人比例将达到总人口的 20%(表 2.2)。其他年龄截断值显示出相似的增长。例如,85 岁及以上老年人占总人口的比例也将在 2030 年跃升到 2.6%(美国人口调查局,2004a)。

表 2.2　美国 65 岁及以上和 85 岁及以上老年人数量与比例的估计和预测:2000—2050
(美国人口调查局,2004a)

年份	65 岁及以上		85 岁及以上	
	数量/百万人	比例/(%)	数量/百万人	比例/(%)
2000	35.0	12.4	4.2	1.5
2010	40.2	13.0	6.1	2.0
2020	54.6	16.3	7.3	2.2
2030	71.5	19.6	9.6	2.6
2040	80.0	20.4	15.4	3.9
2050	86.7	20.6	20.9	5.0

美国 2010 年和 2030 年的人口金字塔如图 2.1 所示。这个金字塔描述每 5 岁年龄组男性(左)和女性(右)的百万人口数,从低到高依次排列。比较两个金字塔形状,很明显年龄分布向老年转移。这些年龄-性别金字塔可能不那么像金字塔,而更像正在形成的矩形和圆柱形,这就是那些已经经历人口转变的国家的典型样式,这些国家中,高死亡率和出生率正被低死亡率和出生率所替代。随着 45~49 岁和 60~64 岁间年龄组明显增多,左图中间有个凸起。这些年龄分层对应的是 1946—1964 年婴儿潮出生的那代人进入老年。这个时期后,出生率下降,且持续 30 年,已导致年轻人数量减少,因此金字塔没有一个宽底。到 2030 年,预计 65 岁及以上年龄组与非老年年龄组人数一样多,金字塔将呈长方形。发达国家的预测显示,到 2040 年,金字塔形状将开始向 80 岁及以上年龄组转移,该年龄组人数将超过其他任何一个年龄组(Kinsella & He,2009)。

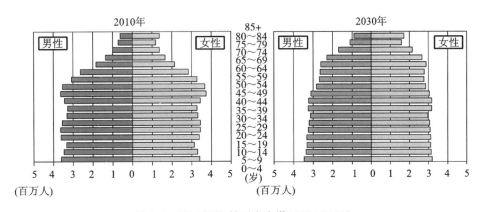

图 2.1 美国年龄-性别金字塔(2010,2030)

来源:"人口预测,与 2000 年人口普查一致的中期预测。美国区域和部门人口金字塔和人口概括指标"(美国人口调查局,2004b)。

两个金字塔均显著预示着女性比男性活得更久。在 65 岁及以上人群中,性别比(相对每名男性的女性数量)是 1.4;在 85 岁及以上人群中是 2.5,100 岁及以上人群中是 4.0。这个不对称从很多方面影响生活规划和婚姻状态,使被留下的老年女性更可能单独生活,脆弱时依赖子女,需要生活协助和进入护理院的比例高于男性(在长期照料章节中进一步讨论,见第九章)。

年龄结构的转变也出现在很多发达水平较低的国家。图 2.2 显示巴基斯坦在 2000 年、2025 年和 2050 年期间人口结构的转变。前两个图显示在第一个 25 年里,65 岁及以上人群比例将从 4.1% 上升到 5.6%,由 580 万人增加到 1200 万人。这个时期的预期寿命也将从 61.1 岁上升到 69.8 岁。出现这个人口转变的最主要驱动力是出生率的下降。同一时期,每千人女性生育数量从 32 人下降到 6 人,生育率将从每位女性生育 4.6 名儿童下降到 2.3 名(美国人口调查局,国际数据库,2002)。随着初生儿童数量的减少,以年龄-性别为基础的金字塔底缩窄,人口年龄均数(或中位数)必定升高,如预期一样,世界上大部分国家将最终出现一个更像圆柱体而不是金字塔的人口分布形状(Kinsella & He,2009)。

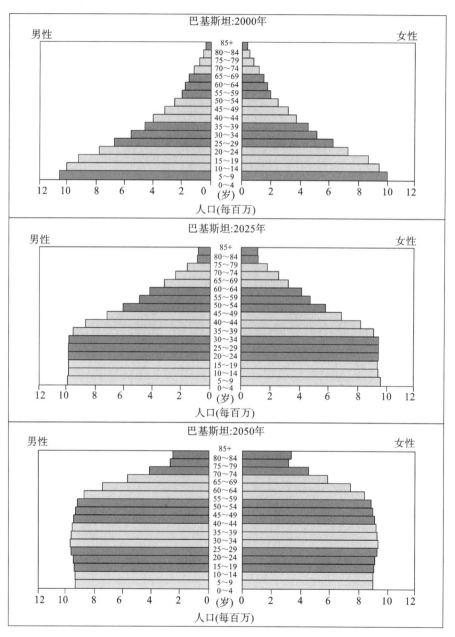

图 2.2　年龄-性别金字塔(巴基斯坦,2000,2025,2050)

来源:http://148.129.75.3/ipc/www/idbnew.html(美国人口调查局,国际数据库)。

整合金字塔各层可以看出,工作年龄群(18～64 岁)人口规模相当于老年人群(65 岁及以上)和青年(0～18 岁)人群规模之和。这些所谓的"支持"比例在健康或经济学角度,均不能测量出实际赡养比。实际上,根据至少一项或多项个人生活维持活动或日常生活活动(洗澡、穿衣、梳头、吃饭、如厕)障碍来判断,可被视为不能自理的 65 岁及以上人群仅占 20%～25%,且在过去几十年里这个比例已经有所下降(Spillman,2004)。越来越多的 65 岁及以上人群延迟退休,为他们 18～64 岁的子女提供跨代资源转移,为孙子、孙女提供育儿支持。相反,这些比例能更有效地帮助我们认识人口的年龄分布。

人口学家很早就认识到任何年龄组的人口数量都受人口出生(或一个年龄组的新进入者)、死亡(或因为老龄而退出某一年龄组)和净移民数(搬入或搬出调查的地理区域)的影响。人口老龄化不可能归因于高水平或低水平的出生率、死亡率或移民率,但随这些因素而改变。在 20 世纪前 50 年的美国,出生率(婴儿潮队列出现更高的惊人出生率)的长期下降趋势是驱使人口老龄化的主要因素。20 世纪 80 年代,虽然老年人死亡率下降,但它仍是形成人口老龄化的主要因素(Preston,Himes & Eggers,1989)。出生率和死亡率的长期转变已越来越普遍地被视为人口学转变。

人口学转变

人口学转变是描述人口经历从低到高的出生率和死亡率的彻底改变的一个模型(人口资料局,2004)。这个模型最初是基于 19 世纪西欧数据发展而来的,它的特征是人口学转变遵守四个有序发展阶段(图 2.3)。第一阶段,人口出生率高、死亡率高,因此人口增长很少或没有。以农业、非工业社会为例,历史上平均每千人死亡和出生人数为 35～45 人。第二阶段,由于居住条件和营养的促进,年轻人群中出生率高、死亡率下降,因此人口快速增长。第三阶段,出生率开始下降,死亡率仍然低,因此,人口增长缓慢,开始进入老龄化阶段。

最终阶段最初被认为是由非常低且相对稳定的出生率和死亡率组成,最终呈现人口增长非常低或无增长,年龄分布稳定。例如,20 世纪 80 年代时期的工业化、城镇化社会出生率和死亡率为 10～15/1000,被视为已经达到了最终阶段(Mausner & Kramer,1985)。然而,尽管是在老年阶段,"老年"人口的死亡率仍在持续下降,四个不同阶段的概率也在上升。如此一来,低出生率和连续下降的老年期死亡率导致人口增长缓慢,但重要的是,人口持续向老年或人口老龄化转变。

人口学转变和死亡率下降

Horiuchi(2003)总结了瑞典跨越三个世纪的死亡率情况,清楚地看到了死亡率的转变。这个数据不是那么容易获得的,因为需要比较近 300 年连续、完整的国家水平死亡率

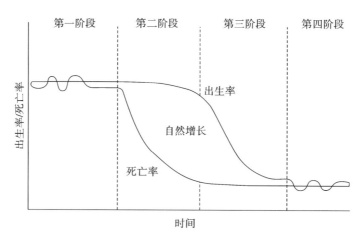

图 2.3　人口转变

来源:人口资料局,www. prb. org/LP/training_manual/DemoTrans. ppt.

注:自然增长是因为出生人数大于死亡人数。

数据。瑞典是少有的有重要注册系统收集这些数据的国家之一。在图 2.4 中,三个瑞典女性队列的死亡率分别来自 1751—1755 年、1876—1880 年和 1951—1955 年出生的人群。此图(以对数为标尺绘制的死亡率)显示,前两个队列死亡风险差异很小。生命开始的 1~2 年中,死亡率超过每人年 10%,在大概 10 岁的时候达到了最低点(<1%),直到35 岁左右徘徊在 1%~3%,然后以指数方式爬升(例如,每 7 年左右翻一倍)。

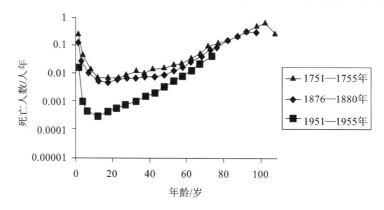

图 2.4　瑞典女性三个世纪年龄队列死亡率

来源:Shiro Horiuchi 利用人口死亡数据(2003)制作,http://www. mortality. org.

前两个队列的死亡风险与 100 年后出生的第三个出生队列(1951—1955 年)完全不同。这个队列围产期死亡率小于 1%,10 岁时再次出现死亡率最低点(如所有人群一样),但低于 1/1,000,直到 60 岁左右,死亡率也未达到 1%。可能除了年满的 80 岁人群以外,最新出生队列的各年龄死亡率均大大低于之前的队列。

绘制出三个队列分年龄的死亡分布也是有用的。图 2.5 显示了一生中各个年龄的死亡率。18世纪和19世纪出生队列中,每个年龄的死亡风险均相对较高。当然,也存在超低龄和超高龄的模式,但是一生中各年龄垂死的数量也很多。在20世纪的出生队列中,死亡的年龄分布非常不同,聚集在最高龄,如图2.5所示,死亡分布向右有一个巨大的转变。60岁以上人群死亡人数最多。

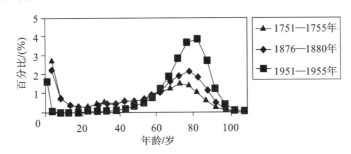

图2.5　死亡年龄分布:瑞典女性的三个世纪队列

来源:Shiro Horiuchi 利用人口死亡数据(2003)制作,http://www.mortality.org.

如图2.6所示,如果我们增加一个更近期的出生队列并绘制死亡的年龄分布图,可以看到这个趋势在我们的时代持续。出生于1996—1999年的瑞典女性的死亡年龄分布被推向更右边,甚至更清楚地呈单峰状。几乎所有的死亡都集中在晚年,是80岁以上的一个模式。

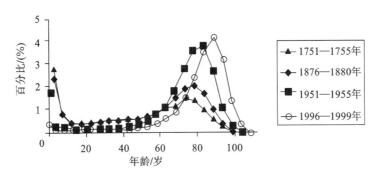

图2.6　瑞典女性死亡年龄分布(选择20世纪90年代队列的部分时期)

来源:Shiro Horiuchi 利用人口死亡数据(2003)制作,http://www.mortality.org,www.humanmortality.de.

当分析过去半个世纪晚年死亡率下降时,这些数据应该引起注意。虽然死亡率随年龄的增长而上升,80岁出头的老年人每年死亡率接近15%,但在1950—2000年,80岁以上人群死亡率实际上已经下降了。1995—2000年,一些国家85岁及以上人群死亡率下降趋势见图2.7。1950—1990年,最高龄老年人死亡率从每千人170人下降到70人(Vaupel,1997)。按年龄分层绘制的各年死亡率显示,在90~95岁人群中,死亡率甚至在下降。

为什么超高龄老年人的死亡率会下降呢?一些下降可能是由于医疗水平进步,特别是超高龄人群所患疾病方面的医疗水平进步。更多的下降可能是由于整个生命周期健康

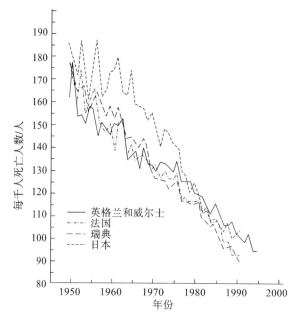

图 2.7　80 岁及以上人群死亡率的下降趋势

来源：《老年期生存率的显著改善》(J. W. Vaupel, 1997)。

和生活条件的促进。后者的改变出现在先天带有某些类型长寿基因的人群亚组中。该基因型常在这个人群亚组中出现，因为大量的人是在 20 世纪时进入老年，此时健康和生活条件得到改善，且意外死亡也控制得足够好，因此死亡率会下降。

死亡率会继续下降，生命周期会继续延长吗？其答案存在争议，它部分依赖于人类是否有一个寿命限制，即一个人能生存的最大年限的限制，如果有限制，人类是否已经开始达到这些限制了？Olshansky，Carnes 和 Cassel(1990)已经表明，21 世纪中，在预期寿命超过 90 岁之后，死亡率一定会急剧下降到非常低的水平。相反，Vaupel 发现超高龄老年人的死亡率已经随时间开始下降，死亡率实际上从大约 80 岁时就开始下降，似乎显示出连续下降的可能。

人口学转变和预期寿命延长

随着死亡率的转变，人群预期寿命发生改变。美国国家健康统计中心数据显示，在过去一个世纪中，美国人群预期寿命已经翻倍，2004 年接近 78 岁(Arias，2007)。预期寿命不是指每个生活或出生在 2004 年的人都能活到这个年龄，而是使用生命表这个人口学工具计算出来的一个假设的总指标。生命表是一个模型，即在一个特定时期，如果年龄别死亡率保持不变，利用一个假设出生队列分析整代人的经历。

虽然我们不能在这里对生命表的功能进行完整的描述，但对生命表没有一个基本的了解是不能完全理解预期寿命的。具体而言,生命表模型用于预测某个假设出生队列在某个特定时间的死亡风险流行率,通常样本规模是 10 万人。随后,各年龄死亡率(如果被删减与年龄组因素有关)被应用到这个队列中。美国 2004 年的一个未删减的生命表(Arias,2009)见表 2.3。

表 2.3 总人群生命表(美国,2004)

年龄	年龄 X 和 $X+1$ 间的垂死概率	年龄 X 的生存数量	年龄 X 和 $X+1$ 间的垂死数量	年龄 X 和 $X+1$ 间存活的人年数	年龄 X 以上存活的人年总数	年龄 X 的预期寿命
	$Q(X)$	$L(X)$	$D(X)$	$L(X)$	$T(X)$	$E(X)$
0～1	0.006799	100,000	680	99,403	7,783,712	77.8
1～2	0.000483	99,320	48	99,296	7,684,309	77.4
2～3	0.000297	99,272	29	99,257	7,585,013	76.4
3～4	0.000224	99,243	22	99,232	7,485,755	75.4
4～5	0.000188	99,220	19	99,211	7,386,524	74.4
5～6	0.000171	99,202	17	99,193	7,287,313	73.5
6～7	0.000161	99,185	16	99,177	7,188,119	72.5
7～8	0.000151	99,169	15	99,161	7,088,943	71.5
8～9	0.000136	99,154	14	99,147	6,989,781	70.5
9～10	0.000119	99,140	12	99,134	6,890,634	69.5
10～11	0.000106	99,129	11	99,123	6,791,500	68.5
11～12	0.000112	99,118	11	99,112	6,692,377	67.5
12～13	0.000149	99,107	15	99,100	6,593,264	66.5
13～14	0.000227	99,092	23	99,081	6,494,164	65.5
14～15	0.000337	99,070	33	99,053	6,395,084	64.6
15～16	0.000460	99,036	46	99,014	6,296,031	63.6
16～17	0.000579	98,991	57	98,962	6,197,017	62.6
17～18	0.000684	98,933	68	98,900	6,098,055	61.6
18～19	0.000763	98,866	75	98,828	5,999,155	60.7
19～20	0.000819	98,790	81	98,750	5,900,327	59.7
20～21	0.000873	98,709	86	98,666	5,801,578	58.8
21～22	0.000926	98,623	91	98,577	5,702,911	57.8
22～23	0.000960	98,532	95	98,484	5,604,334	56.9
23～24	0.000972	98,437	96	98,389	5,505,805	55.9

年龄	年龄 X 和 X+1 间的垂死概率	年龄 X 的生存数量	年龄 X 和 X+1 间的垂死数量	年龄 X 和 X+1 间存活的人年数	年龄 X 以上存活的人年总数	年龄 X 的预期寿命
	Q(X)	L(X)	D(X)	L(X)	T(X)	E(X)
24～25	0.000969	98,341	95	98,294	5,407,460	55.0
25～26	0.000960	98,246	94	98,199	5,309,166	54.0
26～27	0.000954	98,152	94	98,105	5,210,967	53.1
27～28	0.000952	98,058	93	98,012	5,122,862	52.1
28～29	0.000958	97,965	94	97,918	5,014,850	51.2
29～30	0.000973	97,871	95	97,824	4,916,932	50.2
30～31	0.000994	97,776	97	97,727	4,819,109	49.3
31～32	0.001023	97,679	100	97,629	4,721,382	48.3
32～33	0.001063	97,579	104	97,527	4,623,753	47.4
33～34	0.001119	97,475	109	97,420	4,526,226	46.4
34～35	0.001192	97,366	116	97,308	4,428,805	45.5
35～36	0.001275	97,250	124	97,188	4,331,497	44.5
36～37	0.001373	97,126	133	97,059	4,234,310	43.6
37～38	0.001493	96,993	145	96,920	4,137,250	42.7
38～39	0.001634	96,848	158	96,769	4,040,330	41.7
39～40	0.001788	96,690	173	96,603	3,943,562	40.8
40～41	0.001945	96,517	188	96,423	3,846,959	39.9
41～42	0.002102	96,329	203	96,227	3,750,536	38.9
42～43	0.002287	96,126	220	96,016	3,654,308	38.0
43～44	0.002494	95,906	239	95,787	3,558,292	37.1
44～45	0.002727	95,667	261	95,537	3,462,506	36.2
45～46	0.002982	95,406	284	95,264	3,366,969	35.3
46～47	0.003246	95,122	309	94,967	3,271,705	34.4
47～48	0.003520	94,813	334	94,646	3,176,738	33.5
48～49	0.003799	94,479	359	94,300	3,082,092	32.6
49～50	0.004088	94,120	385	93,928	2,987,792	31.7
50～51	0.004404	93,735	413	93,529	2,893,864	30.9
51～52	0.004750	93,323	443	93,101	2,800,335	30.0

续表

年龄	年龄 X 和 X+1 间的垂死概率	年龄 X 的生存数量	年龄 X 和 X+1 间的垂死数量	年龄 X 和 X+1 间存活的人年数	年龄 X 以上存活的人年总数	年龄 X 的预期寿命
	Q(X)	L(X)	D(X)	L(X)	T(X)	E(X)
52～53	0.005113	92,879	475	92,642	2,707,234	29.1
53～54	0.005488	92,404	507	92,151	2,614,592	28.3
54～55	0.005879	91,897	540	91,627	2,522,441	27.4
55～56	0.006295	91,357	575	91,070	2,430,814	26.6
56～57	0.006754	90,782	613	90,475	2,339,744	25.8
57～58	0.007280	90,169	656	89,841	2,249,269	24.9
58～59	0.007903	89,512	707	89,159	2,159,428	24.1
59～60	0.008633	88,805	767	88,422	2,070,269	23.3
60～61	0.009493	88,038	836	87,621	1,981,848	22.5
61～62	0.010449	87,203	911	86,747	1,894,227	21.7
62～63	0.011447	86,291	988	85,798	1,807,480	20.9
63～64	0.012428	85,304	1060	84,774	1,721,683	20.2
64～65	0.013408	84,244	1130	83,679	1,636,909	19.4
65～66	0.014473	83,114	1203	82,513	1,553,230	18.7
66～67	0.015703	81,911	1286	81,268	1,470,718	18.0
67～68	0.017081	80,625	1377	79,936	1,389,450	17.2
68～69	0.018623	79,248	1476	78,510	1,309,513	16.5
69～70	0.020322	77,772	1580	76,982	1,231,004	15.8
70～71	0.022104	76,191	1684	75,349	1,154,022	15.1
71～72	0.024023	74,507	1790	73,612	1,078,673	14.5
72～73	0.026216	72,717	1906	71,764	1,005,060	13.8
73～74	0.028745	70,811	2035	69,793	933,296	13.2
74～75	0.031561	68,776	2171	67,690	863,503	12.6
75～76	0.034427	66,605	2293	65,458	795,812	11.9
76～77	0.037379	64,312	2404	63,110	730,354	11.4
77～78	0.040756	61,908	2532	60,646	667,244	10.8
78～79	0.044764	59,385	2658	58,056	606,597	10.2
79～80	0.049395	56,727	2802	55,326	548,542	9.7

年龄	年龄 X 和 X+1 间的垂死概率	年龄 X 的生存数量	年龄 X 和 X+1 间的垂死数量	年龄 X 和 X+1 间存活的人年数	年龄 X 以上存活的人年总数	年龄 X 的预期寿命
	$Q(X)$	$L(X)$	$D(X)$	$L(X)$	$T(X)$	$E(X)$
80～81	0.054471	53,925	2937	52,456	493,216	9.1
81～82	0.059772	50,987	3048	49,463	440,760	8.6
82～83	0.065438	47,940	3137	46,371	391,297	8.2
83～84	0.071598	44,803	3208	43,199	344,925	7.7
84～85	0.078516	41,595	3266	39,962	301,717	7.3
85～86	0.085898	38,329	3292	36,683	261,765	6.8
86～87	0.093895	35,037	3290	33,392	225,082	6.4
87～88	0.102542	31,747	3255	30,119	191,690	6.0
88～89	0.111875	28,491	3187	26,898	161,571	5.7
89～90	0.121928	25,304	3085	23,761	134,673	5.3
90～91	0.132733	22,219	2949	20,744	110,912	5.0
91～92	0.144318	19,270	2781	17,879	90,168	4.7
92～93	0.156707	16,489	2584	15,197	72,289	4.4
93～94	0.169922	13,905	2363	12,723	57,092	4.1
94～95	0.183975	11,542	2123	10,480	44,369	3.8
95～96	0.198875	9,419	1873	8,482	33,889	3.6
96～97	0.214620	7,545	1619	6,736	25,407	3.4
97～98	0.231201	5,926	1370	5,241	18,671	3.2
98～99	0.248600	4,556	1133	3,990	13,430	2.9
99～100	0.266786	3,423	913	2,967	9,440	2.8
100 或更大	1.00000	2,510	2510	6,473	6,473	2.6

函数 nqx 是某年各年龄组的粗死亡率(临终百分比)。纵坐标上的 nqx 和横坐标上的年龄,揭示了代表人群死亡率的浴盆式曲线或 j-形曲线:在围产期有一个小而尖锐的向上翻转,在 5～15 岁下降达到最低点,之后出现一个缓慢但稳定的上升。

函数 l_x 是进入每个年龄区间的人群数量;按照惯例,起始数或基数常数是 10 万。进入这个年龄区间的人群数量反映前一个区间的死亡数量。生存曲线或每个年龄生存人群的比例由 l_x 列表示。队列中 50% 的人仍可活到 81 岁。

函数 ndx 是每个年龄区间的临终人数。如果我们将死亡率(nqx)乘以进入每个年龄区间(l_x)的人数，我们得到的 ndx 是死亡人数。总数减去每个年龄区间的临终人数，可得到进入下一个区间的存活人数。

函数 nLx 是队列中每个年龄区间存活的人年数。总的人年数是 l_x 的乘积和定义年龄区间的年数（在一个标准生命中的 1 年内，如图 2.3 所示；一个缩减生命表中的 5 年内）。在计算 nLx 时，我们需要假设死亡的时刻。在年龄区间开始或结束的时候是否有人死亡？这个假设清楚地反映了队列在年龄区间中贡献的人年总数。按照惯例，除了将需要更多复杂调整的 0～1 岁年龄区间排除之外，我们假设人们死于年龄区间的中间，因为大部分死亡集中在出生的时间点附近。

函数 T_x 是 nLx 的总和。这是出生队列在一个给定年龄区间和所有给定年龄区间以上的存活人年总数。因此，生命表第一行中 T_x 的输入值是第一行下面 nLx 各列输入值之和，给出的出生队列存活人年总数为 7,783,712 年。第二行 T_x 值表示第一年存活下来的队列成员所存活的总年数为 7,684,309 年。活到 85 岁的人群在此区间及此区间以后直到最后一个人死亡间的存活人年总数是 261,765 年。

如果我们把任何给定年龄区间的 l_x 除以 T_x，我们得到 e^x，即给定年龄的预期寿命。因此，美国人口 2004 年出生预期寿命是 7,783,712/100,000，或 77.8 年。50 岁时的生命预期是 30.9 年，80 岁时是 9.1 年。

简单地说，给定年龄的预期寿命是达到那个年龄存活人群人年总数除以达到那个年龄人群数所得的数据。出生预期寿命（通常简单地叫作"预期寿命"）是队列人数中分出的一个出生队列所算得的存活人年总数。它是一个人能预期存活的平均年数——在生命表模型中的所有假设中，我们必须累积相加。这些模型中的主要假设是一个固定的死亡日程；模型假设死亡率流行趋势在队列人群的一生中不会改变。它们也假设一个固定出生队列，没有人口流失或移入移民。

随人口学转变（出生），预期寿命会改变吗？在第一阶段的人口学转变中，预期寿命低，尤其是在 20～30 岁年龄组中。因为死亡率在年轻时开始下降，预期寿命在 30～50 岁期间会增加。在第三阶段，因为死亡率达到非常低的水平，预期寿命在 50 岁时反超，可能高达 70 岁。在第四阶段，如果死亡率在更高年龄时持续下降，预期寿命能达到 80 岁或更高。

死亡原因的流行病学转变和更替

鉴于人口学转变强调出生率和死亡率的更替，20 世纪 70 年代由 Omran 首次提出的流行病学转变理论关注死亡率从高到低的死亡原因，并将其视为人口学转变（更多的关于死亡率和如何识别死亡原因的内容，详见第十章）。流行病学转变阶段直接对应人口学转变的前三个阶段，但强调死亡原因，且改变速度可能不同。第一阶段（高出生率和死亡率）被视为"瘟疫和饥荒年龄"。传染病和寄生虫病，如肺炎和流感、肺结核、腹泻和肠炎，是这个时期的主要疾病(伴有因战争、饥荒、营养不良和儿童出生并发症引起的死亡)。第二阶段(年轻时死亡率下降和人口高增长)被称为"击退流行病年龄",其特征是出现退行性疾病,尤其是心脏病,是主要死亡原因。第三阶段(出生率下降,死亡率低,人口增长非常慢)中,被称为退行性和人为疾病的慢性退行性疾病——心脏病、癌症、脑卒中、慢性阻塞性肺疾病成为主要死亡原因。Olshansky 和 Ault(1986)假设存在第四阶段,称之为"延迟性退行性疾病年龄"。在提出的第四阶段中,死亡原因与第三阶段相似,但作为预防和健康促进活动的结果,死亡年龄有所增高。

流行病学转变的确导致了成年人死亡率的一个根本转变,虽然 Omran 的原有理论没有明确认识到这一点。随着人口进入第三和第四阶段,慢性健康问题的流行率上升,在大部分发达国家中,较常见的两种慢性健康问题——关节炎和高血压,不是较常见的死亡原因(表 2.4)。

表 2.4　普遍的死亡原因与流行状况

死 亡 原 因	流 行 状 况
心脏病	高血压
癌症	关节炎
脑卒中	心脏病
慢性阻塞性肺疾病	癌症
意外伤害	糖尿病
糖尿病	慢性阻塞性肺疾病/哮喘
阿尔茨海默病	脑卒中

注:来自 http://www.cdc.gov/inchs/products/pubs/pubd/hestats/finaldeaths04/finaldeaths04.htm 和《美国老年人 2008:完好健康的关键指标》。

为什么人口老龄化很重要

根据人口学家的观点,"人口老龄化将是下半个世纪最重要的社会现象"(Preston & Martin,1994)。在美国,所有主要社会机构在接下来的几十年中将会强烈地感受到人口老龄化。家庭无疑将会发生转变,如果财政支持或准入标准没有改变的话,国家的主要社会转变项目(社会保障和医疗保险)也将被收紧。附带产生的两个影响是人口卫生保健需要的转变和美国最高龄老年人的出现,它们均与公共卫生高度相关。

人群卫生保健需要的转变

人口学家已经就人口健康和卫生保健需要对寿命延长的意义争论了 30 余年。

Gruenberg(1977)评论,更长的寿命意味着更差的健康状况和疾病与失能的流行。Fries著名的"疾病压缩"假设(Fries,1980;Fries & Crapo,1981)所持观点与之相反:个体平均活得越久,人群越接近人类生命的极限,死亡前患病时期会被压缩得更短。Manton(1989)提出了第三种观点,称为"动态平衡",明确认识到患病、失能和死亡过程间具有复杂的交互影响。这三个过程相互联系,干预其中一个过程不可避免地也会影响到其他两个过程。通过延迟疾病发生、控制疾病严重程度和疾病发展进程,以及促进临床管理技术的综合手段,寿命可以被延长。

这些不同的观点可以用世界卫生组织(WHO)的患病、失能和生存关系模型(1981)来解释(图2.8)。图中曲线分别显示了没有患病(或亚临床失能)、失能和死亡的各年龄生存人口的比例。该模型假设,2004年生命表的生存函数保留和展示了患病和失能的假设曲线,在这个假设下,一个随年龄的增长而加速增加的风险是为生存者建立的模型。进一步假设这些风险同时出现:患病加速失能,以至于人们在失能前已经患病,且每个失能的人已经经历一段患病时期。简而言之,不同持续周期的失能状态可加速死亡。

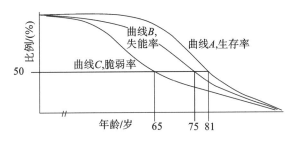

图2.8 WHO观察生存和假定患病率与失能率的模型

在这个模型中,每个年龄生存的老年人比例见最外层曲线。在图中,如2004年生命表所述,50%的老年人仍然活到了81岁。生存曲线下的区域表示队列中存活的人年总数。这个模型中的生存根据功能状态被进一步划分。曲线下的剩余区域代表没有患病(曲线C下面)和没有失能但有患病(曲线B和C间)的人群人年数。生存和失能曲线(曲线A和B)之间的区域代表失能人群人年数。

预期寿命的增加意味着图2.8中的生存曲线向上和向右移动。关键问题是失能曲线是否正以同一速度向同一方向移动。如果失能曲线以低于生存曲线的速度移动,失能人年数会出现增加,如Gruenberg(1977)所预计,积极预期寿命作为预期寿命的一部分会下降。如果失能曲线以快于生存曲线的速度向外移动,整个生命周期的失能人年数也会减少。相应的,如Fries(1983)所预计,积极预期寿命作为预期寿命的一部分会增加。相反,Manton的动态平衡理论预测三条曲线的形状将随发病率、流行率或疾病严重程度的减少而移动和改变。因此,在一个时期中,人口可能经历膨胀,但在下一个时期又可因患病而压缩。事实上,美国过去30年的证据与动态平衡理论的预测相一致,20世纪70年代人口出现膨胀,80年代开始出现压缩(Crimmins,Saito & Ingegneri,1997a)。正如后文第五章中探讨的,更近期的研究表明寿命在连续压缩,至少有一项研究发现积极预期寿命保持稳定。

美国最高龄老年人的出现

人口老龄化的另一个结局是出现一个"最高龄老年人"。最高龄老年人被定义为 85 岁及以上人群(Suzman,Willis & Manton,1992)。这个群组现在有 530 万人(联邦跨部门论坛老龄化相关数据,2008),其部分特征如下。

■ 他们是美国老年人中增长最快的部分;实际上,在未来 50 年中,美国最高龄老年人数量将是最多的,多于任何国家。但美国 65 岁及以上老年人比例不是最高的,所以这是一个矛盾观点。

■ 女性(68%是女性,32%是男性)、白人和丧偶人群数量很多。然而,需要注意的是 65 岁及以上老年人种族间差异变得越来越大。丧偶的女性可能是丧偶男性的两倍(76%:34%)。

■ 2006 年,仅 11%的人生活在贫困中。贫困率自 1982 年的 21%稳定下降。最高龄老年人的受教育程度也越来越高。该组人群的受教育程度已经显著增加:1985 年时完成高中教育者比例占 29.1%,2015 年时,该年龄组预期完成高中教育者比例占 63%。

■ 相比年轻老年人,该年龄组中无子女者女性较少,尽管有 5 个甚至更多后代者也较少。这可能影响家庭照料者的可用性。

■ 85 岁及以上男性退伍军人比例从 2000 年的 33%跃升到 2010 年的 60%以上。

■ 他们是支持性照料的高频消费者。2005 年,入住专业护理院者占 17%(1985 年近 25%),使用社区养老(有时叫作"生活协助")者占 7%,如做饭、打扫、洗衣服或药物管理。医疗保险年人均费用是 2.2 万美元。专业护理院年人均费用超过 7000 美元。

■ 85 岁及以上老年人中,有听力问题者占 62%,有视力问题者占 27%,无齿(即自然牙全部脱落)者占 32%,报告有抑郁症状者占 19%。

■ 最高龄老年人中,男性日常身体功能受限(如弯腰或行走 2~3 个街区)的占 38%,女性占 56%。报告有活动限制者占 42%(个人照料活动困难,如穿衣、洗澡,或步行等需要自理的活动,如做家务、做饭或经济管理)。自评健康状况为好、非常好或极好者占 66%,参与规律锻炼的占 10%。

小结

人口老龄化。人口老龄化是人口年龄分布向老年的转移。这个现象最常用老年人群比例的增加来衡量,但也能用人口"金字塔"的改变和老年人与青年人比例("年龄—赡养"或"支持"比例)的改变来表示。根据这三个标准,美国人口老龄化已经历经一个世纪,但在过去几十年中步伐加速。

人口学转变。人口学转变是描述人口经历从高到低的死亡率与出生率全面改变的一个模式。第一阶段，人口出生率高，死亡率高，因此几乎没有增长。第二阶段，高出生率伴随青年中的低死亡率，生活条件和营养状况的改善使死亡率下降，因此人口出现加速增长。第三阶段，人口晚年死亡率持续下降，人口老龄化持续出现。

预期寿命。指定年龄的预期寿命通过生命表来计算。预期寿命是生存的人年总数除以达到该年龄的人数。出生预期寿命是假定一个人能预期存活的平均年数，并假设流行的年龄别死亡率在一个假定队列的一生中不会改变。

流行病学转变。鉴于人口学转变强调出生率和死亡率的转变，流行病学转变关注人群死亡谱从高到低改变的死亡原因。第一阶段被称为"瘟疫和饥荒年龄"。传染病和寄生虫病，如肺炎和流感、肺结核、腹泻、肠炎，是这个时期的主要疾病。第二阶段被叫作"击退流行病年龄"，其特征是出现退行性疾病，尤其是作为一个主要死亡原因的心脏病。第三阶段是退行性和人为疾病年龄，慢性退行性疾病——心脏病、癌症、脑卒中、慢性阻塞性肺疾病成为主要死亡原因。Olshansky 和 Ault(1986)也提出了存在第四阶段，即"延迟性退行性疾病年龄"。

动态平衡。失能和生存曲线转变对卫生保健需要的影响尚不清楚，其受死亡率下降过程的影响。一些竞争理论预测了死亡率下降的人口健康变化。美国过去 30 年的证据与动态平衡理论大部分一致，这个理论指出了患病率、死亡率与生存曲线间的复杂关联(Manton,1989)。20 世纪 70 年代期间，积极预期寿命出现膨胀，80 年代开始压缩。将最近的证据进行汇总发现，一项研究指出存在持续性压缩，其他研究指出尽管发生率、恢复率和死亡率在转变，但总体上没有改变。

最高龄老年人。人口老龄化的另一个结局是出现"最高龄老年人"。最高龄老年人代表 85 岁及以上人群，他们是美国老年人口增长最快的部分，以女性、白人和丧偶人群为主。这个人群中，生活在贫困中的比例已经下降，而完成高中教育的比例已经急剧上升。该年龄组中的男性是退伍军人的比例增加。他们是支持性照料的高频消费者，功能丧失比例高。自评健康状况为好、非常好或极好的占 66％，参与规律锻炼的占 10％。

第三章 老龄化与公共卫生体系:构建一个健康老龄化网络

"健康老龄化"受到很多专业人员、贸易组织、倡导团体、基金会、科研和培训机构的关注。在医学学术和公共卫生研究领域,美国老年医学会(Gerontological Society of America,GSA)和美国公共卫生学会老年医学健康分会(Gerontological Health Section,GHS)是推动老龄化与公共卫生议程的主要机构。两个机构十分不同。美国老年医学会涵盖老龄化的各个方面,文献内容从老年病医学到老龄化的表现,由四个部分组成(健康科学、行为和社会科学、社会服务研究和规划、老龄化生物学)。由于公共卫生一直以来关注的重点是妇女儿童健康、传染病和环境卫生,因此美国公共卫生学会老年医学健康分会是美国公共卫生学会众多分会中一个相对较小的分会。如果分析两个机构的年会,很快可以发现它们之间的差别:两个机构采用不同的方式实现健康老龄化,其资金资助来源和研究者常常也不同。美国公共卫生学会老年医学健康分会更多地关注促进身体活动、可及社区、临床预防服务利用和其他老年人公共卫生目标的循证干预。而美国老年医学会可能更多地关注晚年功能和失能机制、随机临床试验、人群和国家研究以及政策。

近年来已经看到了老龄化服务研究和健康与老龄化机制研究两者间更多的结合,研究者——现在也包括政策制定者——也越发意识到需要将两者结合起来,因此,两者间的对比差异显得十分突出。然而,以两者间的对比差异作为研究的切入点是可行的,因为它反映出在老龄化服务和健康两个关注点之间存在较大的分歧。这个分歧被分割为几个平行体系,包括促进健康老龄化的服务提供体系、一个围绕卫生局的体系和一个围绕老龄化方面的机构。某种程度上,老龄化与公共卫生体系可被视为是双极的,它们的资金来源、立法授权、国家组织和倡导团体及数据系统均不同,甚至在同一地方也几乎没有交集。整合这些体系来发展一个健康老龄化网络是未来几十年将面临的挑战,将可能导致流水线式的服务提供,促进人口健康的监测和改善老年人健康。但我们还远远没有达到这个目标。

本章节分析当前的老龄化与公共卫生体系。我们将服务老年人和为实现当前目标所需的相似人力放到一起,再通过一个案例分析来说明跨专业研究的困难,然后,分析疾病控制和预防中心和老龄化管理局如何通过循证公共卫生干预来促进合作。我们讨论美国国家老龄化委员会健康老龄化中心、疾病控制和预防中心健康老龄化分中心和健康老龄化科研网络的突出角色,并报告了一个案例研究的结果,发现将不同循证干预促进健康老龄化的结果进行标准化也面临挑战。最后,我们通过一个基于社区的老龄化服务需求评估案例,探讨将该案例作为公共卫生规划的工具。

为服务老年人配备相应的"卫生保健人力"

　　一项名为《老龄化美国的革新》的重要医学报告(2008)强调关注卫生保健人力,包括卫生保健专业人员、准专业直接保健服务者和无偿家庭照料者。该报告准确地将关注点放在了老年人快速增长的卫生保健需要和满足这些需要的当前在岗卫生保健人力的惊人短缺上。与越来越流行的晚年失能和慢性病一样,老年人所消耗的卫生保健资源也不成比例。该报告指出,美国中老年人口占总人口的12%,但占有26%的门诊量,即12%的人口占用1/3~1/2的卫生保健人力。例如,老年人使用了47%的开业护士门诊服务、35%的住院服务、34%的处方和38%的急诊医疗服务。老年人对长期照料人力的需求也更甚。约90%的护理院居住者是65岁及以上人群,超过60%的社区失能老年人使用长期照料服务,最常需要帮助的是交通和家务活。

　　该报告持续显示,当前的经费不能为满足这些需要而开展教育、培训、实践和公共/私立项目。执业护士助理、居家卫生保健协助员和其他准专业直接照料工作者的短缺是显而易见的,调查显示他们的工作条件差、接受的培训较少、上升空间缺乏、离职率极高。专业卫生保健人力不足也十分显著。例如,医学中心报告接受过专科老年病学培训的助理医师、药师和护士不足1%。对个案管理、信息和转诊的需求预测显示,可能有1/3的社会工作者应该接受老年病学培训,可是,当前接受过培训并获得认证的仅占4%(医学中心,2008)。老年病医学也缺乏资源,甚至获得老年病学奖学金的医生也正在减少。

　　服务不足已得到充分认识,医学中心的报告为强化卫生保健人力部门提供了一个强有力的案例。值得提及的是,报告预见了无偿家庭和社区支持的重要性需要引起关注,因为家庭照料者实际上在每一个医疗部门均是老年人照料的合作方,常为有长期照料需要老年人的主要服务提供者。如上所述,由于家庭不能为失能老年人提供所需的服务,因此,家庭既会得到医疗机构的支持,也会得到替代人力的支持,这些支持的目的是通过提供各种饮食、交通、居家改造、社会访视、日常监测、房屋清洁和药物管理使老年人功能最大化,这些服务由老龄化服务部门的一个松散网络提供,这个网络由非营利组织和政府代理机构组成,政府代理机构常常与非营利组织签署提供必需服务的合同。相关政府代理机构包括以县为单位(或者,有时候以几个县为一组)的最中心的665个区域老龄化代理机构(Area Agencies on Aging,AAA),也包括国家的3,000个地方卫生局和公共福利与其他政府行为体。虽然严格意义上这不算卫生保健人力的一部分,但是这个松散且部分协作的网络为老年人提供服务,否则他们会因为健康受限或缺乏家庭而不能获得他们所需的服务。从这个意义上来说,这个网络可为那些希望就地安全养老的老年人补充人力。

　　从更狭窄的视角来看待卫生保健人力,医学中心的报告没有分析老龄化服务网络;但从公共卫生的角度看,它至少与卫生保健专业人员和直接照料准专业人力同等重要。我们对这个可替代的平行支持性服务部门仍缺乏一个全面的解释。此时,我们仅有部分信息,即国家层面关于老龄化服务提供者数量和类型、它们的劳动和资金来源部门,以及它们满足特定社区老年人需要的能力。因为缺乏对这些非营利性组织的中心数据的报道或认证,这些老龄化服务网络很难提供关于健康照料劳动力的相关数据。由此突显了本报告的重要性。直到现在,也仅在州政府层面开展了对老龄化服务机构的调查。然而,我们对老龄化服务提供者的活动有了更多的监测,至少对在不同社区提供类似服务的人员进行了相应的监测。

老龄化服务网络的基本数据见图3.1,该图来自美国国家老龄化项目(慢性病理事会,2003)。该图显示了老年人照料的平行系统,一个围绕着健康,另一个围绕着老龄化服务。在国家、州或地方层面,两者(至少在形式上或设计上)没有任何联系。健康库从美国疾病控制和预防中心开始,包括57个州立健康和国土管理部门、3,000个地方卫生局和一些提供强制性服务及服务于地方卫生局的各种社区组织。老龄化服务库从美国老龄化管理局开始,包括57个州立老龄化单位,相当于660个老龄化地区代理机构,同样包括提供授权服务的各种社区组织(大概27,000个)。健康和老龄化服务体系组织良好,在国家和州、县层面都有组织机构。

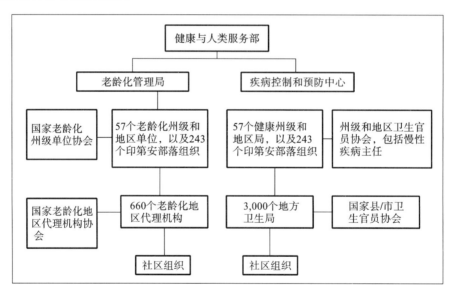

图3.1 老龄化服务网络和健康网络

来源:http://www.chronicdisease.org/files/public/aging_states_project.pdf.

任何公共卫生专业的学生都会为健康和老龄化服务的分离感到奇怪。老年人使用老龄化服务,部分原因是健康问题已使他们执行每项日常任务的能力下降,而这些能力对维持社区居住十分重要。通过协作使健康和老龄化服务提供更有效的服务是毋庸置疑的。有效地运用老龄化服务来促进健康、药品管理或者减少行为危险因素,均可以立即有效地降低住院或者急诊率。可是,目前两个体系各自为营,其协作进展也十分缓慢。开展试图在两者间建立突破口的科学研究也几乎不可能。

一个活动受限的老年人在社区接受服务的例子证明了没有任何好的理由能使这些系统保持独特性。无法独立完成家务活的老年人可能获得以教堂为基础的志愿照料者机构提供的交通服务（比如不同宗教信仰的志愿照料者机构的一个地方分支），获得由老龄化地区代理机构组织管辖的非营利机构提供的家庭设施改造服务，通过另外一个老龄化地区代理机构服务提供者或一个由当地联邦资金资助的非营利性服务机构或其他慈善机构获得清洁和做饭服务、临床预防服务（比如疫苗、跌倒预防、癌症筛查、慢性病管理），以及由当地住房管理局或者社会福利部门提供的住房服务和社会服务工作。这些组织机构之间的关系复杂，资金来源也非老年人或者其家庭成员；但是，在某一点上来说，这些组织提供的服务都是可以简单重复的或者以流水线方式提供的。

努力衔接老年人健康服务提供体系

美国国家老龄化项目（慢性病理事会，2003）是美国国家和国土健康学会（来自健康库）和美国老龄化协会（来自老龄化服务库）联合设计的"促进公共卫生与老龄化服务网络之间的合作机会"的项目。1994年，美国疾病控制和预防中心、美国老龄化管理局、国立健康研究院（NIH）、美国退休人员协会（AARP）、美国老年医学会共同讨论将公共卫生与老龄化服务联系起来。作为老龄化州政府项目，各州卫生局和老龄化协会就其项目有限性、活动以及资助资金进行了调查研究。该研究结果提交给了各州董事会，并得到了很好的反馈（约70%的州老龄化协会和75%的州卫生局参与了此项目）。

研究发现，各州卫生局和州老龄化协会通过使用不同的资源、方式和合作者（慢性病理事会，2003；Language，Benson & Anderson，2005）分析和收集了老年人的健康需要。图3.2反映了双方关注的不同优先重点。州卫生局主要提供了关于临床预防服务方面的项目，比如癌症筛查、疫苗接种和糖尿病筛查及治疗（超过50%的人提到了中度到高度参与这些老龄化健康问题）。营养、关节炎管理、物理运动和心脑血管疾病的筛查及治疗同样也作为优先重点，很多基层卫生局都参与到该项工作中。与此相反，老龄化服务网络的关注重点更多倾向于提供服务，比如为家庭照料者提供信息和转诊、家庭暴力的预防、老年痴呆的护理、法律问题、食品安全、交通转运、处方以及药品管理等方面的支持（超过70%的人支持将这些事项作为高度关注的重点）。超过50%的州老龄化协会也将房屋、经济救助资源、肢体活动和抑郁症列为重点关注方向。

两个系统的关注重点也明显相似。老龄化服务网络不局限于提供服务，比如交通转运或者照料者的转诊，同样也提供疾病管理和健康促进等服务项目。这些服务项目包括抑郁患者的循证筛查、肢体活动的促进及药品管理。同样，卫生局的项目也不仅仅局限于疾病预防，同样也有关于营养、肢体活动、关节炎自我管理等项目。事实上，尽管它们的经费资助的重点领域和立法机构不同，但两个体系相比我们所预期的有更多的共同点。

1992年颁布的《美国老年人法案》中，部分内容引发了两个体系交叉融合的想法，这

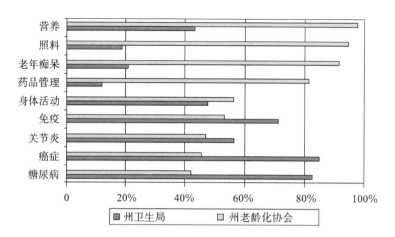

图 3.2 州老龄化协会和州卫生局的关注重点

注:柱状图表明报告中高度参与健康促进活动机构的回应百分比。

来源:http://www.chronicdisease.org/files/public/aging_states_project.pdf.

促使了美国老龄化管理局与疾病控制和预防中心在疾病预防和健康促进服务方面的合作。最初,法案中的Ⅲ-D建立了一个公共卫生与老龄化服务的法定合作基础(慢性病理事会,2003)。因此,自 1992 年起,《美国老年人法案》增加了健康促进和疾病预防的任务,这些已经被纳入州及县老龄化协会(Ⅲ-A,Ⅲ-B)社区服务(如老年人活动中心,Ⅲ-B)以及集中送外卖到家的送餐服务(Ⅲ-C)的经费中,随后也被纳入美国国家家庭照料者资助项目(Ⅲ-E)中。随着Ⅲ-D名称的变更,州老龄化协会和县老龄化服务机构可获得经费进行筛查和风险评估、营养咨询和教育、运动和活动管理项目、创伤预防、药品管理服务,以及药物预防健康服务的咨询。

这些改变应该可以促使和加强社区内老龄化和健康服务网络的合作,但是美国国家老龄化调查报告显示已错失了很多合作机会。报告指出,"大多数州未全面、充分了解老年人健康需要",然而,"导致该问题的原因是提供居民健康和老年人服务保障的州立机构之间缺乏合作"。由于服务本身很难测量,我们很难知道向老年人提供服务不足有多大程度是因为缺乏协作,或者又有多大程度只是单纯地缺乏资源投入。例如,来自各州老龄化协会和卫生局的大部分被调查者均认识到心脑血管健康应作为一项重点工作,但没有一个部门提出加强建设这个项目(Lang et al.,2005),或是指出经费投入不足。另外,如果州卫生局借力现有的老龄化服务网络,它们的临床预防服务(比如带状疱疹或者肺炎疫苗注射)可能可以覆盖更多老年人。更宽泛的问题可能是对州卫生局在推进老年人健康中的角色缺乏一个明确的界定(慢性病理事会,2003),通过与老龄化服务网络合作,可能有助于确定这个角色。

可以肯定的是,开展美国国家老龄化项目仍然非常及时:目前,老龄化网络和健康服务分离,不能满足人口老龄化的需要,也不能有效利用两个体系的资源,需要一个"健康老龄化网络"来替换或衔接两个体系。

一个衔接老龄化服务和卫生局网络的案例分析

当我们打算利用卫生局收集的关于忽视和虐待老年人的常规监控数据时,我们意外地遇到了如上所提到的"健康"和"老龄化"两个体系相互独立的问题。虐待和忽视老年人很常见(社区现状调查中,发生率为 2%～10%)(Dyer,Goodwin,Pickens-Pace,Burnett & Kelly,2007;Lachs & Pillemer,2004),并且与包括死亡率的不良结果显著相关(Lach,Willams,O'Brien,Pillemer & Charlson,1998)(详见第七章)。我们认为,公共卫生监测分析房屋损坏数据,可能是发现老年人被忽视或虐待的一个途径。我们推断,认知、身体或者精神受限的老年人可能很难去维持自己的家,因此向当地卫生局报告房屋损坏数据可以作为忽视老年人的一个指标。我们与一所城市的卫生局签订了数据共享协议,获得了一个三年的房屋损坏数据库。事实上,卫生局的房屋损坏管理中心是唯一一个常规收集大规模老年人信息的中心。

根据人口普查信息,该数据库包括居民是否超过 65 岁的指标,还有一个由监察员所报告的关于损坏属性的文本数据。在排除了非本社区的住宅(如包括机构、后院或者泳池的损坏)后,仍有 3,319 例房屋损坏,其中 229 例涉及老年居民。在 229 例老年居民房屋损坏案例中,57% 为独居老年居民,我们对如此高的比例印象深刻。在人口普查报告中,独居居民中老年男性占 20%,老年女性占 38%(联邦跨部门论坛老龄化相关数据,2008)。因此,我们建议继续这项调查。

在数据库中,家庭监察员报告内容包括从单句的报告到详细的解释。首先,我们对 54 种房屋问题进行编码,然后,将其归纳为 11 类:取暖、通风、制冷、窗户、门,动物,空气质量,电路线,水、下水道,天然气,火灾隐患,房屋保管差,结构问题以及其他问题。由两个评分者对随机选择的 100 份监察报告进行评分,内部信度显著(Kappa 值为 0.91)。我们分析了 11 种不同来源的所有房屋问题,发现一份监察报告可能记录多种问题。"房屋保管差"类包括杂乱、垃圾堆积和居住条件差等。这份监察报告可以很好地说明"老年人居住在一个垃圾成堆的环境中,因为垃圾堆积而看不到窗户了"。

我们比较了年轻居民和老年居民房屋损坏的可能性以判断其是否存在差异。事实上,65 岁以上居民更常提及房屋保管:31.9% 的老年居民房屋损坏包括房屋保管差,而非老年居民这一比例为 22.4%($p<0.001$)。老年居民很少提及电路或者房屋结构问题($p<0.05$)。监察员记录的房屋保管差与老年居民是否独居、是否与配偶同住或者是否是老年居民没有差异。

人口普查中,非老年居民的房屋损坏与低社会经济水平有显著关联,如与空的住房数量和拥有住宅数量的中位数显著相关。老年居民中,房屋损坏与社会经济水平(SES)无显著关系。

综上所述,卫生局常规统计的房屋损坏可以作为忽视老年人或因健康受限而引起房屋修缮问题的一个有效潜变量。针对这个目标,采用一个更充分的监测房屋损坏值的测试,可以确定老年人是否有房屋损坏与是否受到成年人保护性服务间的相关性,通常称之为潜在性忽视。然而,成年人保护性服务是当地老龄化机构内的一个分支机构。在接受成年人保护性服务干预的老年人中,确定其报告有房屋损坏的比例,需要与两个体系沟通,并整合两个数据库和网络。

我们曾与州老龄化协会负责人联系,期望获得成年人保护性服务数据,与我们现有的卫生局房屋损坏的数据进行匹配,来确定两组数据中的老年人数量,但沟通失败。我们的请求被拒绝了。不过我们从负责人的回复中仍然得到了启发。州老龄化协会拒绝我们的第一个理由是隐私保护。

这是对邮件里面关于宾夕法尼亚成年人保护机构(APS)中客户信息数据的请求的回复。不幸的是,根据宾夕法尼亚州 Code Title 6、老龄化 15.101-15.106 的规定,保护性服务档案和调查收集的其他信息均为保密信息。因此,我们不能提供任何在阿勒格尼县接受过保护性服务的客户信息。非常抱歉不能提供进一步的帮助,希望你们的项目能够成功。再次感谢你们联系我们的办公室。

我们并没有放弃,我们告诉该负责人,提供一个总体数据信息也可以,我们不会要求提供任何保密信息。但第二次请求仍遭到拒绝,原因是无法找到相匹配的数据模块和数据系统不兼容,也可能是因为匹配文本数据给他们造成了庞大工作量。

亲爱的埃尔伯特,我们无法向你提供 excel 表格中列出的所需信息。在 2005—2006 财政年内,老龄化部门保护性服务项目整合进了一个新的数据系统(OMNIA Interviewer 和 SAMS)。这个新系统将我们近十年所收集的保护性服务数据信息进行了全面的改进。它将接受了保护性服务的客户姓名、生日、社会保险号作为唯一识别信息。我们的客户唯一识别信息和你们所列举的信息无法匹配。另外,输入文本数据时存在固有误差,严格使用地址信息可能会导致无法识别客户或错误的结果。因此,我们无法将你的研究所需要的数据提供给你。希望以上这些信息对你有所帮助,谢谢你联系我。希望你的项目顺利。

这次经历充分展示了老龄化服务和健康网络的交叉融合是多么困难。我们受限于数据共享协议,严格遵守数据的去识别化,因此,与另一个数据系统匹配是十分困难的。实际上,老龄化服务网络自身缺一个常用标识符号,这导致在服务地点间追踪个体有困难,仅有一个近期刚完成的基于网络的常规信息系统对此进行了补充(社会辅助管理软件,SAMS)。即使是有可靠的代理人和所需的专家,合并不同系统的数据也是非常困难的。这种限制让我们不禁想问,为什么不同的数据系统间没有一个通用的常用标识,为什么没有人试图在两个系统中建立一个常用标识符号用于追踪人群。

我们现在无法确定在当地卫生局的健康数据库中有多少老年人遇到房屋损坏,同时也无法在当地老龄化机构的成年人保护性服务数据中找到相应信息。其他研究人员看起来似乎能够成功获取老年人保护性服务数据,但是我们还没有意识到可以成功地将分布在卫生局和老龄化服务网络部门的信息进行整合,并且合并相关数据库。这些组织部门显然阻碍了健康老龄化的实现。

努力发展健康老龄化网络

正如《健康人群 2010》里面所指出的，提高老年人群的健康水平是美国疾病控制和预防中心的工作重点之一，其目标是延长老年人预期寿命和减少残障。美国疾病控制和预防中心致力于用一种有效的预防措施来实现老年人的健康老龄化（CDC，2007）。美国疾病控制和预防中心的健康老龄化项目设立在美国国家慢性病预防和健康促进中心，已经形成了一个研究项目，并以"健康状况差不是老龄化的必然结果"为前提开展合作。鉴于此，疾病控制和预防中心加强了与美国老龄化管理局的合作，在老年人群中增强身体活动，加强营养和戒烟。目前有更多的行动来支持残疾、心脏病、关节炎的疾病管理，试图通过医疗保险来促进疾病预防服务，如疫苗接种和癌症筛查。美国疾病控制和预防中心的预防创伤项目发现老年人群的受伤率高，于是开始了预防跌倒项目。美国疾病控制和预防中心也支持健康老龄化网络（HAN）开展预防科学研究中心项目。健康老龄化网络的目标是"更加了解老年人口健康老龄化的决定因素；发现干预措施来促进健康老龄化；在国家范围内将科学研究成果转化成以社区为实施范围的可持续性项目"。

当然，这些努力还远远不够。2003 年，美国疾病控制和预防中心主任向美国参议院汇报时提到了所面临的一些困难："在一定程度上，我们好像并没有完全在老年人群中开展公共卫生实践……老龄化服务网络期望看到基于科研的公共卫生实践能够促进健康和实施已证实确切有效的疾病预防措施和政策。"（J. S. Marks，CDC，Testimony：U. S. Senate，May 19，2003）。然而，在过去的那些年里，通过巨大的努力，我们可以看到健康和老龄化服务网络已经结合在一起形成了我们之前所提到的健康老龄化网络。我们很清楚美国疾病控制和预防中心和美国老龄化管理局在此过程中付出的努力，但是非政府组织团体如国家老龄化委员会、利益团体、基金会（特别是 Atlantic Philanthropies，Hartford 和 Robert Wood Johnson）的付出也非常多。这些努力成就了 2003 年美国国家老龄化项目。

美国疾病控制和预防中心和美国老龄化管理局的联合项目——以国家为基础的网络创新、机遇和同步（SENIOR）项目，为国家老龄化服务网络和卫生局建立合作关系提供了经费支持。这些经费用于为州内老龄化和公共卫生系统建立关系，为不同部门搭建桥梁。最开始的工作主要是开展预防服务和一些标准化的卫生局项目，如加强身体活动和营养、充分利用医疗保险等。后期针对基于循证的健康促进和疾病预防项目进行合作。基于新的关注点，要求州立机构开展基于循证证据的特定项目（临床预防性服务、身体活动、慢性病自我管理）。后续工作增加了其他循证项目，如口腔健康、跌倒预防和抑郁症筛查。截至 2007 年，28 个州或地区通过该项目获得了资金支持，在衔接健康促进和老龄化服务间州水平上迈出了小却重要的一步。相比医疗保险在预防工作中的花费，这些用于促进健康和老龄化服务的经费（1 万～1.5 万美金）仍太少（见第四章）。但是这个项目更好地帮助了各州制定促进健康老龄化的综合计划(如新泽西州健康老龄化蓝图和俄勒冈州各县市健康老龄化项目,2009)和支持健康老龄化的全州联盟。

下一步,整合过程是作为实施这些循证干预的一部分,将指标和结果评估标准化。美国国家老龄化委员会健康老龄化中心与美国疾病控制和预防中心和美国老龄化管理局合作,在促进循证项目的使用和推进工具标准化与基准方面起到了关键作用。因此,所有参与该项目的州都被要求采用一个统一的标准收集参与者的人口学特征,需要有招募和追踪的常规方案,也应有标准化的编码本和数据收集方式。从预防科学的角度出发,最重要的是向标准化记录结果方向发展,不同的干预实施或者干预不同目标人群是这个项目面临的巨大挑战。项目执行者也被鼓励采用常规框架评估项目的目标范围、取得的成效和可持续性,RE-AIM(获取目标人群,效用或效果,目标机构调整,实施-干预提供的一致性,个体和人群干预效果的可维持性)(www.re-aim.org)。

循证干预是通过随机试验或者其他更高质量的科研设计获得预期结果。针对特殊社区或者目标人群,为了保证最初干预的核心内容不变,我们通常需要对项目进行适当调整。这种调整非常棘手。美国国家老龄化委员会健康老龄化中心制定了一个循证健康促进指南(美国国家老龄化委员会,2006a)。美国疾病控制和预防中心/美国老龄化管理局项目执行者提出的循证项目改进条款如下所示(美国国家老龄化委员会,2006b)。

■ **慢性病自我管理项目**:慢性病自我管理项目(Lorig et al.,1999);健康模式改变——一个基于社区的糖尿病教育和支持项目;女性在管理心脏病项目中需要 PRIDE(Janevic et al.,2004)。

■ **照料管理项目**:健康模式 IDEAS——基于循证的抑郁症自我管理及鼓励老年人积极面对生活项目,PEARLES(Ciechanowski et al.,2004;Unutzer,Patrick,Marmon,Simon & Katon,2002b);基于社区的药物管理干预项目(Stewart,Pearson & Horowitz,1998);老年人健康运动项目。

■ **身体活动项目**:积极的开始;增强体质(Ackermann et al.,2003;Wallace et al.,1998)。

■ **营养项目**:心脑血管疾病的健康预防教育(Luepker et al.,1996);SIEN 项目(糖尿病)。

■ **预防跌倒项目**:平衡问题;逐步预防跌倒。

我们将在其他拨款周期中介绍其他基于循证的干预项目。这些项目包括积极的选择(King,Baumann,O'Sullivan,Wilcox & Castro,2002),为了生命而强壮(Etkin,Prohaska,Harris,Latham & Jette,2006;Jette,et al.,1999),健康促进(Leveille et al.,1998;Phelan et al.,2002),健壮(Hughes et al.,2004),老年人酒精相关问题的预防和管理(Fleming,Manwell,Barry,Adams & Stauffacher,1999)。这些项目的结果尚有待观察,但第一轮结果(2008 年对外开放)显示项目已经成功实施,完成了指标的标准化和数据的收集。

一个健康老龄化干预的标准化测量面临挑战的案例分析

在基于循证的健康老龄化干预方面,美国国家老龄化委员会的经验告诉我们,指标标准化存在困难。在基于循证的干预中,资助者越来越强调标准化计算所服务人群数量、服务内容以及取得的成效。这个要求对于没有评价研究背景的小型非营利机构而言,是一个挑战。同样,如果资助机构坚持与受资助者一起建立一个系列的合理数据收集指标,也是一个很大的挑战。

当受资助机构开展针对不同人群的不同干预措施时,这种困难就更加突显。联合之路最近资助五家当地机构实施"脆弱老年人"项目,它们正面临这样的处境。五家机构开展不同的项目(慢性病自我管理、信息和转诊优化、居家改造、低收入老年人家庭的病历管理、促使社区志愿者参与外卖送餐服务),所涉及人群(社区脆弱老年人,参加老年人中心活动的老年慢性病患者,居住在低收入补助老年公寓中的中年失能人群)仅有部分相同。这些项目与老年个体接触的时间和接触量也不同。哪种措施可以合理收集数据并为服务人群和结果提供标准化的指标呢?

对数据机构而言,首先应决定如何收集数据。不同机构项目应该使用常规数据表格来收集个人层面的数据吗? 或者各机构应该各自收集数据,而不应该提供汇总指标吗? 由资助方、受资助方和外部评估人员参与的一系列规划会议中,大家一致认为个人层面数据的收集方式是最理想的,但是不具备操作性。数据收集会涉及个人隐私和知情同意,在没有定期与老年人进行详细访谈的项目中也不可行。总的数据更具有灵活性,但是要求仔细选择指标和有风险的低质量数据。团队讨论后得到了一个折中的办法,即机构报告总体指标结果,但需要使用常规的数据收集表格和对关键指标做出定义。

表3.1和表3.2列出的是该项目达成一致的总体指标。有些指标是必选,其他为可选。必选指标作为基本指标可运用于所有项目,对数据的要求较低。很多情况下,可选指标针对特定项目,仅这些特定项目需要收集这些指标并分析其结果。这个项目的新颖之处在于所有受资助机构需要在网络应用上提交季度数据信息。项目的成功取决于结果的改善,这与国家和地区基准、项目目标人群的改善情况有关。

表3.1 脆弱老年人:社会人口学因素和健康指标汇总

人口学——报告期内服务的客户总人数	
报告期内接受该项目服务的客户总人数	必选
接受服务的新客户总人数	必选
接受服务的照料者总人数	可选
符合入住护理院标准的服务接受者人数(基于县/州老龄化委员会的标准或以有两种及以上日常生活活动失能为标准)	必选
仅有一项日常生活活动受限的服务接受者人数	可选

人口学——报告期内服务的客户总人数	
至少有一项工具性日常生活活动受限的服务接受者人数	可选
行动受限的服务接受者人数	可选
自评每个水平的健康状况服务接受者人数	必选
独居者人数	必选
与他人同住但家中缺乏责任照料者的人数	必选
性别	必选
人种/种族	必选
客户邮政编码	必选
年龄段:18～24 岁　25～34 岁　35～44 岁　45～54 岁　55～59 岁　60～64 岁　65～74 岁　75～84 岁　85 岁及以上	必选
家庭收入:接受医疗协助(＜贫困线水平的 200％)	必选
家庭收入:＜贫困线水平的 100％,贫困线水平的 100％～300％,＞贫困线水平的 300％	可选

表 3.2　脆弱老年人:整合的项目结果

优先考虑:增加的弱势和脆弱老年人,或在家中或在限制最少的社区中仍是安全的失能成年人人数	
人数/(％):非机构养老的客户	必选
人数/(％):重新入住护理院的客户(长期照料机构)	必选
人数/(％):在一段时期内符合护理院入住要求的客户(由县/州老龄化委员会确定的标准或者以有两种及以上日常生活活动失能为标准)	可选
人数/(％):被重新分配到符合照料水平的其他机构的客户(如:生活协助机构,家中)	可选
人数/(％):有稳定住所的客户(没有被驱赶、检查通过)	可选
人数/(％):达到服务计划目标的客户	可选
人数/(％):完成培训的客户	可选
支持性服务的支持性成果:增加低收入老年人或者失能成年人的补助项目的可及性,这些补助项目包括减免租金,经济型住宿,减免税费,补充保障收入	
人数/(％):转诊到支持性服务的客户	可选
人数/(％):被纳为合格受益人的客户	可选
人数/(％):房屋开支在建议的收支比之内的客户	可选
功能支持成果:获得足够的/改善性的营养、健康和/或功能状况衰弱的老年人和残障成年人人数增加	
人数:在日常生活中报告/显示出的独立能力得到改善	必选

续表

优先考虑:增加的弱势和脆弱老年人,或在家中或在限制最少的社区中仍是安全的失能成年人人数	
人数:在报告期内客户的住院人数	必选
人数:在报告期内客户的急诊人数	必选
人数/(%):维持或改善保护性因素的客户(因素包括肢体的、社会的、精神的和经济状况)	可选
人数/(%):达到服务计划目标的客户	可选
人数/(%):肢体和精神健康上维持或有所改进的客户(疲劳程度、营养状况)	可选
人数/(%):完成了身体或精神健康状况评估的客户	可选
人数/(%):定期看医生或与医生进行交流沟通的客户	可选
人数/(%):提出门急诊需求的客户	可选
人数/(%):在身体活动上有积极改变反馈的客户	可选
人数/(%):控制住了Ⅱ型糖尿病的客户	可选
人数/(%):控制住了高血压的客户	可选
预防的支持性结果:获得安全检查、家居改造、免疫计划和预防性健康筛查的脆弱、弱势老年人或失能成年人人数增加	
人数/(%):家中安全风险得到消除的客户	可选
人数/(%):使用所需安全设备的客户	可选
人数/(%):有家中跌倒史的客户	可选
人数/(%):报告孤独感减少的客户	可选

这些机构需要提供消费者有关健康的两个指标:①自评健康状况,使用一个标准问题;②日常生活活动能力(activity of daily living,ADL),用于评估人群失能严重程度,以此筛查其是否符合入住护理院的标准,即以有两项及以上失能为标准或参照州或县政府标准。对于结果而言,资助者区分了“倾向性结果”“弱势和脆弱老年人数量增加或者失能成年人在家中或在限制最少的社区中仍是安全的”,以及支持倾向性结果的中间过渡结果。这些结果包括服务更可及、促进健康、预防服务的使用增加。所有机构要求的常规结果包括仍在社区或者被转诊到不同级别支持中心的目标人群所占的比例,日常生活活动能力下降的比例,住院或急诊收治的比例。可选择性结果涉及范围更广,对特定项目更具针对性。

常规结果代表老龄化服务干预的核心内容。它们将健康和老龄化服务明确地联系在一起。事实上,倾向性结果(如老年人安全地在所在地或在整合水平最高且无限制的机构中养老)代表了健康老龄化网络的重要产出。为老年人提供服务的目的是帮助他们保持健康或迅速从脆弱的状态中恢复过来,让他们可以在社区里面放心养老。因为绝大多数情况下老年人倾向于居家养老,如果老年人待在家里,社区也会因此获益。因此,能够让老年人在家养老成了社区健康促进项目的一个重要评价结果。

促进健康老龄化:以社区为基础的替代方式

正如我们所看到的,由老龄化协会、卫生局或者其他经费来源所资助的非营利机构为推动健康老龄化提供了老年人所需的大部分支持性健康服务。这些服务大部分针对有健康需要的、更为弱势的老年人。但是,如前所述,当前新的趋势是通过相同的网络提供更多的疾病预防和健康促进服务。一个全新的预防方式是直接与老年人接触,向他们宣传健康老龄化原则,使老年人能够通过自己获得预防性健康服务。这种过程将针对某一个疾病或健康问题的循证干预方式向以人为中心的健康老龄化方式转变。这是美国匹兹堡大学项目关注的重点——10 个健康老龄化要点(Bayles et al.,2008)。

这 10 个要点是健康老龄化的十项目标,每一个要点的目的都是减少一个或多个慢性病危险因素,详见表 3.3。每个要点都有很强的临床循证基础,包括社区老年人健康行为或者预防性医疗服务。现在可将 10 个要点的信息打印成课程指导资料,也可以在网上浏览(http://www.helathaging.pitt.edu)。匹兹堡大学健康老龄化中心在讲授课程时也运用这 10 个要点,老年人称其为"健康大使"——愿意通过他们的社会网络传递健康知识。这些课程有多种不同形式,包括在大学、老年人活动中心、获得补助的低收入老年人家庭、教堂、工作场所、校友会等地方开展终身学习项目。最近,健康照料者和老龄化服务照料者发现,培训让他们与老年人有了更好的互动。

表 3.3   10 个健康老龄化要点

1. 预防骨质流失和肌无力
2. 控制血脂(低密度脂蛋白<100 mg/dL)
3. 控制收缩压在 140 mmHg 以下
4. 控制糖尿病;血糖控制在 100 mg/dL 以下
5. 每周至少运动 2.5 小时
6. 戒烟
7. 一周最少参加一次社会活动
8. 参加癌症筛查
9. 对抗抑郁
10. 定期进行疫苗注射

这 10 个要点均起源于一项人口学研究。2002 年,匹兹堡大学健康老龄化中心选取 544 人开展了一项评估,其中有 217 名男性和 327 名女性,平均年龄为 74.5 岁。一组接受危险因素咨询,并进行高强度的健康生活方式干预,干预内容包括营养指导、增加身体活动、肌肉强度和行动力的运动项目。另外一组接受咨询但仅跟踪随访危险因素,干预实施 6 个月,每周一次,追踪随访 2 年,所有参与人员均有一名健康指导师。

　　调查结果显示,大部分老年人均未达到如下预防性目标:结直肠癌筛查、胆固醇降低、血压管理和身体活动。健康生活方式干预组与对照组两组间无显著差异。原因之一可能是尽管研究设计科学,实施的干预合理,但没在社区打下稳定坚实的基础,因此未能达到预期效果。如果希望预防变成一项常规活动,必须在社区中强化相关观念,如认识到行为改变的需要,意识到健康服务,看到其他人采取预防措施和将预防视为自己的事情,并将这些观念融入他们的日常社会生活和常规活动中。

　　在社区推进预防是很困难的。参与 10 个要点项目的老年人可能很活跃,但可能从未去过老年人活动中心。整体而言,他们没有行动受限,因此没有预防或生活方式改变的主观需要。为了追踪这些老年人,健康老龄化中心制定出一个项目模式:通过教育和培训来传播老年人健康促进知识,同时向老年人传达一个理念,即疾病并不是老龄化进程中必需的一部分。项目目的是提供一个可行的健康促进项目,通过培训更多的健康大使骨干,使其能在社区中广泛传播知识和理念。健康大使项目是一个培训项目,它为倡导和支持健康老龄化的社区个体提供培训,并颁发培训证书,完成 12 小时培训即可获得证书。健康大使项目主要目的如下。

　■　在社区(教堂、校友会组织、社区组织等)宣讲 10 个要点。

　■　协助选拔新的健康大使。

　■　作为健康老龄化的社区积极拥护者,做出执行 10 个要点和构建预防性行为模式的示范。

　■　学习基本的健康评估技术,如完成运动量表格、测量血压,以及普及基本的营养相关知识。

　■　储备预防性健康筛查相关信息(骨密度、乳房 X 线、结直肠镜)。

　　健康大使课程表详见表 3.4。健康促进培训有一本 120 页的手册,适用于八年级的培训对象。尽管这不是健康大使培训的硬性要求,但鼓励健康大使培训的参与者能够进行胆固醇、葡萄糖代谢检查和高血压筛查。约 80% 的健康大使项目学员愿意进行静脉穿刺抽血。参与者一旦被检查出异常结果,必须将结果告知他们的医疗保险人员。健康大使们都能够接受以下观点:预防实践行为是建立信任的关键,也适合自我教育。截至目前,接受培训的健康大使已超过 300 名。

　　第一批 120 名健康大使培训的成果显示:项目参与者完成了预防目标,开展了社区推广服务。学员认为该项目非常有用,而且他们被赋予了一定的职责。有一位女性说:"我已经快 87 岁了,但是我仍然在学习关于我身体的知识,而且我能将我掌握的知识分享给其他人。"针对第一批学员的两年随访结果显示:①问卷结果提示学员对预防知识的记忆力强;②健康大使项目具有持续参与性;③维持或促进了医生提供的预防服务效果。

　　培训后,学员同意在每个月的演讲中拓展范围,并对该活动做了记录。McKeesport小组的月度拓展显示,在健康大使的自然移动过程中,人群覆盖网络扩大了。一个月内,10 个健康大使在不同的场所进行了 14 场演说,地点从缝被子小组到商学院校友会。

表 3.4　课程安排:10 个健康老龄化要点

课程 1

健康大使项目介绍:美国老龄化,10 个要点的由来;健康大使的质量和项目目标。

活动要点:介绍活动对健康的益处和健康完好状态的定义;确定活动水平、常见困难和激励技巧。

课程 2

血压的基本信息:血管解剖、心脏和可控的危险因素。观看一段测量血压时血液流向和对血管影响的短视频。

骨质流失和肌无力:身体中肌肉和骨骼的角色和作用。观看一个显示正常骨骼和骨质疏松症的视频。骨密度检测、身体活动和营养的重要性。肌力增强训练和跌倒预防。

课程 3

吸烟:吸烟成瘾,戒烟原理和方法。

社会接触:在我们这个年龄维持与社会接触的益处,孤独个体的机会。

课程 4

癌症预防:癌症的本质,定期筛查对尽早发现的重要性。现场观摩结肠镜和乳房 X 线检查或观看视频。

对抗抑郁:抑郁症的症状和转诊。

课程 5

注射疫苗:疫苗免疫,保存注射记录的价值。

降低低密度脂蛋白:解读标签的重要性,了解比例大小,以及药物降脂治疗的价值。

课程 6

预防和控制糖尿病:糖尿病和糖尿病前期;营养和活动的重要性;血糖,HA1c。

回顾:回顾所有内容;教育单元随访的重要性;回顾指导"校友"项目。

指导社区健康促进的方式是组织社区自身从公共卫生中寻找促进机会。2004—2006年,美国匹兹堡大学健康老龄化中心制定了一个以社区为基础的健康促进,在县政府房屋委员会管理的老年人活动中心中,培训社区内低收入老年人。使用基于社区的参与性研究模式,中心在 12 个不同的社区中发展蓝丝带健康项目(BRHPs),这些社区参与该项目的老年人不断增长。蓝丝带健康项目由社区委员会发起,让广大社区居民参与到健康促进项目中。每一个老年人活动中心选出一名非常活跃的居民委员会成员作为蓝丝带健康项目的负责人。居民委员会每个月都会就社区关心的问题进行讨论,并且居民委员会成员都愿意为此项目付出努力。居民委员会通常选择在居民聚集的社区公共房间中开会,工作组也在此聚集。该中心在每个点都成功开展了蓝丝带健康项目,并与居民委员会主席签署了合作备忘录。每一个蓝丝带健康项目都由 5～10 名居民组成,每个月都会与项目成员开会。

一旦项目开始,蓝丝带健康项目将会确定一系列社区健康问题和行动计划。蓝丝带健康项目 6 个场所的季度活动汇总见表 3.5,表中列出了项目成员提出的健康问题,以及探讨这些问题的步骤。汇总报告显示蓝丝带健康项目成员的健康关注要点多样化,如从重新粉刷高层建筑门前的人行横道到要求楼层管理员定期探访残障、抑郁和认知功能障碍的居民。蓝丝带健康项目提出了很多解决这些问题的方案:在公共休息室配备二手的运动设备,联系当地的食物赈济处为居住在高层的老年人提供特殊服务,邀请消防局工作人员做知识宣讲。

表3.5　蓝丝带健康项目6个场所的季度活动汇总

场所1

思考:火灾事件中逃生的困难所在。提出要邀请消防员介绍和演示火灾相关安全知识,并通过问卷调查来确定哪些失能居民的门上需要贴标识。

场所2

思考:在超市或者商店找到帮助老年人的资源。提出要收集交通补贴的相关信息,准备信息宣传册或宣传页,并发放到居民手中。

在与各区和州代表签署合同后,各区已经开始重新涂刷高层建筑前的人行道。

场所3

蓝丝带健康项目小组成员对居民进行走访,并且记录下物理环境问题。

场所4

与当地机构和食物赈济处取得联系,开会商议确定食物赈济服务的执行地点,并告知居民。根据潜在的解决方案找出新的重点问题(如在该处开展血液检查)。之前的重点问题是缩小未使用的网球场面积,使居民能够有更多的活动空间。

场所5

蓝丝带健康项目小组成员试着将运动设备运送到社区互动中心并安装。与此同时,该小组也接受了来自外部资源的设备捐赠。该小组咨询了运动生理学家,为居民介绍运动设备的正确使用方法。

场所6

关注脆弱老年人,让他们不会"被忽视"。楼道管理员的责任是定期查看居民的状况,并在居民生病时提供慰问。新老楼道管理员交接工作的时候必须确保工作立即有效地执行。所有楼道现在都有楼道管理员。

蓝丝带健康项目小组成员都是没有经过正规社区组织机构培训的志愿者,在项目资源有限的情况下,能够取得这些成就实属不易。研究小组不仅定期组织会议、分享自身经验或者提出一些相应要求,他们还让小组成员按照自己认为最好的方法完成工作。最大的困难是让居民更多地关注与健康相关的问题而非标准化的住宿维护,虽然这两点常有所关联。例如,如果居民认为某栋大楼住宿环境不安全或者没有合理的人行道或斑马线,不便于他们行走和身体活动,便不会取得有效效果。同样,如果居民没有去商店的交通工具或者低收入人群生活区的商店没有储存新鲜食物,建议居民增加水果或者蔬菜的摄入量也不太可能成功。

事实上,这项社区活动说明,专业的公共卫生目标和社区或外行的公共卫生目标并不总是一致。我们可以粗略地在两者间建立联系,但社区目标强调充分健康促进的社会环境,公共卫生社区常常忽略了这些,见表3.6。蓝丝带健康项目小组指出,对这些公共卫生目标的最佳认识需要基于一些社会环境的改变,如楼道管理员系统的加速发展、食物赈济处的建立、安全保障的完善、有效使用公共休息室、定期与房屋经理会面，以及与当地政府官员接洽。这是社区公共卫生工作的一个重要经验。

表3.6　蓝丝带健康项目目标优于10个要点目标的健康要点

10个要点目标	蓝丝带健康项目目标
血糖＜100 mg/dL	血液常规检查
身体活动	运动设备的安装
低密度脂蛋白＜100 mg/dL	食物赈济处提供新鲜的水果、蔬菜
骨骼健康	—
社会接触	为残障居民提供社会探访和检查
癌症筛查	饮食多样化

估计社区老龄化服务网络面临的困难

非营利机构依赖志愿者提供大部分的老龄化服务，但缺乏对志愿者的可及性和需求的统计。换言之，公共卫生与老龄化领域的执行者必须汇总现有信息，采用最好的可能假设估计老龄化服务的需要及志愿者提供所需服务应具备的能力。我们资助方需要制定一个在匹兹堡运用人口学模型的项目。该模型包含很多简单的假设，我们这里重点强调的一些假设表明，"真实世界"数据的使用需要创造性，但依靠它进行统计分析，充分描述公共卫生与老龄化问题时，需要谨慎使用。有时候我们没有选择，只能依赖这些数据，但并不表示可以将其应用到人群中。通过适当的说明和偏倚方向的评估，仍能从中获得巨大收获。

该项目通过建模预测未来20年脆弱老年人的规模来评估志愿者服务需求。完成该县未来20年的人口预测是可行的（社会和城市研究大学中心，2005）。因为城市中心及其周边郊区的人口流动，采用区域数据最合适。

基于志愿者的老年人老龄化服务支持需求估计是将老年人数量乘以没有家人的独居比例（65～74岁和75岁及以上年龄组的比例为15％～20％）再乘以工具性日常生活活动失能的比例（分年龄组，6.4％和18.3％）而得。这个算法按年龄分层，并将身体状况差和需要志愿者提供服务的老年人纳入计算。表3.7显示了2005年的志愿者服务时间需求。

表3.7　志愿者提供小时数和脆弱老年人所需小时数的基本模型（2005）

供给	小时数	志愿者提供小时数占比/（％）[a]	社区志愿者提供小时数占比/（％）	老年志愿者提供小时数占比/（％）[b]	志愿者人数	中位小时数	年小时数
25～34岁	128,784	0.354	0.124	4.4	5,653	43	243,083

续表

供给	小时数	志愿者提供小时数占比/(%)[a]	社区志愿者提供小时数占比/(%)	老年志愿者提供小时数占比/(%)[b]	志愿者人数	中位小时数	年小时数
35~44 岁	176,140	0.4	0.103	4.0	7,256	62	449,932
45~54 岁	198,477	0.412	0.119	4.9	9,730	66	642,241
55~64 岁	140,824	0.29	0.157	4.6	6,411	72	461,644
65~74 岁	93,524	0.22	0.161	3.5	3,312	115	390,951
75 岁及以上	114,343	0.195	0.157	3.1	3,500	72	252,044
					35,866		2,429,896

需求[c]	小时数	独居老年人占比/(%)	失能老年人占比/(%)	老年人人数	一年内每天 2 小时		
65~74 岁	94,084	0.15	0.064	903	659,792		
75 岁及以上	120,870	0.2	0.183	4,424	3,231,617		
				5,327	3,891,409		
				志愿者提供小时数与老年人需要小时数的比值[d]	0.62		

[a]数据来自 2005 年阿勒格尼县人口估计,第一个表从志愿者供给侧看,年龄在 65~74 岁之间和 75 岁及以上的潜在志愿者数量的统计,剔除了这两个年龄段的脆弱老年人。

[b]2007 年年龄别总的志愿者比例,来自国家和社区服务公司收集的美国城市志愿服务之匹兹堡志愿者趋势(2007)。年龄别老年志愿者比例由社会及社区服务志愿服务比例乘以总的志愿比例而得。各年龄组老年志愿者比例为 3%~5%。志愿者数量的计算是将这个比例乘以年龄别人数。年小时数是将志愿者数量乘以年小时中位数,在匹兹堡 70 的中位数上有所提高。这些合计得出老年志愿者小时的年总供给。

[c]老年人对志愿服务的需求＝老年人口数×没有家庭参与的独居老年人比例(年龄别:15%和 20%)×工具性日常生活活动受限比例(年龄别:6.4%和 18.3%)。年龄别的工具性日常生活活动受限(居家能力有困难)数据来自《美国健康 2007》。志愿者需求假设为一年内每天 2 小时。将按年龄别统计的年度所需小时数求和,得出志愿者需要的总小时数。

[d]足量志愿者的计算是将志愿者提供的小时总数除以脆弱老年人所需小时数。比例大于或等于 1 表示老年人需求被满足,比例小于 1 表示供给不足。按此计算,2005 年只有 52%的老年志愿服务需求被满足。

脆弱性是根据同时出现失能及其相关的孤立而确定的。据 2007 年美国健康数据报告(美国国家健康数据中心,2008)的国家水平,失能流行率采用年龄别的工具性日常生活活动(居家能力方面的困难)受限进行估计。虽然国家数据信息量很大,但数据资源在地区间不能整合,具有局限性。人口普查数据(2000 年)很快就会过时,美国匹兹堡社区调查的估计更具有时效性,但缺乏工具性日常生活活动受限的数据,虽然行为危险因素流行病学监控系统(BRFSS)数据可以很好地分解(人口调查地段和电话用户区之间可以互换),但存在应答率低的缺点。没有一个系统是完美的,因此,研究人员需要非常仔细和有据可循地选择数据。

工具性日常生活活动包括做饭、购物、按处方配药、从事较轻的家务、打电话、资金管理和其他相关活动。这些是失能的合理指标,可以由志愿者进行评估,与转化为严重的日常生活活动受限(个人自我管理活动,如洗澡、穿衣、如厕和吃饭困难)有关。工具性日常生活活动受限也与社会接触的需要有关,因为日常生活活动受限意味着减弱了他们的户外活动能力。模型假设有15%~20%的老年人独居并与家人和邻居没有太多的联系。这个估计基于社区独居老年人比例(占老年人总数的30%~40%)来确定(Arias,2007)。因此,我们可以合理地假设一半老年人没有住在附近的家人,且与邻居没有太多的联系。

该模型也假设,身处这种状况的老年人一年内每天需要2小时的帮助。这个假设是根据从事家务劳动、登记入住和将老年人转运到户外所花费的小时数计算而得。

两个模型假设都可能存在挑战。使用国家数据估计地区状况总是令人怀疑。如果地区间存在一些差异,国家水平的估计可能带来很大的偏倚。同样,假设所有老年人每天需要等量的志愿者支持时间也是一个粗略的估计。但是,明确这些参数对指出数据的局限性和提出敏感性分析是有用的,这些假设对于观察模型估计的改变是多变的。

根据这些假设,每个年龄段的脆弱老年人数量乘以一年内每天2小时的工作量,得出年龄别志愿者小时数年需要量。这是一个基本模型。此外,还发展了一个老年人志愿者需求的替代模型。结合额外的家庭照料、老年人经济资源和居家付费服务这些指标分析时,老年人对志愿者服务的需求减少了25%。

表3.7展示了2005年此基本模型的完整计算过程。2005年,大约有5,300名老年人(占老年人总数的2.5%)要求提供志愿者服务。总体来算,如果他们每个人接受2时/天的志愿者服务,一年的志愿者小时需求总量为389万小时。另一种算法发现,3,995名老年人(占老年人总数的1.9%)的志愿者小时年需求总量为292万小时。这些计算结果是在假设没有当地小组机构为老年人提供服务,每个老年人每人每次仅接受了志愿者服务的条件下得出的。虽然这个假设简化了计算,但是它忽略了居住安排中的一个重要变化,如果这个变化足够大,就会造成偏倚。

如图3.3所示,假设脆弱定义不变,由于2015年的预测是下降的,但老年人口数量是增加的,且持续增加到2025年,因此,2015年志愿者时间总量预计会有所下降,而后上升。志愿者小时需求量预计从2010年的373万小时增加到2015年的367万小时,在2020年增加到387万小时,在2025年为435万小时。另外一种算法得出的志愿者小时需求量分别为280万小时、275万小时、290万小时和326万小时。

假设提供给脆弱老年人的志愿者小时需要采用另一个系列算法,再次汇总各种假设下的不同资源。供应量的计算再次由阿勒格尼县人口预测开始。年龄别总志愿者率来自由国家和社区服务公司2007年收集的美国城市的志愿服务的匹兹堡志愿者趋势。该数据显示了年龄别志愿服务流行率,从20%到40%不等。因为缺乏老年人志愿服务的数

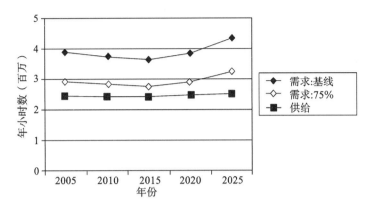

图 3.3　预测志愿者需求和供给:脆弱老年人(阿勒格尼县,2005—2025 年)

注:"需求:75%"代表一个较好的情况,表示老年人志愿者小时需要量每年减少 25%,因
为来自额外的家庭照料、老年人经济资源和居家有偿服务等方式提供的替代性支持照
料贡献了一部分时间。尽管如此,每年仍有 11%～22% 的老年人志愿需求未被满足。

据,所以为"社会/社区服务"提供的志愿服务比例常被用于代表老年人志愿服务。这看起
来是合理的,因为它是最高志愿者服务场所(宗教性组织)和其他较低志愿者参与场所之
间的调节变量,但是它可能高估或低估了真实水平。将前两个数据相乘,得出年龄别老年
人志愿服务的估计值,不同年龄组比例在 3% 到 5% 之间。将这个比例乘以各年龄段人
数,得出服务脆弱老年人的志愿者人数估计值。各年龄组年小时数中位数可在《美国志愿
者 2007》(劳动力统计局,2007)中获得,国家和社区服务公司跨城市分析中显示,匹兹堡
报告的年志愿者时间中位数为每年 70 小时。这个结果是将老年人志愿者时间年供给总
量相加而得。

　　表 3.7 显示了 2005 年志愿者库中的完整计算示例。在 2005 年,阿勒格尼县约有
36,000 名志愿者为弱势老年人提供了 243 万小时的志愿服务。

　　今后的预测需要计算老年人志愿者的参与比例,并剔除因为自身需求类似服务而不
能参与志愿服务的老年人。将这个因素放进模拟模型,我们可以看到,阿勒格尼县志愿者
小时需求总量在 2010 年为 242 万小时,2015 年为 245 万小时,2020 年为 250 万小时,
2025 年为 255 万小时。

　　这些估计值是预测的,而非实际情况,因为这些估计值仅显示了如何对当前过程或趋
势做出假设。如果进一步预测,会改变总的志愿者时间供给量和需求量。越进一步预测,
估计值的可信度就越低。预测仅在人口比重发生改变时(如果存在合理的预测)进行,其
他因素均不存在,如年龄别志愿服务的改变、失能和恢复比例的改变、住宿安排和服务提
供的改变。再次强调,尽管这些模型比较粗糙,但建模仍能说明纳入分析的参数和可用数
据的局限性。

　　回顾第二章,我们将老年人赡养比例作为衡量人口老龄化的一个指标。该比例是老
年人口数与 18～64 岁的成年人口数的比例。该指标有时用于粗略地计算每名潜在照料

者对应多少名老年人。结合这些算法,"足量志愿者"是指志愿者小时供给总量与脆弱老年人小时需求总量的比例。比例大于等于1表示服务时间充足,能够"满足"老年人的需求(注意该比例没有提及任何关于如何较好地满足需求或志愿者时间的质量)。同样,比例小于1表明服务时间短缺。2005年,通过这个计算可以得出,在基本情况下,足量志愿者时间可以满足62%的需求量。更乐观点来看,足量志愿者时间可以满足83%的老年人需求。

图3.3显示了志愿者有效率在2015年稳步提升,从2005年的0.62提升到了2010年的0.65,再到2015年的0.68。这表明随着老年人数量的下降,差距逐步缩小。但2020—2025年的趋势相反,该值从0.65降到了0.59。换言之,根据目前的人口发展趋势,只有2/3的脆弱老年人的志愿者服务需求得到满足,且该比例将从2015年开始下降。

在老年人要求志愿服务减少的情况下,志愿者时间满足老年人要求的比例分别为86%(2010年)、89%(2015年)、78%(2025年)。有11%~22%的老年人的志愿者需求未被满足。

基于这个基本模型,缩短差距的最有效途径是将为老年人提供志愿者服务的人数增加至少50%。这就意味着在2010年志愿者数量需从36,000人增加到50,000人。增加14,000人将使志愿者时间供给满足所预测的老年人需求。另外,将志愿者时间的年中位数增加到100时/年,也可以缩小差距。这将更为困难,因为在社区调查中反复被提及的一个阻碍就是志愿者主观上认为时间不足。更现实的方法可能是,我们既增加志愿者数量,也延长他们的工作时间。这样,在人数增加15%~20%的情况下,小时中位数可以增加到80~85时/年。

另一种缩小志愿者不足的方法就是减少老年人需求。通过降低工具性日常生活活动受限的比例或/和降低孤立老年人比例进行建模。国家研究数据表明,工具性日常生活活动受限已经开始减少。1990—2005年,大约下降了2%(Schoeni,Freedman & Martin,2008)。尽管老年人健康状况有所改善,但仍未改变巨大的需求量。将健康状况改善与减少孤立老年人数量相结合可能是一个非常有效的途径,但目前还没有数据证明孤立老年人正在减少。

虽然预测和目标主要依赖之前的假设,但这些假设并非不合理,根据现有数据和提取的参数作为数据,也使数据变得可获得。虽然整合碎片信息有困难,但最初的估计使我们能看到老年人志愿服务或与老龄化服务相关的老龄化需求的变化是缩小足量差距所需的。

小结

为服务老年人配备相应的"卫生保健人力"。每个家庭从医疗机构那里获得了照顾脆弱老年人的支持,同时他们也获得了另外一种劳动力。这种劳动力为那些没有能力给残障老年人提供服务的家庭提供帮助。一些老龄化服务机构为老年人提供了食物供给、出行和转运、家居改造等其他照料服务。这种服务机构是一个非营利组织，是与政府部门合力建造而成的松散网络。健康和老龄化服务组织在目前还没有形成行之有效的融合，究其原因是美国疾病控制和预防中心和美国老龄化管理局刚开始在国家层面进行合作，老年人老龄化服务或者健康相关问题尚未得到很好的整合。

努力衔接老年人健康服务提供体系。因为系统之间缺乏合作以及双方资源的投入和资助不足，我们无法得知也无法准确评估有多少老年人服务尚未达标。美国国家老龄化项目指出，目前两个系统没有整合资源来建立一个健康的老龄化网络或者缩小现行体系中的差异。我们试图将当地卫生局房屋损坏数据和当地老龄化协会保护性服务数据进行整合，却发现缩小两个系统之间的差距或衔接两个系统十分困难。

努力发展健康老龄化网络。美国疾病控制和预防中心、美国老龄化管理局和美国国家老龄化委员会已经开始推进循证干预来推动健康和老龄化服务的整合。比如在老年人活动中心开展预防跌倒项目和运动项目。这些干预项目常常需要根据特定的社区或者目标人群来进行调整，困难来自项目自身。在开展循证干预项目时，资助方更强调标准化计算服务人数和结果被满足的程度。该领域的重要挑战是完善可行的指标和基准。

促进健康老龄化：以社区为基础的替代方式。我们介绍了另一种完全不同的预防方法。直接接触老年人，向他们传授健康老龄化的原则，使老年人通过自身获得预防性健康服务。这种方式不采用基于循证干预的单病种管理，而是强调以人为中心的健康老龄化方式。这些干预虽未发展完善，但具有前景。

估计社区老龄化服务网络面临的困难。当地老龄化委员会所开展的项目需要有年度计划和预算，但是它们很少资助科研项目或者公共卫生规划。计算一个社区范围内脆弱老年人每年可用志愿者时间的供需显示了可能如何确定项目。然而，衔接公共卫生和老龄化的地方数据常常很难获得。取而代之的是，必须将已有的公共卫生与老龄化数据整合起来，并尽可能用最好的统计假设来估计服务需要。做出这些假设常常需要具有创造力，但利用州或国家水平数据估计地方水平时需要十分谨慎。事实上，有时没有选择，只能依赖这些数据，但并不意味着要将其用于人群，但通过适当的说明和评估偏倚，仍能从中获得巨大的发现。在将不同来源的数据进行整合时，偏倚评估是十分重要的。

第四章　老年慢性病

　　预防已被视为健康老龄化的一个关键元素,但还是有大量的老年人患有一种或多种慢性病。本章介绍慢性病负担的常用测量指标。Verbrugge 和 Patrick(1995)将慢性状态定义为"长期疾病、有长期后遗症的损伤和永久性结构、感官、交流障碍"。他们补充道:"定义包含持续性这个方面。一旦过了特定的症状或诊断临界点,慢性状态将成为余生的永久性特征。医疗和个人手段有时可以控制它们,但几乎不可能治愈。"

　　我们回顾了老年人健康促进和疾病预防现状,包括目前推荐给老年人的预防性服务和如何利用科学证据提出建议的过程。第三部分讨论了医疗保险项目及其在资助预防性服务中的角色。最后一部分回顾了现有慢性病管理项目。

疾病负担的常用指标

患病率

　　疾病最常用的测量指标是患病率。如果想知道某一时间点的人群"快照",你可能对患病率感兴趣。时点患病率是指在某一特定时间点,患有某一疾病的人数。大部分真实时点患病率是不可测量的,因为大型调查和流行病学研究需要一个周期才能完成。换言之,流行病学家们将疾病患病人数(分子),除以研究时期的人群均数(分母),得出该时期的时点患病率。通常,患病率可有效描述横断面现状,但其测量至少受到两个过程的影响:一是当时没有该情况的人群发生这一情况的概率(发病率);二是发生该情况人群的持续周期。后者是描述该情况的生存概率和恢复概率。

　　图 4.1 显示了 2005—2006 年美国国家健康访谈调查分性别的慢性病的报告,按患病率从高到低排序。需要注意的是,和大部分调查一样,参与者会被问到,他们患有的疾病是否曾有医生确诊过。有些情况下采用这个程序确定患病率是可行的,但有些情况下会低估真实患病率,例如糖尿病或高血压。

　　虽然分性别老年人高血压、脑卒中、哮喘、慢性肺病和糖尿病患病率相似(相差 2% 及以内),但其他疾病性别间存在显著差别:关节炎和抑郁症女性报告的患病率更高,心脏病和癌症男性报告的患病率更高。

　　图 4.1 中未见种族和民族间的显著差别。根据联邦跨部门论坛老龄化相关数据(2008),美国老年人 2005—2006 年最新图表显示,65 岁及以上老年人中,非西班牙裔黑

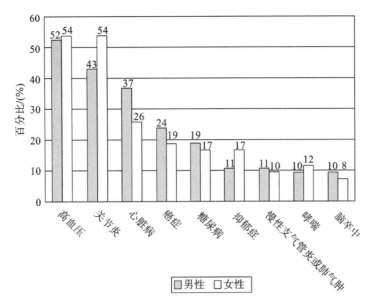

图 4.1　分性别报告有慢性状态的 65 岁及以上人群比例,2005—2006 年

注:来自《美国老年人 2008:健康完好状态的核心指标》,联邦跨部门论坛老龄化相关数据。

人高血压和糖尿病的患病率高于非西班牙裔白人:高血压是 70％：51％,糖尿病是 29％：16％。西班牙裔报告的糖尿病患病率也比非西班牙裔白人高(25％：16％),但高血压患病率相似(54％：51％),关节炎患病率更低(40％：50％)。

发病率

相比患病率,发病率是在某一特定时期内,有患病风险的人群中出现的新发病例数。在探索疾病发生相关的风险因素和了解预防措施是否减少新发病例时,发病率特别有用。

区分患病率和发病率的分子相对简单:患病率分子数是所有患病人数;发病率分子数仅是特定时期内的新发病例数。

理论上,发病率分母与患病率分母计算也有差别。理想情况下,发病率分母应排除已经具备发病条件的人群,因为他们不存在发病风险。对于稀有疾病,这个调整差别不大,但是对于常见慢性病,如高血压、心脏病、关节炎甚至是某些癌症,这个调整可能很重要。因为发病率计算的是某一特定时间段内的新发病例,存在发病风险的人数可能在这段时间发生改变。将某一时期开始时存在风险的人群纳入测量的称为累积发病率。另外,将观察中期存在风险的人群用于计算风险人群的平均规模。如果在不同随访期对人群进行观察,分母单位可能为"人-时"。例如,在一个研究中,以每个月为观察单位时间,分母中的存活个体每个月为分母贡献一次,且不会缩小分母。分母中的所有新发病例按人-时计算。

实际上,规律间隔期(例如每两年)的大型随访调查不能提供真实的发病率。取而代之的是,如果在计算时将初次接触未患病的这些人进行限定,报告他们的存活率和随访中的疾病发生情况,在这些时间波动中能对发生情况进行预测。发生率不同于真实发病率,因为研究过程中死亡或脱失不计入发病率中,这仅在短期内死亡率相对低的状况下才近似合理。针对一个死亡率较高的情况,发生率可能低于真实发病率。

表 4.1 所示为 2002 年不同性别成年人(55 岁及以上)的六项常见慢性状态的患病率和 2004 年发病率(这个人群在 2002 年无此慢性状态)。与美国国家健康访谈调查数据结果一致,女性关节炎患病率更高,而男性心脏问题患病率更高。但是表 4.1 显示的性别差异比图 4.1 大。为什么会出现这种情况?

表 4.1　不同性别报告有慢性状态的 55 岁及以上人群比例(2002)和报告发生慢性状态的比例(2004)

慢性状态	男性		女性	
	2002 年慢性状态患病率/(%)	2004 年的 2 年发病率(2002 年无慢性状态的人群中)/(%)	2002 年慢性状态患病率/(%)	2004 年的 2 年发病率(2002 年无慢性状态的人群中)/(%)
高血压	50.2	10.2	52.5	12.3
关节炎	49.8	11.2	64.8	15.2
心脏问题	27.1	6.3	21.9	5.4
糖尿病	17.9	3.5	15.0	3.3
癌症	13.4	3.5	13.6	2.4
脑卒中	8.3	1.9	7.7	2.1
2002 年合计/人	6,580	—	8,794	—

来源:对健康和退休研究 2002 年和 2004 年两次调查的分析,在"有关晚年慢性病患病率和发病率的居民委员会"基础上做了调整,研究者包括 Freedman,I. B. Grafova,R. F. Schoeni & J. Rogowski。

我们想到了两个明显的可能性:一是人群选择不一样(图 4.1 中选取的是 65 岁及以上老年人,表 4.1 是 55 岁及以上老年人);二是两个调查对癌症的定义不同。美国国家健康访谈调查问的是:"曾有医生或其他卫生人员告诉你,你患有……癌症或任何类型的恶性肿瘤吗?"而健康和退休研究问的是:"曾有医生告诉你,你患有癌症或恶性肿瘤吗?轻微的皮肤癌不算。"排除皮肤癌可能会导致性别差异。因为男性比女性更易患皮肤癌,排除轻微的皮肤癌使天平倾向了女性。

表 4.1 的另一个证据是高血压和关节炎是常见的状态,也是这个人群发病率较高的,女性报告的患病率和发病率均高于男性。相反,糖尿病、癌症和脑卒中发病率已经降低了(两年中在 2%~4%),女性报告的糖尿病和癌症发生案例较少,但不包括脑卒中。

值得一提的是,从表 4.1 可以看出,发病率较高并不意味着患病率更高。以癌症为例(排除轻微的皮肤癌),男性发病率比女性更高(3.5%:2.4%),但患病率与女性相近,或微低(13.4%:13.6%)。为什么会这样?人群和定义均一致,因此我们需要考虑其他解释。回忆一下,患病率不仅受发病率的影响,也受生存率的影响。所看到的癌症的这种情况提示我们,男性癌症患者生存期没有女性长。

患病的、衰弱的和高死亡率的状态比较

针对这点,我们已经开始关注报告普遍的慢性状态。然而,老年人中最流行的状态不一定是最衰弱的,也不一定是最可能导致死亡的。这些状态间一个重要的区别是常见的,或是衰弱的,或是最可能导致死亡的。表 4.2 所示为每个类别的前六位状态。前两列是基于 2004 年美国国家健康访谈调查的分析,该分析忽略了两个相关的衰弱状态:意外伤害(如髋关节骨折)和认知状况如阿尔茨海默病及相关痴呆。最后一列直接来自死亡证明数据,第十章将详细讨论。

表 4.2 65 岁及以上人群患病率、失能率和致死原因较高的六类状态

患病率较高	失能率较高	较常见致死原因
高血压	精神压力	心脏病
关节炎	脑卒中	癌症
心脏病	视力受限	脑卒中
癌症	听力受限	肺部问题
糖尿病	糖尿病	阿尔茨海默病
视力受限	肺部问题	糖尿病

来源:1.《基于国家健康访谈调查》(Freedman et al.,2007a)。
2.《年龄别 10 大致死原因》(美国疾病控制和预防中心,美国国家核心统计系统,美国国家卫生统计中心,2004)。

唯一一个满足三点情况的常见状态是糖尿病。糖尿病不仅流行率高(2004 年 17％),而且患者相对衰弱(2004 年有 18％ 的糖尿病患者报告活动受限)。2004 年糖尿病是排行第六的致死原因。高血压和关节炎流行率高,但不是前六位衰弱状态和常见致死原因。其他状态如脑卒中和肺部状态,也存在衰弱和高死亡率,但流行率不是前六位。

为什么这些差别很重要呢? 如果公共卫生的目标是要预防流率高的慢性状态的发生或早期监测(一级和二级预防),前六位流行率较高的状态是最好的干预目标。另一个极端是,如果目标是使预期寿命最大化,类似尼克松的"癌症战争"项目是合适的。然而,如果目标是使功能最大化,那么表 4.2 中展示的状态将成为重点关注目标:例如,精神压力和听力受限在表中未出现两次,但它们显然对老年人功能最大化和健康完好状态很重要。

合并症、多合并症和自我照料

　　大部分成年人晚年时不止有一种慢性状态。合并症这个名词有时被称为多合并症，是指同一个体有两种及以上健康状态。多状态能导致一系列非良性结果，包括死亡、功能差和卫生保健利用增加（Gijsen et al.，2001）。常用的合并症测量程序（John et al.，2003）包括状态数量，考虑疾病严重程度的权重指数，有一种状态的人群中查出有第二种状态的人群比例，相关性测量分析，以及形式和水平比偶然发现的概率更高（即是否是独立状态）。

　　在美国，35％的 65～79 岁成年人和超过 70％的 80 岁及以上成年人有多种慢性状态（Fried，Ferrucci，Darer，Williamson & Anderson，2004b）。每增加一种状态，年人均医疗费用翻倍，最高翻 3 倍，有四种或更多慢性状态的人平均医疗费用是只有两种慢性状态的人的 12 倍以上（Wolff，Starfield & Anderson，2002）。因为自付医疗费用与慢性病治疗有关，合并症导致晚年财富显著耗竭，尤其是在未婚老年人中（Kim & Lee，2006）。

　　我们对老年人多合并症的具体形式知之甚少。瑞典最近的数据指出，多合并症老年人确实存在特定几种疾病同时发生的情况，而非偶然（Marengoni，Rizzuto，Wang，Winblad & Fratiglioni，2009）。也就是说，循环、心肺和精神与肌肉骨骼等同一系统同时出现多种状态的必然性比偶然性更高。

　　今天，我们期望有多种状态的老年个体参与他们的状态管理。我们可以鼓励高血压患者除了看医生外，还应使用家庭监护仪或去当地药店自查血压。如果该患者有糖尿病，也需要自查血糖，可能一天多次，并通过饮食控制血糖的稳定。如果这些人还有另一种常见状态，即充血性心力衰竭，也可能会要求他或她低盐饮食并每天称体重。患者面对多种状态时如何有效管理这些任务，我们知之甚少。配偶和其他与患者同住的家庭成员或居住在附近的子女可能扮演着重要的支持性角色，但到目前为止，对这个主题的关注和研究甚少。

　　我们所知道的是，因为多年前"二战"退役军人的教育体系和政策发生了转变，今天的老年人比十几年前的老年人受教育程度更好。这意味着他们可能掌握更多技能可以管理自身状态。近年来健康素养这一概念得到关注。健康素养的概念是指个体具备接受、处理和理解基本健康信息和服务，做出恰当的需要这些信息和服务的决定的能力。健康素养局限的人可能在处理多样化自我管理任务时有困难，包括寻找服务提供者和服务，填写表格，准确陈述健康史，根据医嘱服药，遵守服务提供者指导的其他状态管理。健康素养与文化水平不同，因为它需要综合性技能来帮助他们做出治疗与自我照料的决定。有文化（可以阅读）但健康素养低的个体可能难以寻找和评价可靠健康信息，评估起决定性作用的健康保健风险和好处，计算处方药服用量，或理解测试结果。

　　健康素养的测量可从以下三个维度进行：连续性文本来源（"散文"）信息的寻找、理解和使用能力；非连续性文本来源如公共汽车日程表（"文件"）信息的寻找、理解和使用能力；根据打印材料（"定量的"）中的序号识别与执行计算的能力。联邦跨部门论坛老龄化相关数据显示，各地区老年人健康素养正在提高。如图 4.2 所示，2003 年，仅 23％、27％和 34％的老年人分别有低于基本的散文、文件和定量的健康素养，而 1992 年分别为 33％、38％和 49％。

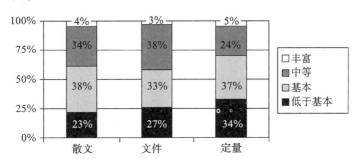

图 4.2　2003 年具有丰富、中等、基本和低于基本健康素养的 65 岁及以上人群比例

来源：《美国老年人 2008：健康完好状态的核心指标》（联邦跨部门论坛老龄化相关数据，2008）。

　　然而，晚年健康素养仍然是一个重大挑战。2003 年，60％～71％的 65 岁及以上老年人仅有基本健康素养或更低，其差异取决于不同测量方法。健康素养的局限随年龄的增长而增加并不奇怪，在少数族群中更普遍，因为他们经济资源更少，教育年数更少，还有文化和语言障碍。

老年人健康促进和慢性病预防现状

　　在晚年进行一级预防的想法仍让一些人觉得奇怪。我们已经不能发现任何综合性个体治疗。尽管"预防"或"干预老年病学"这一领域正在发展，但仍是一个相对较新的领域。事实上，从神经科学到作业治疗学，一些领域的发展已经快走向终点，而晚年一级预防的持续发展却每周都有更新，但仍然缺乏综合考虑。

　　我们在这个部分回顾当前美国预防服务专题组针对老年人提出的建议。在这点上，专题组不提供 65 岁及以上成年人的单独指南，只提供"成年人健康"指南。实际上，可以单独总结出来并应用于老年人的建议很少。因此，我们回顾了这些建议的出处和性质，并分析了这个过程是如何研究的。

美国预防服务专题组

　　美国预防服务专题组由美国公共卫生服务于 1984 年首次召集，现由卫生保健研究和质量理事会资助，是由美国在预防与初级保健领域私立部门专家组成的主导性独立小组。

小组的工作是为临床预防服务的科学证据提供严格、公正的评估。服务范围不像往常那么宽泛，仅覆盖筛查、咨询、预防药物和程序。美国预防服务专题组的建议被视为临床预防服务的"金标准"。

《临床预防服务指南》于 1989 年首次发表，美国预防服务专题组定期对其进行更新（如 1996 年）。当前指南（2008 年）可从以下网址查阅 http://www.ahrq.gov/clinic/pocketgd08/。推荐建议的过程包括回顾现场证据，预测每项预防服务的利弊大小，对每项预防服务的净效益达成共识，提出一项推荐建议。推荐建议按等级 A、B、C、D、I 的形式分级，其中 A 表示强烈推荐，B 表示推荐，C 表示不推荐也不反对，D 表示反对推荐，I 表示证据不足以做出推荐。筛查大约 40 个与老年人相关的推荐建议，近半数证据不足。剩下的推荐建议（5 个强烈推荐，8 个推荐，10 个明确不推荐的干预）见表 4.3。

表 4.3　美国预防服务专题组推荐建议（2008）

强烈推荐（A）

1. 临床工作者讨论阿司匹林对成年人冠心病风险增加的化学预防作用
2. 临床工作者筛查 18 岁及以上成年人的血压
3. 临床工作者对 35 岁及以上男性和 45 岁及以上女性的脂质紊乱进行常规性筛查，治疗冠心病风险增加人群的异常脂质
4. 临床工作者对 50 岁及以上男性和女性进行结直肠癌筛查
5. 临床工作者筛查使用烟草的成年人，并给予戒烟干预

推荐（B）

1. 使用超声检查一次性筛查 65～70 岁有吸烟史男性的腹主动脉瘤
2. 每 1～2 年针对 40 岁及以上女性开展一次乳腺 X 线影像筛查，结合或不结合临床乳腺检查
3. 在能提供精确诊断、有效治疗和随访的临床诊疗环境中，为成年人筛查抑郁
4. 为患有高血压和高脂血症的成年人提供 Ⅱ 型糖尿病筛查
5. 为高脂血症成年患者或有其他已知心血管和饮食相关慢性病风险的成年人提供饮食行为强化咨询
6. 临床工作者对所有成年患者进行肥胖筛查，并给予强化咨询和行为干预，促进肥胖患者持续减重
7. 为 65 岁及以上和骨折风险上升的 60～64 岁女性做常规骨质疏松症筛查
8. 对在 BRCA1 或 BRCA2 基因上有突变风险增加家族史的女性给予基因咨询和 BRCA 评价测试

不推荐(D)

1. 乳腺癌风险处于平均或低水平的女性,常规使用他莫昔芬和雷洛昔芬作为乳腺癌一级预防方案
2. 如果 65 岁以上女性最近已经做了足够的帕氏涂片,且无宫颈癌高风险,给予宫颈癌常规筛查
3. 绝经期女性常规服用雌激素和孕激素预防慢性状态
4. 常规筛查卵巢癌
5. 无症状成年人筛查胰腺癌
6. 常规筛查成年人膀胱癌
7. 常规筛查外周动脉疾病(PAD)
8. 无症状青少年和成年男性常规筛查睾丸癌
9. 单独和合并使用 β-胡萝卜素补充剂预防癌症或心脑血管疾病
10. 细胞癌风险处于平均水平的个体,常规使用阿司匹林和非甾体抗炎药(NSAIDs)预防细胞癌

设定推荐建议时使用证据

作为一个学生,对专题组将一个特定的预防服务定为 D 级感到疑惑是很正常的。理解如何基于研究确定一个推荐建议,需要充分认识信度、效度和筛查诊断效用的概念。我们现在来看每一个概念。

信度是使用一个测量工具重复测试取得一致性结果的程度。一个类比是假设将一个磅秤多次放在一行线上,这个磅秤能一直读出同一值吗? 如果是,那这个磅秤是可信的。另一个类比是通过一个投掷游戏测试信度也是有效的。反复击打板面上的同一点代表你有可信的目标。通常而言,信度相对容易证明和反驳,对同一现象采用多个测量方法,评估相关程度。

效度是更难证明的一个概念。效度是指一个测量手段反映预期测量的精确程度。再次使用上面磅秤的例子。使用磅秤反复测量同一值,但磅秤量出的结果是否比你所测量的轻 5 磅呢? 如果是,磅秤可能是可信的,但不是有效的。调整板面上的标志,你可能每次都能击中同一点,但不一定击中的是公牛的眼睛(这能代表你想测量的真实情况吗?)。如果你击中了公牛的眼睛,你便有一个具有信效度的测量工具。注意,一个量表可以是有信度但无效度的(总是比测量值少 5 磅),但一个有效度的量表必须是有信度。

效度类型多样,一个研究的效度评估变得越发重要。内部效度是通过测量研究样本的变量,对变量间相关程度的描述。一个研究具有内部效度,它的测量就必须同时具有效度和信度。此外,研究设计必须是比较是否接受预防性服务的个体,这个比较必须随时间变化而有效,即在接受预防性服务前组间必须具有可比性,除了接受预防性服务的直接后果外,接受预防性服务后两组间没有其他差异。通过随机选择治疗服务的过程,可以使组

间具有可比性,但如果治疗组和对照组间随访有差异,随机试验也能影响内部效度。

尽管一个研究具有很好的内部效度,也仍然可能得出研究样本之外的结论。外部效度与这些结论是否具有更好推广性有关,这取决于样本是否是随机抽取的,或是否依赖看起来不会在真实世界中使用服务的志愿者。外部效度也取决于是否所有兴趣组被全部呈现。例如,一个40~59岁人群的研究不需要在老年人中具有推广性。同样,关于男性的研究可能不能推广到女性,排除了少数族群的研究可能不能应用于未被代表的研究组中。

专题组确定推荐建议很重要的一个相关概念是检验效度。试验的检验效度是指能发现一个实际存在的显著差异或影响的概率。样本越大,试验的检验效度就会越高。定义检验效度的另一个方式是用概率来表示,在这种情况下,当一个错误实际存在而你说无效时,不发生错误概率。这是不发生二类错误的概率,或错误地拒绝无效假设。依照惯例,大部分研究设计将检验效度定为大于或等于0.80,才能发现临床有意义的差别,从而将二类错误降到最小。

最后,我们来看筛查诊断效用。我们找到的最好的治疗诊断效用是由 T. W. Loong(2003)发表在《英格兰医学杂志》上的一篇文章提出的。我们做了一个简短的总结,但我们建议读者直接去阅读文章。想象一下,假设一个人群中有25%的人患有一种疾病,25%便是该疾病的患病率。现在想象你有一个筛查测试,对整个人群进行筛查,发现患有该疾病的阳性率为20%。你的筛查测试的敏感性可以这样计算:在这些患者中,检测呈阳性的比例是多少? 敏感性告诉我们一个重要信息,当他们真的患病时,你能识别他们是患者吗? 从100%中扣除敏感性易出现假阴性率,是你将真实患病者当做未患病者的程度。敏感性和假阴性率仅是评价工具的一种方式。你也需要知道筛查工具的特异性:在没有疾病的人中测出阴性结果的比例。特异性告诉你,你的测试有多大可能将未患病者识别为患病者。事实上,100%减去特异性是假阳性率。敏感性和特异性被视为"疾病-分母"的测量——在第一种情况下,患病人群是分母,而在后一种情况,未患病人群是分母。"疾病-分母"测量的优点是对疾病患病率不敏感。因此,你在稀有状态和常见状态中使用敏感性和特异性进行评价是相似的。

还有另外两种筛查测试的评价方式。在这些检测结果为阳性的人中,询问真正患病的比例有多大,称为阳性预测值。在这些测试结果为阴性的人中,询问真正未患病的比例有多大,这是阴性预测值。这两个一起被称为"测试-分母"测量。不像"疾病-分母"测量,阳性和阴性预测值的改变取决于疾病的患病率。例如,疾病越稀少,阳性预测值将越低。

我们已经讨论了所有基本概念,现在我们可以讨论在什么情况下美国预防服务专题组可以设定一个"D"推荐(不推荐)的问题。以下情况下会被设定为D级。

■ 患病率低的状态,筛查时漏掉有这些状态的人群,会导致低敏感性或高假阴性。

■ 早期治疗促进结果的证据不足。尽管筛查工具敏感性和特异性均很好,如果早期干预不能促进健康结果,预防性服务可能得到一个"D"的评定。

■ 假阳性(100%减去特异性)会造成危害。一些危害可能被视为实际风险,这些风险与经历不必要的担忧过程有关。

乳腺癌筛查的案例研究

让我们来看一个如何确定推荐级别的具体例子。当前美国预防服务专题组推荐:每1~2年针对40岁及以上女性开展一次乳腺X线影像筛查,结合或不结合临床乳腺检查。做此推荐的理由如下。

美国预防服务专题组发现,一般证据表明,每12~33个月做一次乳腺X线影像筛查可显著降低乳腺癌死亡率。在50~59岁女性中证据最为明显,通常这个年龄组被纳入筛查试验。对40~49岁女性进行乳腺X线影像筛查,乳腺癌死亡率的下降幅度比年龄更大女性小,她们做乳腺X线影像筛查的绝对效益也更小。大部分但不是全部的研究指出,40~49岁女性做乳腺X线影像筛查能降低死亡率,但不能立即观察到这一下降,因此很难确定40岁开始筛查而非50岁开始筛查有更多的好处。

绝对效益更小是因为40余岁女性乳腺癌发病率比年龄更大的女性更低。美国预防服务专题组得出结论,这个证据也可以推广至70岁及以上的女性(她们面临更高的乳腺癌绝对风险),如果她们的预期寿命不受并发症的影响。常规乳腺X线影像筛查好处的绝对概率随年龄增长而增高,而筛查(假阳性结果和不必要的焦虑、活检、费用)所致危害的可能性在40~70岁年龄段中有所下降。因此,益处与潜在危害间的平衡随女性年龄增长而增长。乳腺X线影像筛查的潜在益处证明可能有害处的确切年龄是可以主观选择的。美国预防服务专题组未发现充分证据来确定40~49岁女性为最优筛查时间间隔(美国预防服务专题组,2002)。

Humphrey和他的同事(2002a,2002b)检索了注册的对照试验、医学文献数据库和论文的参考文献(汇总了以乳腺癌死亡为筛查结局的随机对照试验),并将其形成报告提交给专题组,同时发表为同行评议论文。摘要描述了患者群、研究设计、研究质量、数据分析和每次随访所报告的结果。然后,他们根据内部效度对每个研究进行评判,满足所有标准且研究结果可能是正确的,意味着"好";重要但不是主要不足,以至于研究可能有效,意味着"一般";主要不足导致结果可能无效,意味着"差"。以下7条标准可用于研究评定。

(1) 清楚定义干预。

(2) 测量了所有重要结局。

(3) 根据参与者最初的分组(也称为"意向性治疗"分析)合理分析数据。

(4) 治疗组和对照组具有可比性,例如,通过随机的方式,平均分布混杂因素,干预前死亡率相似。

(5) 随着时间推移,治疗组和对照组维持均等,例如,通过高依从性、组间低交叉性、低组间信息污染等方式。

(6) 治疗组和对照组间的随访脱失率低且无差异。

(7) 治疗组和对照组间使用相同的信度和效度测量。

Humphrey 和他的同事发现,在 8 项试验中,有 7 项被评定为"一般"。评定为一般的理由各异。例如,健康保健计划研究是 1963—1966 年实施的,因此它的结果虽然在时间周期上有效度,但未必与今天所使用的设备相关。瑞典人的 4 项试验均存在随机问题,有些存在测量结果(死于乳腺癌)问题。瑞典人(马尔默)的 2 项试验设计可能是最好的,一个研究 45～69 岁女性,另一个研究 70～74 岁女性,但仍被评定为"一般"。被评定为"一般"的试验的敏感性和特异性见表 4.4。

表 4.4　40～49 岁女性乳腺癌 X 线影像检查研究的敏感性和特异性评估

研究(年龄组)	敏感性		特异性
	1 年间隔期	2 年间隔期	
纽约的健康保健计划(40～64 岁)	NR	NR	——
瑞典马尔默(45～69 岁/70～74 岁)	0.92/0.81	——	0.97
瑞典两县(40～74 岁)	0.95	0.86	0.96
瑞典斯德哥尔摩(40～64 岁)	0.86	0.68	0.95
加拿大国家乳腺癌筛查研究一期(40～49 岁)	0.77	0.56	0.94
加拿大国家乳腺癌筛查研究二期(50～59 岁)	0.88	0.56	——

来源:《乳腺癌筛查》(L. L. Humphrey,B. K. S. Chan,S. Detiefsen & M. Helfand,2002a)

总而言之,研究指出,77%～95%的乳腺癌病例能被准确识别,因为每年都有癌症筛查。换言之,3%～6%没有乳腺癌的人筛查出的阳性结果不正确(假阳性率)。"测试-分母"测量(未显示)指出,阳性预测值在 2%～22%。通过进一步评价,2%～22%的阳性("异常")结果病例被查出患有癌症;通过活检,12%～78%的阳性("异常")结果病例被查出患有乳腺癌。阳性预测值随年龄的增长而增加。

什么影响死亡率呢?瑞典人的 4 项试验比较了 2～6 轮 50～74 岁人群接受 2～6 轮常规保健的乳腺癌 X 线影像检查,但 4 项试验中,仅出现一个显著性结果。当合并研究结果("Meta 分析")后,接受筛查与未接受筛查的人群相比,死亡相关风险为 0.84(95%置信区间 0.77～0.91),这一下降具有统计学意义。在 40～49 岁女性中开展了 7 项试验,5 项显示有好处,但在具有统计学意义结果的试验中,仅 1 项有显著检验效度,且仅在随访多年(11～19 年)后出现。Meta 分析将研究结果合并,得出在 14 年后,乳腺癌死亡相对风险为 0.85(95%置信区间 0.73～0.99)。随访越久,观察到的益处越多。

虽然美国预防服务专题组是美国预防性服务评价的专题小组,但值得注意的是,不是所有科学家都同意他们的建议。另一个关于乳腺癌试验的文献回顾发表在《柳叶刀》(Gotzsche & Olsen,2000;Olsen & Gotzsche,2001)上,对此具有指导性作用。作者回顾了同样体量的证据,发现研究者进行乳腺癌分组诊断时,没有采取盲法。因此,他们选择研究所有原因的死亡情况,而不仅是乳腺癌。他们也特别关注马尔默和加拿大的研究,因为效度不够,选择排除剩下的试验。当仅考虑马尔默和加拿大的研究时,针对所有致死原因的筛查效果为零。此外,乳房切除术和乳房肿瘤切除术的发病率为 30%～40%,1970

年后所有研究显示筛查组更高。作者因此下了个结论：每1万名筛查出乳腺癌的女性中，有40名是不需要做手术的,乳腺癌X线影像筛查乳腺癌是不合理的。

接下来的争论描绘了循证医学所面临的危机(Goodman,2002)。在所有试验中，其他试验已经提出了这些不足,尽管这些试验很少,但仍然有6项试验指出接受筛查的女性中,乳腺癌死亡率显著下降(Jackson,2002)。此外,关于当前正在实施的新试验系统地不给予筛查(对照组)是否违背了伦理,以及组间感染大到不可接受是否会导致这类试验的实施出现不可避免的失败,这些引起了争论。我们就是这样一个被"一般"证据"困住"的国家。这个故事的寓意可能是在做出预防性服务推荐之前,我们需要具有精心设计的临床试验。这可能也帮助我们解释了为什么美国预防服务专题组有且保留"I"评级(证据不足)是如此重要。

老年人和流感疫苗

研究提出了很多临床预防性服务的巨大好处,但可能还是不如流感疫苗大。在两个流感季中,比较接种疫苗和未接种疫苗的老年人,Nichol等(2003)发现不仅是肺炎住院率下降了,脑卒中和心脏病的住院率也下降了,风险和需要治疗的数量均下降,取得的好处见图4.3。

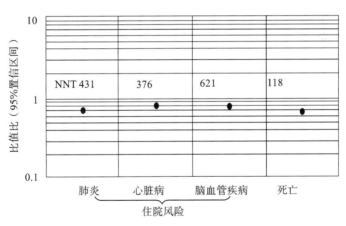

图4.3 接种疫苗的广泛效益

接种疫苗的老年人死亡风险也大大下降。由于缺乏随机对照设计(如今不给老年人和慢性病患者接种疫苗是违背伦理的),这个分析很复杂,调查者们发现接种疫苗和不接种疫苗的人群不同。疫苗接种者可能有更积极的健康行为,但在这种情况下,年龄更大,可能也有更多的慢性状态。Nichol等(2003)调整了组间差异,发现了接种疫苗的一个重大好处。Nichol和他的同事(2007)近期的发现显示,过去10个季度里,社区老年人流感疫苗与肺炎风险或肺炎相关住院率和死亡率显著相关。他们的结论是应该加强为老年人提供接种疫苗的服务。

这些结果发现,老年人流感疫苗年接种率在 40%～60%,这需要得到关注。意识到老年人疫苗接种的需要增加,Vote 和 Vax 项目在选举地点为老年人设立疫苗接种门诊。2008 年 11 月,该项目在 43 个州和哥伦比亚特区的 331 个点提供了 21,434 次流感疫苗接种。将选举地点的老年人作为目标人群取得了突出成效,同时发现老年人是最有可能参与选举投票的。

这个项目的成功令人惊讶,值得一问的是,国家当前是否做出了足够的努力? 例如,有没有可能为老年人开具一个长期医嘱,使他们在任何时候都可以获得疫苗接种,在这个情况下,护士或其他卫生技术人员是否均可为随时而来且疫苗接种信息未更新的老年人提供服务? 继在面包中添加叶酸补充物的美国经验之后,它是否可能成为一个更加积极主动的模式? 美国现在将叶酸添加到所有面包中,因为它能有效预防神经管畸形和脊柱裂。探索使流感疫苗有类似可用的效果是一个有趣的尝试。这个项目会对老年人健康和功能产生什么效果? 这些健康效果在短期和长期以及在个人和群体水平上有何不同? 我们将在第五章进一步就如何评价和比较干预类型的差别展开讨论。这里,我们讨论一些更基本的问题,如建立公共卫生项目的标准与我们已经讨论过的预防服务指南有何不同。

公共卫生项目标准

预防服务指南的制定基于有利于个体的充分证据。但是,如果我们是建立一个公共卫生项目呢? 回想第一章中临床老年病学和公共卫生间存在的诸多重要不同方式。临床老年病学强调慢性病的医疗管理和针对这些状态相关的失能康复。Wallace(2005)是这样解释的:与临床老年病学不同,公共卫生与老龄化强调预防、维持和促进健康的积极测量,而不是针对疾病的治疗。此外,公共卫生强调人群而不是个体,因此公共卫生项目和政策强调社区整体性。那么,这些公共卫生项目标准与临床指南可能有何差别呢?

纽约州卫生局就此提出了一些观点。他们已经总结出一套原则来帮助本州使用公共卫生筛查工作指南(网址:http://www.health.state.ny.us/diseases/chronic/discreen.htm)。该指南指出,以下标准必须符合筛查项目目标人群的一个状态。

■　威胁生命的疾病和已知如果不尽早治疗会有严重和不可逆结果的疾病。

■　早期治疗比已出现症状后再治疗更有效的状态。

■　筛查工具已具有足够敏感性和特异性的状态。

■　筛查费用低、管理容易、安全、不适性小的状态,患者和卫生服务提供者均能接受。

■　有适当随访保健的状态。

需要注意的是,这些公共卫生问题已经超出了美国预防服务专题组指出的范围,还包括了与费用和成本效益,管理的便利性以及随访服务可及性相关的行政管理问题。

老龄化社会中预防性服务的老年医疗保险和财政支持

第三章中,我们介绍了美国老龄化和公共卫生系统,描述了美国疾病控制和预防中心的公共卫生部门和区域老龄化代理机构间共同的关键领域。这些代理机构主要关注的是,能否通过锻炼或跌倒预防项目、免疫工作、慢性病管理技术或其他健康促进的努力,预防慢性病和失能。可是,美国大部分老年人医疗保健不受财政资助,或不是由美国疾病控制和预防中心或美国老龄化管理局提供的,而是由老年医疗保险与医疗救助服务中心(CMS)运营的老年医疗保险项目提供。我们在这里对老年医疗保险项目做一个历史性回顾,它关注的方式已经转为预防性服务,并提出该项目将应对人口老龄化。

老年医疗保险的基本利益结构

2008 年,老年医疗保险覆盖 4500 万人(CMS,2009)。这个项目的人群纳入标准由另一个联邦项目决定:社会保障。老年医疗保险覆盖 3800 万享有老年社会保障的 65 岁及以上老年人。此外,这个项目服务 700 万~800 万 65 岁以下、享有社会保障的失能人群(大部分需要经历一个 24 个月的等候期)。另外的大约 10 万晚期肾病患者也有老年医疗保险。2007 年,老年医疗保险支出达 4620 亿美元,这使美国老年医疗保险成为最大的公共卫生项目。

老年医疗保险由约翰逊总统于 1965 年签署纳入法律,其最初目标是为 65 岁及以上人群提供"主流的急性卫生保健——医院、医生和相关服务"(Moon,2006)。约翰逊总统(1965)对这个项目做了如下描述。

在你的工作年限中,你作为美国人,将通过社会保障项目从你的日薪中贡献一小部分到医院保险保护中。例如,1996 年工人每月平均贡献 1.5 美元,雇主贡献相似金额。这个基金最多能为每个疾病提供 90 天的住院服务,外加诊断服务和给 65 岁及以上老年人最多 100 天的居家访视服务。1967 年开始实施,在一段时间住院服务后,你也将获得最多 100 天的专业护理院服务。

在一个独立计划下,国会基于自身良好的判断,当你 65 岁时,无论你是否住院,你都可以获得医疗和外科费用。65 岁以后,你将每月支付 3 美元,政府也将贡献相等金额。

过去 40 年中,老年医疗保险相关法律已经被修订多次,但利益结构基本不变。老年医疗保险 A 部分(医院保险)包括满足特定条件受益人的住院服务、专业(短期)护理院服务以及一些临终关怀与居家照料服务。A 部分的财政资助来自工资税,因此大部分受益人不缴纳保险费。不工作或没有支付足够老年医疗保险税的 65 岁及以上人群可以购买老年医疗保险 A 部分(2008 年保险费每月最多 423 美元)。

　　老年医疗保险 B 部分(医疗保险)包括医生服务和门诊服务,当提供的这些服务属于医疗需求时,还包括治疗师和一些居家照料。一些为了维持受益人健康和防止疾病恶化的预防性服务在这些年已经被加入老年医疗保险 B 部分。大部分人每月向 B 部分支付保险费。从 2007 年 1 月起,保险费开始与收入相关。例如,2008 年,一个受益人年收入少于 8.2 万美元(如果已婚,是 16.4 万美元),每月支付 96.4 美元保险费;而年收入超过 20.5 万美元(如果已婚,是 41 万美元),每月支付 238.4 美元。此外,受益人支付一个免赔额(2008 年首次征收,为 135 美元)和共同保险(每次索赔的比例根据不同服务类型确定)。

　　有时 A 和 B 部分一起被视为一个"最初的"老年医疗保险(针对 C 部分而言)。选择最初老年医疗保险的受益人可能也选择购买了补充保险。这些补充保险是为了弥补 A 和 B 部分保险的不足。大部分最初老年医疗保险受益人有某些类型的补充保险。2006 年,大约 43% 的补充保险由雇主购买;大约 22% 从保险公司购买补充医疗保险,这个补充医疗保险必须符合医疗保险与医疗救助服务中心设定的特定标准;另外 20%(所谓的"双合格者")也被医疗救助项目覆盖(Gold,2008)。经济学家和政策制定者就补充医疗保险政策中减少的自付费用可在多大程度节约医疗保险费用已经争论了很久,即有这些补充医疗保险的老年人使用了更多的医疗保健服务,因为需要自费的医疗保险费用不再需要自费(Lemieux,Chovan & Health,2008)。

　　自 1976 年起,受益人已经能通过服务管理机构选择接受的服务。然而,从 1997 年开始,实施老年医疗保险＋选择项目(现在知道是 C 部分,老年医疗保险升级项目)。这个项目最初允许受益人通过健康维持机构(HMOs)获得来自 A 和 B 部分的组合利益。最近这些年,通过老年医疗保险升级项目,可选的计划类型已经扩大。如今,大部分受益人至少有以下两种选择:健康维持机构,地方和区域优先提供者机构(PPOs)。在地方和区域优先提供者机构中,如果受益人使用网络内的服务提供者,自费水平会更低;私人按项目付费计划不限制受益人选择何种服务提供者;医疗保险账户允许受益人将储蓄金转到个人账户中去支付医疗费用;专科需要计划主要是为同时符合老年医疗保险和医疗救助的人设计的,他们来自机构,有严重或慢性失能状态。

　　选择老年医疗保险优先选项的受益人比例从 1995 年的少于 10% 增加到 2008 年的大约 19%(国会预算办公室,2007a;Gold,2008),下个 10 年将出现实质性的飞跃增长(CMS,2009)。大约 60% 的老年医疗保险优先参保人也参保了健康维持机构,这个计划可能包括如上描述的老年医疗保险覆盖的所有预防服务、处方药和额外项目,如视力、口腔、听力服务,体检和健康教育。

加强了对预防的重视

　　在 1965 年建立老年医疗保险项目时,不覆盖预防性服务。经过这些年,老年医疗保险已经增加了参保人可用的预防性服务数量。尤其是自 1980 年起,老年医疗保险项目已经被修订了数次,增加了具体的预防性服务。20 世纪 80 年代,覆盖了肺炎(1981 年)和 B

型肝炎(1984 年)疫苗接种。1990—2000 年,覆盖扩大到流感疫苗接种(1993 年),阴道(1990 年)、宫颈(1991 年)、乳腺(1993 年)、结肠(1998 年)和前列腺(2000 年)癌症的筛查,骨密度测量(1998 年),以及糖尿病筛查(1998 年)。2002 年,青光眼筛查试验和医疗营养治疗也被覆盖。近期我们见证了如下增补项目:"欢迎来到老年医疗保险"的一次体检、心脑血管筛查、糖尿病自我管理培训、戒烟和烟草使用戒断的咨询、腹主动脉瘤筛查、健康风险评估。根据 Nelson 和同事(2002b)的报道,在 20 世纪 90 年代期间,大部分州覆盖了乳腺 X 线影像检查,增加了成年人疫苗接种。

表 4.5 显示,当前老年医疗保险参保人群人口学和社会经济学特征不同,预防性服务使用率有差异。有两点值得关注:第一,仅心脑血管疾病筛查率超过 50%,所有其他的有益预防性服务使用率非常低;第二,少数族群特别是非裔美国人的预防性服务使用率低于白种参保人。

表 4.5　分性别、年龄和种族/民族的老年医疗保险预防性服务利益包使用率(2006)

人口学特征	流感免疫	肺炎球菌疫苗接种	乳腺 X 线影像	帕氏涂片	骨盆检查	前列腺癌筛查	糖尿病筛查	心血管疾病筛查	骨密度测量	"欢迎来到老年医疗保险"体检
男性	41.1%	5.7%	N/A	N/A	N/A	19.7%	9.4%	54.6%	2.0%	5.3%
女性	46.5%	6.3%	37.9%	11.0%	5.9%	N/A	9.7%	58.2%	13.7%	6.3%
65 岁以下	20.3%	3.0%	24.9%	13.3%	5.6%	8.8%	8.6%	37.8%	4.0%	0.6%
65～74 岁	44.3%	7.1%	48.9%	15.1%	8.5%	24.6%	9.6%	62.0%	10.3%	34.5%
75～84 岁	54.3%	6.3%	39.1%	8.0%	4.7%	22.0%	10.1%	63.2%	10.0%	0.6%
85 岁及以上	49.7%	6.7%	40.3%	10.5%	6.0%	23.0%	9.8%	61.1%	9.7%	31.0%
白人	47.2%	6.3%	39.4%	11.3%	6.3%	21.0%	9.4%	57.5%	9.1%	6.9%
非裔美国人	24.9%	4.5%	31.6%	9.6%	4.1%	13.4%	10.7%	50.5%	5.1%	1.3%
西班牙裔	22.7%	4.1%	25.1%	7.3%	2.7%	9.7%	11.1%	55.1%	7.5%	0.5%
亚裔/太平洋岛民	43.8%	6.2%	23.8%	6.9%	3.1%	11.4%	10.1%	60.3%	9.5%	1.8%
国家总数	44.2%	6.0%	37.9%	11.0%	5.9%	19.7%	9.6%	56.7%	8.6%	5.8%

来源:老年医疗保险 & 医疗救助服务中心,http://www.cms.hhs.gov/PrevntionGenInfo/20_prevserv.asp#TopOfPage。

表中没有显示老年医疗保险最近新增的好处:2006 年 1 月,老年医疗保险 D 部分新增了对处方药的覆盖。对原老年医疗保险参保人而言,一个单独的药物计划可能需要购买私人公司的保险。老年医疗保险优先计划的参保人常常有一个处方药利益包作为补充;如果没有,他们可能会参加一个单独处方药计划。参保人每月为覆盖的处方药支付保险费,不同覆盖类型可能有差异。收入低于联邦贫困线150%的人能获得D部分处方药项目的补助。

处方药补偿是如何产生的?参保人的花费可被覆盖(根据药物的一般状态,常常需共摊一定的费用),直到达到一个预设的覆盖量。然后,参保人进入一个无覆盖时期(称为"甜甜圈洞"),直到他们花费的是预先设定的自付金额。在这点上,参保人只需付一个最低费用(2008年一般药是2.25美元,名牌药是5.6美元,或药费的5%,无论药物本身多贵)。实际利益包的设计非常多样,一些人对采用标准化方式简化项目展开了讨论(Hoadley,2008)。

处方药利益包项目的早期评价指出,尽管项目的原则是自愿且复杂的,大约90%的老年医疗保险参保人在2006年便已有了一个处方药利益包(Heiss,McFadden & Winter,2006)。即4300万受益人中,大约3900万人从2006年6月起有了处方药覆盖,2200万人通过老年医疗保险D部分获得了覆盖(Kaiser家庭基金会,2006)。值得一提的是,这个项目不存在"逆向选择",在这些选择中,需要更多处方药的人注册,"健康的"受益人拒绝覆盖。然而,大量的老年人(2006年440万人)仍然没有被覆盖(Kaiser家庭基金会,2006)。

老年医疗保险的财政健康和失能与疾病预防

老年医疗保险信托方项目的年报投射了医疗保险信托基金的财政健康。根据老年医疗保险和医疗救助服务中心2009年报告,HI信托基金(A部分)不够资助下一个10年,在2017年时将用尽。这已经不是老年医疗保险信托方第一次发现HI信托基金不足了。自2003年起,HI信托基金的短期前景已经不被看好;然而,这个基金前景实质上的恶化是因2008—2009年的低迷经济所致。

报告解释称,B和D部分在未来10年中财政资金充足,部分原因是保险费和这些项目的一般性财政收入按每年预期费用重新匹配。然而,如果国会继续无视已经预测出(2003—2009年已经被预测)需要削减的医生费用,并维持一个"保持无害的"供给,限制大部分参保人保险费的增加,B部分的偿付能力也将受到波及。没有这些削减,B部分的支出将每年以8%~9%的比例增加。信托方也预测了从现在到2018年,D部分的支出会出现约11%的增长率。预测发现,两个项目的增长速度远快于美国经济。

向预防性服务转变有助于支付老年医疗保险将来的费用吗?现在下结论为时尚早,但对处方药利益包的早期评价指出,这可能不能。它揭示了受D部分覆盖的新一批老年人处方药使用增加。一些人提出,减少D部分对医疗问题和住院费用的覆盖足以抵消一大部分费用,但尚处于争论阶段。然而,因为这个覆盖减少而导致这些消费者治疗依从性下降,可能对他们的健康有负面影响。Raebel和同事(2008)的一项研究指出,在参保人成为被减少覆盖的人群后,药物依从性下降,但对其他医疗保健使用的影响仍然不清楚。

信托方的预测没有考虑老年人健康和功能的改变。一些研究者已经提出,晚年失能率持续下降（也就是说，导致预防保健方面花费增加）是否能减缓老年医疗保险的使用？RAND 公司研究者们的预测为这个问题提供了一些观点。Goldman 和他的同事（2005）通过使用一个微观模拟模型预测，老年医疗保险参保人卫生保健总支出在 2000—2030 年将翻倍，每年增加 3％，从 3000 亿美元增加到 6000 亿美元（以 1999 年的定值美元计算）。技术的进一步突破导致花费大大增加，超过这些水平。然而，未发现关于晚年失能率下降的不同假设对卫生保健支出预测有很大的影响。

为什么假设失能下降时，卫生保健支出的增长仍很显著呢？一个关于终身花费的研究给出了一些线索。Lubitz 和他的同事（2003）发现，某一个体达到 70 岁后，无论功能是完整、部分受限或严重失能，他余生的可能花费大约为 14 万美元（1998 年美元）。基于这个分析，Lubitz 和他的同事得出一个结论，"针对 65 岁以下人群实施健康促进活动可能促进老年人的健康和寿命，且不会提高卫生支出"。因为老年人余生的累积花费在很大程度上不会改变他们健康状况，同样，预防失能的努力可能促进老年人健康和延长寿命，但不会减少这样的支出。

然而，哪些方面可能会节省费用呢？一些人对美国高度差异化的服务模式进行了观察，并提出了当前慢性照料系统过度浪费的观点，因为照料强度和结果间缺乏显著相关性（Wennberg，Fisher，Skinner & Bronner，2007）。作者提出，通过向预先管理的、具有成本效果的、协作的照料体系过渡，才会出现费用的节省和服务的提升，在这个系统里，医疗服务提供者的表现基于可测量的成本效果结果进行评价，基于这些评价医疗服务提供者。这样的一个系统会需要增加投入，建立一个支持循证医学的研究基地，也需要投入医疗保健体系的基础技术设施。其他人已经对投入预防和健康完好状态项目能从实质性上节省费用提出了争议；然而，毫无疑问，这将由对预防类型、目标人群和测量花费的仔细选择而定（Russell，2009）。最近发表在《新英格兰医学杂志》上的一篇文章低估了这点，它表示成本效果比的分布与预防测量和治疗非常相似（Cohen，Neumann & Weinstein，2008）。

促进晚年慢性病管理

2007 年，美国个人卫生保健花费为 1.9 万亿美元，老年医疗保险占 22％，约 4090 亿美元（老年医疗保险支付建议委员会，2009）。老年医疗保险平均支付每位受益人约 7500 美元，但约 10％的老年医疗保险受益人自评健康状况差，因此产生的老年医疗保险花费约占 20％。例如，2005 年，健康状况佳的受益人中，人均花费 4286 美元，健康状况好或一般的受益人花费 8346 美元，健康状况差的人花费 15705 美元。有效识别处于医疗保健最高风险人群的方法将是公共卫生的一个重要补充工具。如 Boult 和 Pacala（1999）争论道，"高度集中的患病率和健康相关服务对这些患者而言是不幸的，但它为有效利用资源、最大限度地发挥其作用提供了希望"。

谁是高风险老年人？在急诊和住院患者中，识别高风险老年人的一个办法是识别住院(和重复住院)相关风险。识别高风险老年人的一个有效工具是 P_{ra},即重复住院概率 (Pacala,Boult,Reed & Aliberti,1997)。P_{ra} 的 8 个条目能可靠地识别重复住院的高概率 人群。条目包括自评健康、过去 12 个月住院天数、过去 12 个月就诊次数、糖尿病、心脏病 (冠心病、心绞痛、心肌梗死)、性别、是否有一位"如果需要会照顾你几天"的人、年龄。因 此,一位男性去年患有冠心病、心绞痛、糖尿病,且健康自评仅为"一般",则面临高住院风 险。Pacala 和他的同事已经建立了回归方程权重,将因素合并为一个独立风险指数。我 们也可以增加附加的风险因素。如果这个人也有 5 个或多个处方药单,医疗健康状况要 求定期注射或导尿护理,他显然会处于一个更高的风险。P_{ra} 通过识别 8 个简单的指标来 可靠地识别高风险老年人是有用的。

　　Covinsky 和他的同事(Lee,Lindquist,Segal & Covinsky,2006)已经针对死亡和日常 生活活动能力下降提出了相关风险指数。这项研究的目标是形成非常简单的指数,这些 指数不依赖实验室生物标志物或延伸评估,能用于临床管理或解释老年人新的状态。过 去 4 年的死亡率与一系列包括年龄、男性、疾病状态(糖尿病、肺病、心力衰竭)、低体重指 数(<25)、有吸烟习惯、功能状态(洗澡、步行几条街区、推拉重物困难)的独立风险因素显 著相关。每个因素的权重为 1 或 2 分(年龄在 1~7 分),将出现的风险因素的评分相加, 得出一个 0~23 分的综合评分。在指数得分为 0~5 分的老年人中,过去 4 年里有 4% 的 人死亡。在较高四分位风险分类的老年人中,死亡率分别为 15%、42% 和 64%。一个类 似的过程用于计算日常生活活动能力下降的 9 个风险因素:年龄大于 80 岁、糖尿病、行走 几个街区困难、洗澡或穿衣困难、个人理财需要帮助、提举 10 磅有困难、不能说出副总统 的名字、去年有跌倒和低体重指数。这些风险因素的数量与需要日常生活活动帮助高度 相关。例如,在没有任何风险因素的大样本中,不足 1% 的人群在 2 年中发展为日常生活 活动依赖。相反,在有 5 项或更多风险因素的人群中,发生率为 40%。

　　一旦高风险老年人被识别,这个人的医疗保健应该采用最大化有效治疗和最小化失 能的管理吗? 在这个领域中,为老年人提供主要利益的三个过程包括老年病学评价和管 理、慢性病自我管理以及多药使用减少。

老年病学评价和管理

　　老年病学评价和管理的核心是综合的老年病学评估。这个评估包括医学的、心理学 的和功能评估,整合发展成一个针对治疗和随访的计划(Beswick et al.,2008;Boult & Pacala,1999;Flectcher et al.,2004;Gravelle et al.,2007;Rubenstein,Stuck,Siu & Wieland,1991;Stuck,Egger,Hammer,Minder & Beck,2002)。跨学科团队一起为每一 位患者建立一个综合的保健计划,全面考虑这个人的医疗风险、持续保存的能力、个人资 源和服务偏好。当制订保健计划的团队也参与其实施时,老年病学评价和管理最有效;否 则,来自综合的老年病学评估建议可能不会被履行(Stuck,Siu,Wieland & Rubenstein, 1993)。

一项包含老年病学评价和管理的临床对照试验的 Meta 分析显示,老年病学评价和管理对住院机构的影响强于门诊机构(Stuck et al.,1993)。一些住院机构间的随机试验显示了老年病学评价和管理在不同领域的优点,例如促进诊断的精确性、减少失能风险、促进精神健康、减少护理院入院和死亡。这些试验治疗组的老年人更可能报告对医疗服务满意,他们的家庭照料者也会报告更小的压力。最后,一些试验报告在医院和急诊部门服务减少。尽管干预常常包括更多的居家照料和其他长期照料服务,在某种情况下,这些花费是平衡的,被更低的住院花费所抵消。

然而,由于包括了特定项目和评估了特定结果(和时间区间),对老年病学评价和管理结果的解释必须谨慎。早期一项评估患者老年病学评价和管理的随机临床试验显示,老年病学评价和管理对过去 12 个月的死亡风险、失能或健康状态无益(Reuben et al.,1995)。在该研究中,一年死亡率约为 25%,代表了出院老年人的死亡风险。另一项研究显示其对生存无益,但显著降低了失能风险和长期照料机构入院率(Landefeld,Palmer,Kresevic,Fortinsky & Kowal,1995)。但是,两个研究不具备可比性。第二个研究仅分析了从入院到出院的改变,而前一个研究包括一整年的随访。

如第二个老年病学评价和管理项目所示,促进出院状态应该可以代表长期效益。如果不能,如第一个试验所示,可能是因为这些试验的抽样标准不总是能识别出可能可以获益的人群(如他们可能病得太严重,或太健康而不会显示有益),或因为对照组参与者所处的试验机构已经接受了服务和代表老年病学评价和管理的评估计划。

表 4.6 所示为老年病学评价和管理项目中成功改善出院结果的关键要素。这个项目很好地说明了如何从入院时开始,针对这个焦点使用所需的多种资源,调整医院服务,促进其做出合适的出院计划。医院环境被重新改造,以为患者回家做准备为焦点,以患者为中心的计划强调患者回家时需掌握的技能和干预措施,通过案例管理团队的积极参与,打破医院和居家照料间的障碍。

表 4.6　住院老年病学评价和管理计划

关 键 要 素	特　　征
准备好的环境	医院病房具有类似适宜的自然居住环境;铺地毯、装扶手、走廊整洁、大的时钟、日历;马桶坐垫升高、有门把手
以患者为中心的照料	日常护理评估 促进自我保健、排尿控制、营养、移动、睡眠、皮肤完整性、情绪、认知的护理干预 日常多学科评估
出院计划	强调回家 尽早将案例管理者/社会工作者纳入团队,制订合适的出院计划
医疗保健回顾	检查药物的日常计划,使医源性疾病的发生率最小化

来源:医院医疗中心(尤其是为急性老年患者功能促进所设计的)照料随机试验。

老年病学评价和管理也已经被应用到住院和急诊服务机构之外。在一个老年病学评价和管理的年度入户随机对照试验中,Stuck 和他的同事展示了一个由老年病学护士实施的居家访视项目,基于老年病学家的指导,降低了过去三年的失能风险(ADL,12% :22%)和护理院入院率(4% :10%)(Stuck et al.,1995)。这些效益会使就医次数显著增加,从而增加了一笔花费,但这个项目增加的总费用是非常可观的,每增加一个健康(没有失能)年,约花费 6000 美元。其他居家干预研究展示了不同项目单元(例如,没有综合老年病学评估的预防性居家访视、一次性综合随访评估、远程医疗接触)的效益。不幸的是,哪个项目单元最能产生有利效果尚不清楚。

在老年病个案管理中,老年病学评价和管理原理的应用不够广泛。在这种方式中,一个经过专业训练的个案管理者安排社会和健康相关的服务,协调长期照料机构的服务。整体而言,来自老年病学评价和管理方式的结果是有利的。一项老年病个案管理增加初级保健可及性的随机评估没有显示出其对住院或生活质量方面有促进作用(Weinberger, Oddone & Henderson,1996)。这是一项针对不同条件下退伍军人的研究。对其他老年患者群体如对充血性心力衰竭患者的研究也已经显示出益处(Rich et al.,1995)。

通过已经完成的一些随机试验可以发现,慢性病老年人案例的老年病学评估的效益正日趋清楚。有时很难对这些试验结果进行比较,因为患者群、干预组、随访周期和评估结果不同。Berwick 和同事(2008)进行了可能是迄今为止最好的综合分析。他们的 Meta 分析指出,这些干预对慢性病人群的显著益处可以被证实,如图 4.4 所示。

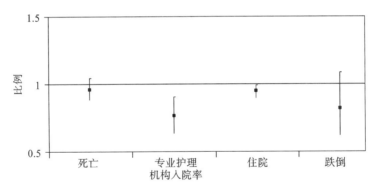

图 4.4　出院后的社区服务的 Meta 分析

图 4.4 显示,出院后基于社区的照料与护理院入院风险显著下降和重复住院相关。一般老年病评估、预防跌倒项目、小组教育与咨询和所有综合干预也得到了相似的结果。干预的合并结果显示,所有过渡服务产生有益结果(护理院入院、医院入院、跌倒、身体功能下降),但死亡率没有下降。这些随机试验的汇总结果包括近 90 项随机临床试验的干预组和对照组,共 4 万人。

值得注意的是,该 Meta 分析没有发现由于这些结果而导致的预期的剂量-反应关系。更高强度服务干预,包括更多的卫生专业人员、更长的周期或更多的临床专家,没有比更低强度干预产生更大的益处。因此,尽管是一个短期、更低强度的基于家庭和社区的服务,也可能为老年人提供巨大的益处。

使患者和家庭在医疗服务中成为合作伙伴

如我们所见,老年人慢性病患病率高。60 岁及以上人群平均患有 2 种以上的慢性病,这些慢性状态占卫生保健支出的一大部分(Hoffman,Rice & Sung,1996;Rothenberg & Koplan,1990)。临床和个人经历指出,人们管理失能和典型慢性病症状的能力不同。一些人适应能力较强,且维持着相对积极的生活方式,而另一些人则做得没那么好。由于这些差别,了解一个成功的慢性病管理包括什么是值得的。假设这些任务能够被识别,了解这些技能是否能传授也是值得的。从这种意义上讲,了解疾病管理是否与重要的健康结果相关也是值得的,例如医生的使用或住院情况。

最近的研究已经分析了有效的慢性病自我管理的组成。Lorig 和同事(1999)识别了成功的疾病自我管理的 12 个特征,使人们能适应健康受限的状态,使疾病对功能的影响最小。它们包括症状的识别和表现,正确使用药物,急诊管理,维持营养和饮食,维持足够的锻炼,戒烟,使用减压技术,与健康服务者有效互动,使用社区资源,适应工作,管理与他人的重要关系,管理疾病的心理反应(Lorig et al.,1999)。这些组成已经整合到一个患者教育项目中,这个慢性病自我管理项目已经用于教育有多个慢性状态的患者如何进行症状管理,如何有效地与健康专业人员交流,以及估计面临的实际健康风险。这个项目的原理包括使用同辈患病教育者、动员患者小组共同制定解决问题的策略,强调自我效能,形成一个具有现实目标和成功预期的行动周计划。慢性病自我管理项目总被视为一个循证的自我管理模式,可能很快会被一个医疗保险示范行动所检验。

这个模式的一个随机试验包括不同的慢性病组,呈现了各种不同的鼓励性结果。108 个慢性病自我管理项目组被合并为有 664 位参与者的自我管理治疗组。随访 6 个月后,将这些患者的结果与候补名单上的对照组($n=476$)进行比较。参与者包括被诊断为慢性肺病、心脏病、脑卒中或关节炎的人群。在 7 个项目实施期中,治疗组参与者平均完成了 5.5 个项目,显示提供的干预有效,可作为这类行为干预的一个重要参考。

这个试验对慢性病自我管理项目的各种结果均具有显著效益,包括健康行为(自我报告的锻炼、症状管理、与医生的有效沟通)、健康状态(自评健康、失能、疲劳和健康困扰)、卫生服务利用(门诊量、住院情况)。这些效益维持了 2 年(Lorig et al.,2001),当给予对照组干预时,可以重复获得同样的效益。将慢性病自我管理项目组与采用一般失能指标(健康评估问卷)评估的其他样本比较显示,慢性病自我管理项目参与者失能得分或多或少是稳定的,其他样本在匹配年龄和状态后得分是下降的。

这些发现令人印象深刻,因此,慢性病自我管理项目被纳入大型健康维持机构,如 Kaiser Permanente 和国家健康服务(UK)的"专家患者项目"中(卫生保健研究和质量机构,2002)。我们仍需要在某些方面持谨慎态度。Lorig 和同事(1999)没有报告他们初次随机分组的参与率(例如,随机分配到干预组的参与者中拒访人数是多少)。他们的确报告了仅 72% 的对照组参与者在完成首轮 6 个月的试验后,同意接受干预机会并进入干预组。这表明干预组参与者可能已经有了更高的动机,即他们能从这个项目中获益,或在任何情况下更有动力管理他们自己的疾病。这些选择效应很难在行为试验中进行评估。

慢性病自我管理项目也会有缺陷,它忽略了一些可能是有效自我管理核心的其他因素。一个因素是监测慢性状态的可用性,如尿或血液检查监测低血糖,以辨别是否有糖尿病。这些指标允许患者监测和调整药物或行为(Tattersall,2002)。另一个因素是培养患者和卫生专业人员间有效的伙伴关系。"复印信"是医生寄给患者的一份医生建议和共同服务计划的复印件,这是建立这种伙伴关系的一种方式。最后,医生需要做更多的工作,尤其是给患者同意书或承诺书,使他们在服务中更为积极主动。Tattersall(2002)指出,很多医生和其他卫生保健专业人员对赋予患者权利感到不舒服。

在一些医疗状况下,如关节炎和糖尿病,自我管理最近已经变成随机临床试验的关注点,它在探索一个问题,即培训患者在恰当的锻炼、控制疲劳、保证充分的营养、减少压力、有效管理药物后,是否能更有效地管理症状。一个关于关节炎干预的大型试验显示,患者精神健康得到了改善,但疼痛或身体功能没有改善(Buszewicz et al. ,2006)。一个更小的试验显示,患者身体功能得到了改善(Heuts et al. ,2005)。促进自我管理和培训"专家患者"工作已经作为一种减少慢性病患病的有前景的方式,广泛适用于英国国家卫生服务(www. expertpatients. nhs. uk)。一个基于互联网的互动自我管理项目用于培养"专家患者",它可以减少大部分症状和卫生服务利用(Lorig et al. ,2008)。然而,这个活动不包括一个对照组或一个随机设计,应该对此做出解释。一个由同行领导者实施的自我管理教育的 Cochrane 合作回顾了 17 个随机试验,包括近 7500 名慢性病患者(Foster,Taylor,Eldridge,Ramsay & Griffiths,2007)。回顾发现,非专业人士主导的自我管理教育在短期内可减少疼痛、失能、疲劳和抑郁,但不改变卫生服务利用。

Albert 和同事参照慢性病自我管理项目指南,以最佳的自我管理为目标,以一个来自老年医疗保险参保人的大型双人种为样本,探索了骨关节炎的自我管理(Albert,Musa,Kwoh & Silverman,2008)。Lorig 和同事推荐通过锻炼、活动管理和热敷受影响关节来管理骨关节炎的疼痛和僵硬(Lorig et al. ,2000)。为了使这个方式具有可操作性,研究考虑了最佳的自我管理,包括三个行为中的至少两个。在这个定义下,仅 20% 的参与者实施了最佳的自我管理。实施最佳自我管理的白人和非裔美国人报告的疼痛均少于非最佳自我管理者,但其他结果与自我管理能力没有关系。

除了促进慢性病的有效自我管理,老年人实际上是如何管理慢性健康状况的也值得思考。事实上,对大部分失能和最高龄患者而言,管理常常包括一个患者-医生-家庭三人组,而不是传统的患者-医生二人组。人们对居家或与医生或其他卫生专业人员失去联络后的自我管理行为知之甚少。多达 1/3 的老年人由其他家庭成员陪同就医(Silliman et al. ,1996)。据推测,除了与医生的联系,患者家人在管理决定中甚至扮演了一个更重要的角色。这将是今后自我保健研究的一个重要主题。

避免不恰当药物使用和多药管理

不恰当的药物使用是老年人中的一个普遍问题。一个基于社区的 75 岁及以上人群的研究发现,14% 的老年人至少在用一种不恰当的药物(Stuck et al.,1994),第二个研究发现,一年内的发生率更高,为 23.5%(Willcox,Himmselstein & Woolhandler,1994)。40% 的护理院老年人已经被报告使用一种或多种不恰当的药物(Beer et al.,1992)。这些研究中"不恰当的药物"被定义为由专家共识小组所明确指出的老年人一般应该避免使用的药物。这些药物均已经显示出无效性或已经被更安全的替代物所代替。例如,长效的苯二氮䓬类药物(镇静催眠剂)已经被副作用更小的短效苯二氮䓬类药物所替代。对一些抗抑郁制剂、抗高血压药、非甾体抗炎药、口服降血糖药、镇痛药、痴呆治疗药、血小板抑制剂、肌肉松弛药和胃肠解痉药来说也是一样的。

在识别不恰当药物使用的过程中,作者获得了一般老年人药物使用流行程度的有价值信息。在 75 岁及以上社区居民的样本中,药物使用率非常高。人们平均使用 2.4 种处方药和 2.4 种非处方药。非常小比例(小于 5%)的样本设法不使用任何药物,大约 1/3 的人服用 6 种或更多药物。14% 的样本至少使用 1 种不恰当的药物,他们更可能是老年人,使用多种药物时有 1 种是抗抑郁药(Stuck et al.,1994)。

最近的流行病学调查继续显示,每年至少有一种潜在的不恰当药物是开给约 20% 的、居住在社区的老年人(Fialova et al.,2005;Hanlon et al.,2001)。在老年人中,虽然过度使用(多药并用)和使用不足可能造成老年人可避免的发病率增高,但研究已经关注到了潜在不恰当的用药,因为调整处方行为可能比强调多药使用或使用不足更简单。此外,不恰当药物使用的后果可能很严重。在一个大型退休人员数据库的药物和医疗申诉分析样本中,我们已经发现,"不开处方"清单上的药物使用与住院风险上升有关,该分析控制了社会人口学、医疗和总的药物使用情况。

一方面,不恰当和过度药物使用间的差别应该被提出,另一方面,多药使用也要被提出(Stuck,2001)。如上所述,不恰当或过度药物使用,其弊大于利。相反,多药使用就是简单的多种药物的使用,可能均是恰当的。然而,问题是,因为与更多种药物相关的副作用风险增加,药物间(药-药)和药物与不明确的医疗状况间(药-病)的交互作用更加复杂。同样,药物种类越多,患者依从性可能越低,因此患者不服用应该服用药物的风险更大。

多药使用的一个可操作性定义是常规使用 4 种或更多处方药。根据这个定义,约有 50% 的老年人符合多药使用标准。对老年病学照料的一个挑战是决定哪种药是不恰当的,因为对疾病而言,可能被管理得很差,没有对症治疗,甚至额外增加一种药物。随后的测试能被用于决定药物的恰当性:该药的使用是否有一个对应的指标?该药对某个状态是否有效?剂量是正确的吗(考虑肾清除率和其他药物动力学及老龄化相关的药物动力学特征的改变)?是否有药-药或药-病交互作用?是否指导患者合理管理药物?如果有说明,患者会根据说明书服药吗?该药是否已有药物的复制品?该药能否被某些更便宜的药物替代(Stuck,2001)?

在追求恰当的多药使用时,作为药物档案综合分析的一部分,医生可能必须使患者停止用药。增加一种药比减少一种药要容易得多,但好的患者管理也可能要求患者停止用药。证据显示,像患者一样,医生也不愿意减掉已经服用很久的药物。例如,居家药盒评价显示家中存放有大量过期的或淘汰的药物,仅为了以防万一(Rubenstein et al.,1991)。同时,随着时间的推移,患者可能会累积用药,医生仅在出现副作用或一个药物事件时才会实施一个综合药物评价。

多药使用的合理管理是公共卫生与老龄化的一个重要挑战。这方面取得的一些成功将可能来自医生和药师之间的合作(Weinberger et al.,2002),以及来自消费者意识的提高和可能增加的监管压力。

小结

患病率和发病率。患病率是指在一个特定时间点人群中患有某一特定疾病的人数,而发病率是指一个有发病风险的人群,在一个特定时间区间内,出现某一疾病新发病例的人数。

患病的、衰弱的和高死亡率的状态。如果公共卫生目标是预防慢性状态的发生或在早期过程中监测慢性状态(一级和二级预防),高患病状态如高血压、心脏病和关节炎可以作为很好的目标。如果目标是使预期寿命最大化,将心脏病、癌症和脑卒中这些高死亡率的状态作为目标是合适的。然而,如果目标是使功能最大化,所有这些精神压力、脑卒中、视力和听力受限的状态能导致高度衰弱,必须被考虑进去。

管理合并症和多合并症。有多个状态经历能导致一系列不好的状态,包括死亡、功能差和卫生服务利用增加。今天,老年人越来越有责任管理他们的慢性状态。虽然过去10年间健康素养已经有所提升,仍有60%～71%的65岁以上老年人处于基本甚至低于基本健康素养的水平,他们可能在发现和评价健康信息可信度、评估卫生保健决定的风险和效益、按处方计算使用量或理解测试结果方面有困难。

美国预防服务专题组。美国预防服务专题组推荐建议被视为临床预防服务的"金标准"。美国预防服务专题组推荐基于从A到I等级的一个表格,其中A表示强烈推荐,B表示推荐,C表示不推荐也不反对,D表示反对推荐,I表明证据不足以做出推荐。在约40个与老年人相关的筛查推荐中,近一半证据不足(I)。剩下的推荐包括5个A、8个B和10个D。在确定推荐时,美国预防服务专题组考虑到信度、内或外部效度、诊断效用(包括敏感性、特异性和阴性或阳性预测价值)和研究设计的检验效度问题。专题小组也考虑筛查后会出现什么阴性结果。尽管同意美国预防服务专题组是预防性服务推荐的"金标准",但如何正确解释证据基础,一些文章观点不一。

公共卫生筛查项目的标准。公共卫生筛查项目的标准超出了美国预防服务专题组确定的范围,包括费用和成本效果、管理的便利性以及随访服务可用性相关的管理考量。

预防和老年医疗保险。在 1965 年建立老年医疗保险项目时,预防性服务不在覆盖范围。经过这些年,老年医疗保险已经增加了受益人可用的预防性服务数量。尤其是自1980 年起,老年医疗保险项目已经被修订数次,增加覆盖了一些具体预防性服务。2006年,增加了处方药。就降低慢性状态流行率而言,这些预防活动是否会节省费用尚不清楚。预测结果指出,尽管失能率下降,但医疗保险费用不受影响,因为一生中的平均费用不变。在接下来 10 年中,医疗保险的财政不足以支撑它的责任。

管理高风险老年人。共担"高风险"的一小部分老年人不成比例地共担了一个高额的医疗保健支出。这些高风险老年人倾向于重复住院,能用重复入院概率(P_{ra})的包括 8 个条目量表的指标识别。条目量表包括自评健康、过去 12 个月的住院天数、过去 12 个月的就诊次数、糖尿病、心脏病(冠心病、心绞痛、心肌梗死)、性别、是否有一位"如果需要会照顾你几天"的人以及年龄。一旦高风险老年人被识别,这个老年人的医疗保健应该被管理,从而使有效治疗最大化、失能最小化。在这个领域中取得进展的三个过程给老年人提供主要效益,包括老年病学评价和管理、慢性病自我管理以及减少多药使用。

第五章　失能与功能

　　失能与功能是公共卫生与老龄化的核心关注点。慢性病患者的患病率随着老龄化程度加深而增高,因此,老年人有失去安全、独立、有效完成日常生活自理和居家相关的活动,以及参与社交及社区生活所需的生理、认知、情感和感觉功能的能力的风险。日常生活自理包括基本的日常生活活动:洗澡、穿衣、打扮、进食以及如厕。居家相关的活动包括购买生活用品、做饭、洗衣和完成日常的家务琐事。参与受限是指因为功能受限而导致参与主要生活活动的减少,这些活动包括工作、志愿服务、照顾他人或参与社会/社区活动,如参与有组织的活动或宗教活动。

　　正如我们会看到的,"失能"这个术语在老龄化相关研究和公共卫生工作中的使用不一致。本章中,我们使用失能作为一个广义的术语,包括生理、认知、情感和感觉功能的下降,完成日常生活自理和居家相关活动存在困难,参与生产、社会和社区生活的能力受到限制。当代偿机制(如调整环境、使用辅助技术或调整行为等)不够或不足以完成困难的任务时,老年人需要他人的帮助来管理自己的日常生活。调整代偿策略的个体,即便没有主诉日常活动存在困难,也属于失能人群,因为他们的能力有受到限制的风险。

　　公共卫生与老龄化专业人员从多领域角度了解失能和老龄化间的交互作用是有益的。人口统计学家更多地关注总体水平的失能趋势和原因,并识别对干预具有较高影响的机会。流行病学家着眼于确定活动受限和功能下降的风险因素,最近又开始分析个体从开始出现活动受限和功能下降到生命末期的轨迹。临床老年病专家强调预防能力丧失,以及在面对这些丧失时,减轻或缓解能力丧失所导致的基本活动进一步受限,如洗澡、穿衣、进食、如厕等基本活动存在困难和依赖。康复和专业治疗领域(作业、物理和语言)的专家关注上述能力的获得和维持,并改变环境,使老年人能参与到更广泛的活动中。

　　公共卫生与老龄化领域关注上述各个方面,但是保持了一种独特的视角:实施项目、创造条件使老年人在进入生命晚期时能良好地维持和最大化身体功能。上述各个领域使用的失能语言在某种程度上略有差别。所以这章我们将从回顾失能的语言和测量开始。

失能语言

　　受过良好训练的研究生都知道,不管是为了完成研究报告还是学位论文,或者公共卫生与老龄化的课程作业,在形成研究假设之前,首先都应该回顾和分析这个主题的相关文献。现在想象你自己对设计一个基于身体活动干预的预防老年人失能发生的公共卫生干预项目非常感兴趣。在 Medline 上检索相关研究,使用"exercise""prevent"和"disability"为关键词,限定为临床或随机对照试验、对象年龄在 65 岁及以上,检索到 10 篇文献。删除了实际上并不是以评估失能或功能为研究终点的 5 篇文献后,剩下的 5 篇文献至少从四个方面定义可操作化失能(或功能):①与移动包括力量、步态和功能性前伸相关的身体功能障碍;②日常任务执行速度和/或步速;③自述在生活自理方面存在困难;④自述在生活自理或移动方面存在困难或需要他人协助。

这一发现(失能的术语的表达方式成百上千)在失能和老龄化研究中并非特例。在某些研究中,失能这一术语可能指身体功能受损;在另外的研究中,可能指陈述在完成日常生活活动时存在困难、需要帮助或接受过帮助。缺乏一个普遍接受和理解的术语妨碍了围绕失能的公共卫生目标的政策讨论。不仅研究者使用这一术语来解释与重要日常生活活动执行有关的各种概念,联邦政策也使用同等广泛的定义。检索美国法典发现有 67 个法案或项目中至少用 14 种不同的方式定义了失能。不管是讨论生命晚期失能人群的规模还是最大限度地干预可避免的依赖和生活质量的下降,或是讨论老年个体和家庭成员丧失生产力的干预措施,清晰地界定这些概念之间的区别非常重要。

缺乏普遍接受和理解的术语及概念会成为巩固失能和促进功能最大化干预相关知识的一个主要障碍。2007 年,医学研究委员会在美国失能的未来报告中推荐、采纳并改良了世界卫生组织(WHO)的国际功能、失能和健康分类,将其作为失能监测和研究的语言。

国际功能、失能和健康分类

国际功能、失能和健康分类中的主要概念见表 5.1。该框架从健康状态的概念开始,围绕疾病、紊乱、损伤和创伤展开。健康状态的示例包括白内障、慢性阻塞性肺疾病或充血性心力衰竭。障碍可能发生在身体功能(如视力下降、肺功能下降、心功能下降)或躯体结构(缺少晶状体或心脏瓣膜狭窄)方面。活动受限指个体在完成学习、交流、移动、自我照顾或居家生活等相关活动时存在困难。参与限制指个体在融入学校、工作或社区生活等生活场景时存在问题。

表 5.1 国际功能、失能和健康分类中的主要概念

健康状态:包括疾病、紊乱、损伤和创伤
身体功能或结构障碍:身体功能或结构上的问题,包括生理、心理和感觉
活动受限:个体在完成学习、交流、移动、自我照顾或居家生活等相关活动时存在困难
参与限制:个体在融入学校、工作或社区生活等生活场景时存在问题
失能:涵盖障碍、活动受限、参与的术语
功能:涵盖身体功能、结构,活动和参与的术语

来源:《美国失能的未来》(医学中心,2007)。

失能和功能被用作为涵盖性术语,准确地反映了目前这些术语被大量用于研究、公共卫生、政策领域。实际上,在国际功能、失能和健康分类的图形框架中,这两个术语完全没有出现(见图 5.1)。

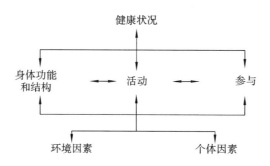

图 5.1　国际功能、失能和健康分类

来源:世界卫生组织发布的国际功能、失能和健康分类(2001)。

图 5.1 中出现了"环境因素"和"个体因素"两个术语,并与所有其他功能领域互相影响。在国际功能、失能和健康分类中,"环境"的定义十分广泛,包括产品、技术、自然环境、人们对自然环境的改造、态度、服务、系统和政策。个体因素是与个人年龄、性别、社会地位和生活经历相关的背景因素。

同时提出的分类系统中的先导性说明(世界卫生组织,2002)植入到了很多文件中,这是完成活动的能力与这些活动的实际执行之间的另一显著差异。前者(完成活动的能力)指个人无须辅助或他人的帮助可完成活动的能力;而后者是指个人完成了某项具体的活动,不管是否有其他支持。

因此,修改后的世界卫生组织模型整合了失能的社会和医学模型。失能不是个体属性,而是个人与环境相互关联的一个特征(世界卫生组织,2001)。相反,将失能定义为仅仅因为健康状态所致,只关注其治疗,是典型的医学模式失能。

作为世界范围内被广泛接受的语言,国际功能、失能和健康分类为公共卫生与老龄化提供了很多便利。首先,它可以同时表达正面和负面的术语(世界卫生组织,2001),因此话题将从失能预防转变到最大化功能。其次,国际功能、失能和健康分类介绍了活动参与的含义,不局限于必要的自我照料和居家生活。老年医学、公共卫生与老龄化在某种程度上已经关注自我照料和居家生活很多年了。国际功能、失能和健康分类有助于研究和政策关注生命周期内不同时点的其他具有价值的活动和生活状态。再次,在国际功能、失能和健康分类中,作为公共卫生核心关注点——环境因素的角色变得清晰。

尽管国际功能、失能和健康分类已具备这些优点,医学研究所(2007)仍在改良和提高国际功能、失能和健康分类方面指出了一些方向,使国际功能、失能和健康分类能更好地服务于研究和公共政策。目前,国际功能、失能和健康分类未明确区分活动和参与,研究者正试图改进这一不足(Jette,Haley & Kooyoomjian,2003;Jette,Tao & Haley,2007)。当前,很多生命晚期调查和研究所使用的测量指标与 Nagi 失能模型相一致,但在国际功能、失能和健康分类中并没有被准确地描述,使其很难结合现有的很多数据资源进行使用。国际功能、失能和健康分类语言也不能直接与生命质量的测量和范式联系起来(见第八章关于生命质量的讨论)。

最后,最重要的是在公共卫生与老龄化的背景下,国际功能、失能和健康分类本身不是一个动态模型。与国际疾病分类系统(ICD-10)一样,国际功能、失能和健康分类是一个固定的分类系统,提供了被国际接受的标准化语言。想要了解预测改变因素和维持功能因素间的动态关系,也可以考虑使用 Nagi 失能模型。

Nagi 失能模型

与世界卫生组织的描述不同,Nagi 失能模型(图 5.2)严格强调了四部分时态及因果顺序。

在 Nagi 失能模型中,病理(如肌肉减少症)首先会导致障碍(如手动肌力测试可证明下肢肌力减弱)。当下肢虚弱达到某个临界值时,开始出现功能受限,可以观察到步速低于相应年龄和性别的参照标准。当步速进一步下降,低于穿过交叉路口所需的最小步速时,个体会主诉过街存在困难或需要帮助,即失能。

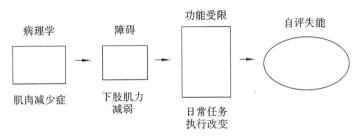

图 5.2 Nagi 失能模型

不同于国际功能、失能和健康分类语言,在该框架中,术语"失能"的定义更加精确:①主诉存在困难或需要帮助;②需要而不是使用或接受协助;③困难或需要与障碍有关,即个人的健康问题。第一部分内容指失能是一种主观评价。第二部分内容强调需要而非使用协助,这一点很重要,因为它强调了需要没有得到满足(Allen & Mor,1998)。只有一部分需要协助的老年人得到了协助,才能避免实际得到协助的老年人进入失能组进而严重低估失能。实际上,困难和依赖有明显且重要的区别(Gill & Kurland,2003),前者(困难)在老年人中比后者(依赖)更普遍。最后,第三部分内容需要个体主诉因为健康状态导致的困难,而不是单纯因为环境限制、个人动机或非健康相关的任务限制。这些区别在某些案例中可能很难界定,因为环境限制也可以认为是公共卫生干预的合法目标,疾病也可能影响动机(如抑郁症)。

Nagi失能模型中也存在模棱两可的地方,例如利用他人协助或设备完成日常生活活动任务的老年人是否可以界定为失能。在对这一模型的详细阐释中,Verbrugge和Jette(1994)在潜在困难间做出了重要的补充鉴别。Agree和Freedman(2003)在探讨障碍时,更多的是指行为代偿,例如使用个人照料、更新设备或改变环境(如居住环境)。个体做出这些代偿来完成日常任务或承担社会角色可以被认为是存在潜在的困难而不是残存的困难,这取决于代偿效果。

Nagi失能模型作为一个框架被用于识别生命晚期出现失能的早期信号。Nagi失能模型用于此的一个优势是其背后坚实的测量传统(Guralnik & Ferrucci,2009)。例如,对于没有主诉移动问题的人群,下肢力量虚弱也可预测未来的死亡率和日常活动受限的出现时间(Guralnik et al.,1995)。与之相似的是,主诉完成日常生活活动没有困难但在完成这些任务时方式发生改变的人群,发生活动受限的风险也会增加(Fried et al.,1996,2000)。最近,Nagi失能模型也用于识别老年人是否存在活动受限风险,以便设计干预来阻止其发生。

但是,Nagi失能模型也有一些局限性。在该模型中,环境不是一个明确的维度,例如文献中的数据更多地关注如何减少个体层面而不是人群水平的活动受限。实际上,很多减少人群残存困难的公共卫生干预措施被忽略了,例如改变红绿灯时间,或者扩大保险覆盖范围使其提供可提高参与度的个人辅助设备或电动轮椅。相反,国际功能、失能和健康分类明确阐释了影响功能的各方面环境因素。

Nagi失能模型也将失能视为一种结局,并使用相对狭义的失能定义。这种方式忽略了日常生活的其他方面,也受到了批评。例如,即使人群日常生活活动严重受限,也能保留非日常生活活动和普通社会生活的能力,相比独立完成日常生活活动,这些能力可能对个体认同和自我价值更重要。例如,国际功能、失能和健康分类提供的语言均有利于研究脆弱老年人社会孤立的有害影响(包括主观和客观)和社会参与(尤其是志愿服务)的有益影响(例如Fried et al.,2004)。

国际功能、失能和健康分类与Nagi失能模型哪种更好呢?这个问题问得不恰当,且设置了错误选项,因为国际功能、失能和健康分类不是用来描述失能的,而是鼓励在管理受损的状况下广泛和综合考虑环境因素和个体因素。Nagi失能模型设置了临床分期,而国际功能、失能和健康分类为采取行动提供了更广泛、常用的框架和语言(Jette,2009)。如作者所言,如果失能不是个体属性,而是不同状态的复杂组合,且很多是由社会环境所致,那么管理失能需要社会行动,社会的共同责任是为失能人群全面参与社交生活做出必需的环境改造(世界卫生组织,2001)。目前,将国际功能、失能和健康分类语言用于动态老龄化研究中已做出了努力(Freedman,2009)。

失能的测量

测量生命晚期失能时以日常生活活动为中心

活动受限一直是研究生命晚期失能的核心关注点。实际上,在完成日常生活任务时避免出现困难和需要帮助是慢性病研究的焦点。慢性病可以引起症状,改变生理、社会、情感和认知能力,增加住院和死亡风险,需要常规服药和就医来监测疾病的进展或治疗,引起行为改变如依赖他人或设备完成日常自我维持活动,造成抑郁或焦虑,以及自我形象和控制感的改变。所有这些结局都是公共卫生调查的合适目标,但是活动受限是核心,因为活动受限对每个替代性结果均具有意义。

第四章中曾描述过,慢性病可能造成困难,使人不能学习、上学、工作、运动、旅行、交谈、开车,不能独立完成基本的日常生活任务,如进食、洗澡、穿衣、梳头、如厕或在床和椅之间移动。简言之,慢性病会导致活动受限或参与限制。前者常被用于生命晚期的生活表达,如日常生活活动(Kate et al.,1963)或个体自我维持活动(Lawton & Brody,1969),之后,在日常生活活动前加上"基本的"或"身体的"前缀,以区别于指代更复杂的居家任务的工具性日常生活活动。

公共卫生与老龄化关注的焦点大部分是日常生活活动。其原因很多,最突出的原因可能是在传统公共卫生领域中,日常生活活动被视为老年人的基本活动,与之对应,将上学视为儿童的基本活动,将工作或完成家务视为成年人的基本活动(Sullivan,1966)。然而,老年人不工作或与年轻人有相近比例的上学率时,我们可能需要重新考虑以日常生活活动为中心的合理性。事实上,Sullivan(1966)的早期分类也将家务活动视为 65 岁以下成年女性的基本活动。

第二个原因是日常生活活动能力是成年人基本且普遍的能力。基本的日常生活活动能力如自己洗澡或如厕能力的丧失是一种严重的威胁,不仅会影响到社交参与和安全,也会影响到成年人的自我价值。这里要注意文化上的差异,在某些文化中,这些独立性是成年人的基本特征(Albert & Cattell,1994)。日常生活活动能力的丧失是慢性病进展过程中的重要转折点。从公共卫生的角度看,为基本的日常生活活动能力丧失的人提供就地服务是一项巨大的代际义务,随着美国人口老龄化,预计还将增加。

第三个原因是日常生活活动的普遍性:所有人都需要完成日常生活活动任务,人们全天或大多数时间都在进行这些活动。因此,可以问所有的老年人,他们在洗澡、穿衣、如厕方面是否存在困难。这些任务没有性别特异性、主观性,也不会随生活方式而发生变化。这不同于其他能力,如工具性日常生活活动能力。工具性日常生活活动能力是家务能力,典型的包括理财、购物、做家务、洗衣服、打电话和服药。完成工具性日常生活活动任务的需求随性别、教育程度、健康状况、生活方式、文化的不同而不同。这一点也同样适用于所谓的高级日常生活活动,例如使用微波炉、录制视频、使用电脑或作为成年人能力指标提及的更普遍的活动。

第四个原因跟测量属性有关,因为这些任务是自然分层的。日常生活活动在任务复杂性、运动和认知需要上有区别,因此在获得和丧失上通常都有一致的顺序(并不是固定的)。早在 1963 年,Katz 等就认为日常生活活动任务在儿童发展时期习得的顺序(开始是进食和移动,随后是如厕和穿衣,最后是洗澡)和老年人在慢性病中丧失的顺序(最早丧失的是洗澡的能力,洗澡是最复杂的任务),与他们在脑卒中或脑损伤后恢复的顺序(最后恢复的能力是洗澡)是相反的。基于此,Katz 认为日常生活活动能力是测量基本社会生物功能的能力。他早期的研究显示在专业照料机构中,几乎所有老年人的失能状态都严格按照这种任务习得和丧失的顺序分层,最后形成了 Guttman 量表。也就是说,不能完成这一系列任务中的任意一项任务的人,几乎通常都丧失了自己洗澡的能力。与之类似,不能独立穿衣的人,通常在自己洗澡时也存在困难。只能独立完成其中一项日常生活活动任务的人,通常能恢复的能力是自己进食。事实上,一项模拟研究显示,一些可替代方式形成了同样好的分层量表,其大部分与最原始的日常生活活动任务顺序有关(Lazirides,Rudberg,Furner & Cassel,1994)。但是,在没有较好建模软件的情况下,Katz 和他的同事(他们在 20 世纪 50 年代末 60 年代初提出这一测量)关于有关条目可扩展性的临床判断是非常准确的。

值得一提的是,自从 Katz 首次提出这个测量方法后,任务的条目发生了很多变化。原版的 Katz 条目包括洗澡、穿衣、如厕(去厕所排泄大小便、排泄完后清理、整理衣服)、移动、控制大小便和进食。这些条目最初是由医疗机构的临床医生用于观察患者而形成的。随后数年,这些测量条目被纳入国家调查和研究中,这些研究通常让社区老年人主诉完成日常生活活动时的困难程度、是否需要帮助、是否使用了帮助。当前的日常生活活动能力测量通常包括一个如厕条目,并增加了室内移动这一条目,在考虑个人梳洗情况时,会增加穿衣这个条目。当然,原版的 Katz 条目也详细地描述了能力的分类。每个条目都使用3 分的标尺来评估,每个评分点都有详细的说明。例如,穿衣的中间状态评分为拿到衣服,不需要帮助自己可以穿上,但是系鞋带的时候需要帮助。当前测量版本主要使用单个基本测量来评估所有的日常生活活动任务:要么有困难(无、一些、很多、不能完成),要么需要帮助(无、有时、总是)。

最后一点,要考虑日常生活活动信息的来源。在选择日常生活活动条目时虽已考虑尽量减少"不适用""不知道"(这些任务都是基本且普遍的)的回答,但由于认知障碍,一小部分"年轻"老年人(75 岁以下老年人中约占 6%)和一大部分高龄老年人(75 岁及以上老年人中约占 20%,护理院老年人约占 50%)仍不能回答这些问题。研究者和临床医生必须依赖代理人代替这些受访者回答日常生活活动问题,即从家人或照顾者那里获取信息。对于能够报告日常生活活动状态的老年人,则应该根据他们自己的判断来界定失能。在讨论生命质量的测量(见第八章)时,这一点也适用。除了本人之外,谁来报告患者在完成日常生活活动时的困难程度比较合适呢(Gill & Geinstein,1994)? 事实上,研究发现患者本人和代理人在报告患者日常生活活动状态上存在中度的一致性,患者本人因素(例如否认、缺乏洞察力、希望得到更高水平的服务)会影响到准确性,代理人因素(例如与患者的接触程度、精神状态、作为照料者所感到的照料负担)也一样会产生影响(Magaziner,Simonsick,Kashner & Hebel,1998)。

　　虽然存在这些局限性,日常生活活动的分层还是高度稳定的。例如,图 5.3 说明,在超过 2000 例的老年人中,可以自行进食和如厕的老年人在洗澡、梳头和穿衣方面仍然存在困难。

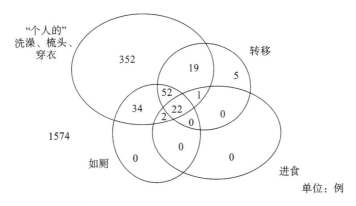

图 5.3　功能状态:华盛顿高地-因伍德哥伦比亚老龄化项目

测量老年人活动受限的困难

　　以基本的日常生活活动和工具性日常生活活动为中心的失能测量已经很清楚,但测量这些基本的任务也不简单。Kovar 和 Lawton(1994)认为在评估自评报告时需要考虑很多因素。具体如下。

　　(1)决定评估哪些活动(可能的工具性日常生活活动数量似乎无限多)。

　　(2)天花板效应(日常生活活动/工具性日常生活活动量表可界定少数失能严重的人群)。

　　(3)环境影响解释问题格式的标准化问题(功能的估计反映个体失能和环境限制的未知组合)。

　　(4)提问方式强调不同组成部分(依赖、困难、受限)的独立影响或混合影响(Gill,Robison & Tinetti,1998)。

　　(5)代理人报告的影响(与老年人自身报告相比,代理人报告更有可能受限,但是对于那些有严重功能障碍的老年人来说,代理人是其唯一的信息来源)。

　　(6)文化差异的相关性(社会或文化所指定的角色都会明显影响工具性日常生活活动任务的完成)。

（7）认知因素影响对问题的理解（"从他人处得到的帮助"可能是持续的帮助、暂时的帮助、直接的帮助，也有可能是获得辅助设备）。

另一个与提问差异相关的挑战是是否评估了潜在或残存困难（Freedman，2000）。即有些人提问很明确，如"没有帮助或特殊设备，你会有困难吗"，而有些人则提问很简单，如"你在_____时存在困难"。前者的问题使回答者可能不会考虑他们使用的辅助设备的"特殊性"，而那些一直使用辅助设备的人会基于假设来回答问题；后者则比较模糊，尤其是对于那些不是一直用同一种方式来完成某项任务的人（例如只在某些时候使用拐杖的人）。

这些测量挑战可能是导致使用全国性调查结果估计日常生活活动受限的发生率不一致的原因。最近一项经典研究中，Wiener，Hanley，Clark 和 Van Nostrand（1990）认为，20 世纪 80 年代全国性日常生活活动失能调查中，大量变化跟这些因素有关：是否认定为日常生活活动失能需要持续一段时间而定，是否区分了需要帮助、接受了个人辅助、使用特殊的设备、备用帮助。老年人接受各种日常生活活动帮助的比例为 5.0%～7.8%。接受帮助最常见的定义为"从他人处获得帮助"，这个差异也很大。这些差异表现在失能人群日常生活活动的各个层面，有些需要帮助的发生率较高，例如洗澡（4.6%～6.3%），有些则较低，如吃饭（0.7%～2.5%）。

Rodgers 和 Miller（1997）进行了一项类似的研究，在超高龄老年人资产和健康动态研究（目前是健康和退休研究中最早的队列）队列中分析了在日常生活活动的六个方面报告困难和接受帮助的发生率。在访谈结束时，来自现有的健康和老龄化调查的受访者被随机分配补充的日常生活活动问题。因此，与 Weiner et al.（1990）的比较不同，Rodgers 和 Miller 的研究使用了同一个样本。研究结果见表 5.2。

表 5.2　高龄老年人资产和健康动态研究队列：活动受限的流行情况，健康访谈调查老龄化补充项目和国家长期照料调查（70 岁及以上社区居民）

	接受帮助		有困难/有潜在困难		有困难/问题	
	活动受限的流行情况	老龄化补充项目	活动受限的流行情况	老龄化补充项目	活动受限的流行情况	国家长期照料调查
行走	3.2	3.9	17.2	24.3**	19.3	6.7**
穿衣	3.8	2.7	8.9	5.0**	10.0	4.6**
洗澡	3.9	3.1	8.0	6.3*	7.9	5.8**
吃饭	2.6	0.8**	3.9	2.1**	2.7	1.0**
转移	1.3	1.8	6.5	6.9	7.8	3.5**
如厕	0.6	0.6	1.9	3.4**	2.4	1.6*

续表

	接受帮助		有困难/有潜在困难		有困难/问题	
	活动受限的流行情况	老龄化补充项目	活动受限的流行情况	老龄化补充项目	活动受限的流行情况	国家长期照料调查
全部	9.1	6.7	26.7	24.1+	24.4	10.8+
N（模型）	N＝845(3)				N＝915(4)	

注：* $p<0.05$，** $p<0.01$，代表活动受限的流行情况的差异；+表示没有统计学检验。

来源：《一个老年人自我照料问题调查的比较分析》，作者 W. Rodger 和 B. Miller，1997 年发表在《老年学期刊》。

我们注意到，调查和受访者均相同的情况下，测量困难存在的差别比测量帮助存在的差别要大。高龄老年人资产和健康动态研究和国家长期照料调查所报告的发生率截然不同：一个约为 24％，另一个接近 11％。这一显著差异对公共卫生的潜在影响巨大。仅考虑为社区中 24％和 11％的人提供支持的成本差异，就能体会这些差别的意义。虽然并没有确切地比较这些统计检验，但是鉴于所有高龄老年人资产和健康动态研究和国家长期照料调查中询问自我照料条目的差异（包括一些非常小的差别）仍有统计学意义，也可以认为这些差别有统计学意义。

能力测量：基于表现的测试

受 Nagi 失能模型中的功能受限启发，执行活动能力通常包括报告有困难或需要帮助，这已达成了全球共识；例如，"没有他人或特殊设备的帮助，你自己在爬楼梯时存在多大的困难？"前面已经解释过，这类问题使理解有困难（栏杆或我自己的手杖算特殊设备吗），而且也需要应答者考虑假设的情况（如果我不借助栏杆或手杖，爬楼梯会有困难吗）。

幸运的是，目前在公共卫生与老龄化领域，基于表现评估来测量能力的工具越来越多。根据一个标准化的方案，身体表现测量包括个体移动或执行一项任务。一名接受过培训的观察者根据目标和预先设定的标准评定表现。目前已形成了若干组件，用于测量基本功能（力量、平衡性、协调性、灵活性、耐力）、身体活动（步行速度）和目标导向的功能（日常生活活动和工具性日常生活活动）。例如，简明身体表现组件（Short Physical Performance Battery，SPPB）（Guralnik et al.，1994）评估个体步行 4 米和从椅子上反复站起所需的时间，然后让个体保持非常复杂的姿势。先确定这三个测试中每一个的四分位间距，然后用 0（三个测试中都表现最差）到 12（三个测试中都表现最好）来评价身体表现。这些测试可以用于人群研究，如老年人流行病学研究（Established Populations for Epidemiologic Study of the Elderly，EPESE）和女性健康与老龄化研究（Women's Health and Aging Study，WHAS），由访谈者在家中进行，目前也嵌入基于人群的研究设计中，如大型的国家研究项目，健康与退休研究（Health and Retirement Study）和英国老龄化纵向研究（English Longitudinal Study of Ageing，ELSA）。简明身体表现组件的评估结果可以作为活动受限发生率的强预测因子（Guranlik，Fried，Simonsick，Kasper ＆ Lafferty，1995b；Guralnik et al. ，2000），而且在发现个体改变时有实际应用价值（Guralnik et al. ，1999；Onder et al. ，2002）。

从作业治疗领域引进的其他工具同样有用，因为它们强调了完成一系列活动所必需的先决能力。在之前提到的活动和过程技能评估（Assessment of Motor and Process Skills，AMPS）中，作业治疗师获得基于表现的特定活动和认知能力评分，并将其用于评价提前确定的54项工具性日常生活活动/基本的日常生活活动任务中2项任务的完成情况（Fisher，2006a，2006b）。作业治疗师在完成活动和过程技能评估的5天培训项目后，可以进行评分。基于不同患者作业治疗中积累的丰富经验，每一项活动和过程技能采用4分的标尺进行评分（胜任、有问题、无效、缺乏）。这些技能（和维度）见表5.3。

表5.3　活动和过程技能的评估

活动和过程技能评估中的活动技能：
体位：稳定、整齐、位置
活动：行走、伸牵、弯曲
协调性：协调、操纵、流畅
力量和活动：移动、转移、举起、校准、抓握
能量：持久
活动和过程技能评估中的认知或过程技能：
能量：步数、参与
使用知识：选择、使用、处理、注意、询问
临时组织：发起、持续、按顺序、终结
空间和物体：寻找/定位、聚集、组织、恢复、缓解
适应性：注意/反应、适应、调整、效益

活动和过程技能评估的一个重要优势是使用了多维度Rasch测量模型。Rasch测量模型用于：①测量完成54项任务的困难程度；②确定完成每一个技能条目的困难程度；③在单独的活动和认知/过程技能维度，将这些技能评分和任务困难程度进行综合评估，为个体形成一个独立的评分。结合常见的技能条目，活动和过程技能评估可能可以用于比较受访者完成不同任务的能力。

该评估的优势是明确关注了老年人用于完成任务的各项技能，而且可以在居家环境中从前瞻性和生态学的角度来观察这些任务的完成情况。这使其区别于之前的工具性日常生活活动或基本的日常生活活动的表现评价（如 Karagiozis，Gray，Sacco，Shapiro ＆ Kawas，1998；Lowenstein et al. ，1992；Muharin，DeBettignies ＆ Pirozzolo，1991；Myers et al. ，1996），之前的工具性日常生活活动或基本的日常生活活动表现评价局限于少数几项任务，需要个人完成其在正常活动中可能不会进行的活动，而且也不会评估完成所有工具性日常生活活动或基本的日常生活活动任务所需要的能力或技能。

环境测量

国际功能、失能和健康分类的出现强调了在评价老年人执行日常活动中完善环境测量的必要性。实际上,辅助技术和物理环境测量的扩展使分析人员能更全面地理解不同人群失能率变化的原因,也能进一步理解个人层面提高独立性和参与度的适应过程和干预。

Keysor(2006)总结了环境测量的三种常见方式。第一种方式包括评估个体对环境如何影响其参与度的主观感受。例如,CHIEF(Whiteneck et al.,2004)是一个 24 个条目的自评工具,询问个体在过去的 12 个月内,环境障碍是否经常成为一个问题(如果是,那么是一个很大的问题还是小问题),CHIEF 关注与态度和支持、服务和帮助、物理和建筑结构、政策、工作和学校相关的障碍。从字面上看,第二种方式观察研究对象,并归纳他们对物理环境回避和/或经受的不同特征。例如,Shumway-Cook 及其同事(2003)使用这种方式评估了物理环境中可能影响移动力的 8 个维度:暂时的情况、身体负荷、地形、姿势变换、距离、密度、注意力和周围条件。第三种方式是请研究对象归纳环境中出现或缺失的特征(而不是提前将这些内容认为是障碍)。Keysor、Jette 和 Haley 的 36 个条目的家庭和社区环境工具,以及老龄化和技术工具的预研究(Pilot Study of Aging and Technology,PSAT)(Freedman,Agree & Cornman,2005)是第三种方式的实例。

临床研究和全国性调查会使用这些测量方式。老龄化和技术工具的预研究中的条目也被整合到了 2006 年的健康与退休研究的试验模型中,用来评估 52 岁及以上成年人家中是否已有辅助性居家设计或购买和使用辅助性居家设备。结果显示辅助性的居家特征很常见,这组人群中 78% 的成年人家中有 1~2 种,37% 有购买过,53% 在过去 30 天有使用过。作为公共卫生与老龄化的特别关注对象,近似老年人或老年人中,1/4 的人有风险需要家居改造,即这群人有活动受限,且在入门处、房间或浴室里(淋浴、盆浴或马桶所在的区域)有难以克服的障碍。有老年医疗保险的成年人通过失能保险项目被认定有风险需要家居改造的机会增大,这提示可能有一个项目可以帮助这群人。

失能流行趋势和积极预期寿命

人口统计学家对于人口老龄化中"延长老年人健康寿命的意义是什么?"很有兴趣。简言之,其研究的问题是老年人究竟是以良好的健康和功能度过延长的寿命,还是以依赖状态度过?

流行趋势

这个问题的早期研究结果显示,寿命延长意味着健康状况恶化,表现为活动受限和慢性病增加。一些研究者质疑这些增加是否与该时期社会力量有关,这使得失能的报告更具可接受性。20 世纪 80 年代和 90 年代早期的证据不一致,Manton 及其同事(Manton,Corder & Stallard,1993)首先发现了活动受限比例的大规模下降,Crimmins 及其同事(Crimmins,Saito & Reynolds,1997b)的结论是没有明显的持续下降趋势。美国国家研究委员会下属的国家统计局对不一致的研究做了回顾(Freedman & Soldo,1994),得出的结论是,老年人工具性日常生活活动受限比例轻度下降,但日常生活活动变化趋势不一致。

自那次研讨之后的 15 年里,不少研究开始关注生命晚期的失能趋势。一篇由 Freedman,Martin 和 Schoeni(2002b)发表的综述比较了调查研究和一系列发表结果的流行趋势,包括身体、认知和感觉受限以及日常生活活动和工具性日常生活活动受限,并强调了方法学的考量。在纳入的 16 个研究中,作者为了分析趋势比较了 8 篇不同的调查文献:其中 2 篇质量非常好,4 篇质量较好,1 篇质量较差,1 篇比较混杂(好或差,取决于结果)。质量较好或非常好的研究中均报告了明显的工具性日常生活活动受限。例如,美国国家健康访谈调查(National Health Interview Survey,NHIS)的结果显示,1982—2004 年,工具性日常生活活动(不是个人照料)如购物、做饭和理财,需要帮助的 70 岁及以上老年人比例下降了 6%。通过再分析国家长期照料调查的数据发现,1984—1999 年,理财、购买食材和洗衣服这三种工具性日常生活活动受限明显下降;然而报告日常生活活动或工具性日常生活活动受限的人群中,失能的严重程度随时间而增加(Spillman,2004)。

在这篇综述发表时,日常生活活动如洗澡、穿衣、如厕、在房间内走动存在困难的美国老年人比例是否下降仍有争议。一个技术工作小组分析了 1980—2001 年在 5 个国家开展的全国性调查,并找到了答案(Freedman et al.,2004)。由 12 人组成的专题组选择以 70 岁及以上老年人为样本,开展方法学统一但调查资源不相同的研究。他们发现,20 世纪 90 年代中期和末期的失能文献中,日常生活活动存在困难和日常生活活动需要帮助两个常用测量指标的使用频率持续下降,每年下降 1%~2.5%。分析日常生活活动中利用帮助或设备这一指标的使用频率时,结果不一致。在比较不同调查的结果时,该小组发现时间段、失能的定义、住院人群的治疗和基于年龄标准化的结果是重要的影响因素。

近来,国家长期照料调查的结果也显示,1999—2004 年以上两个常用指标的使用频率出现了持续下降(Manton,Gu & Lamb,2006),但是其他调查如老年医疗保险受益人调查(Federal Interagency Forum on Aging-Related Statistics,2008)的结果显示,任何受限都可能处于一种平稳状态。对于即将步入晚年的几代人的变化趋势也存在争议(Martin et al.,2009;Soldo,Mitchell,Tfaly & McCabe,2007;Weir,2007),还有学者警示,工作、年龄段、成年人的肥胖和其他潜在失能状态趋势可能会抵消生命晚期功能的促进作用

(Bhattacharya,Choudhry & Lakdawalla,2006;Sturm,Ringel & Andreyeva,2004)。因此,如何使这些不同的研究结果保持一致仍然是人口统计学家关注的重点。

积极预期寿命的趋势

流行趋势的测量是制定政策和计划的有力工具,但是不能提供是否积极增加寿命的信息。积极预期寿命的测量需要了解老年人生活不受限制的年限。积极预期寿命是一项综合衡量指标,它结合年龄特异性死亡率和年龄特异性活动受限的信息。一些研究者使用横断面的活动受限信息(Sullivan方法),其他研究者在测量时考虑纳入转移概率,不管是哪种方法,概念都是相似的:在考虑年龄特异性活动受限和死亡率的假设终身队列时,个体不受限制生活的平均年限。比较随时间变化的积极预期寿命,效度也会面临与流行趋势相同的风险。

研究展示了什么? 20世纪70年代的研究显示,积极预期寿命随生活受限时间的延长而增加,但是这种趋势在20世纪80年代和最近出现了反转。三项研究使用不同的测量方法(Cai & Lubitz,2007;Crimmins et al.,1997b;Manton et al.,2006),得出了惊人相似的结果:三项研究均显示积极预期寿命在增加,没有活动限制的预期寿命比例也在增加。第四项研究(Crimmins,Hayward,Hagedorn,Saito & Brouard,2009)显示,20世纪80年代至90年代,积极预期寿命处于稳定水平:活动受限减少,恢复机会增加,有一项活动受限的70岁人群死亡率下降。

趋势和原因不平等

从公共卫生角度看,我们可能会问,所有组别的这些趋势都相同吗,或是否有组别落后于这个趋势?虽然证据很薄弱,没有多少人会期待,也没有统计学检验来判断这些差异是否有偶然性,但是将人群以主要的种族和社会经济地位划分时,就有答案了。在进行了这一检验的为数不多的研究中,Schoeni、Martin、Andreski和Freedman(2005)发现,1982—2002年,黑人与其他组别的活动受限有明显的差异,不同社会经济地位的组别之间也有普遍差异。教育引起的活动受限发生率和积极预期寿命差异也很明显。例如,高中以下教育水平的老年人,其基本活动受限发生率增高。而高中以上教育水平的老年人则下降(Schoeni et al.,2005)。相似的,Crimmins及其同事在一项研究中发现受教育水平较高的人死亡率下降了,即积极预期寿命百分比增高,但受教育水平较低的人死亡率较高(Crimmins & Satio,2001)。

在寻找促进生命晚期失能发生率下降的方法时,我们会问,形成这些趋势的原因是什么? 随着婴儿潮出生的这批人即将步入生命晚期,这些因素会持续下去吗?目前已有来自四个领域的解释:人口统计和社会经济的变化;慢性病及其治疗的改变;潜在的生理、认知和感觉功能的变化;环境的改变,尤其是辅助设备的使用在增加。

研究显示,失能发生率下降是多种因素共同作用所致,而不是某一种潜在变化的结果(Schoeni,Freedman & Martin,2008)。例如,与20世纪80年代的队列相比,这种变化部分归因于现在的老年人受教育水平更高。当然这些改变也只是活动受限发生率下降的部分原因,而非全部。一项分析显示,教育水平的持续升高有利于老年人功能的提高,虽然速度是递减的(Freedman & Martin,1999)。

其他证据也显示,近几十年来,有失能表现的慢性状态也在减少。尤其是关节炎、视力相关问题如白内障和心血管疾病更难以使老年人衰弱,尽管这些疾病和相关状态的发生率在老年人中不断增高(Schoeni et al.,2008)。可能是这些疾病的早期诊断和良好的管理降低了致疾率,但是目前仍然缺乏支持这一可能性的证据。

关注的第三个领域是潜在的生理、认知和感觉功能的变化。虽然自我评估的能力(使用Nagi功能受限模型——身体活动如前伸、弯曲和上举存在困难)均大幅度下降了(Freedman,Martin & Schoeni,2002b),但由于数据有限,目前没有对表观趋势进行研究。关于老年人认知功能变化也没有较好的证据,尽管在这方面可能有一些积极的变化(Langa et al.,2008)。跟10年前相比,现在视力受损似乎最不可能使人衰弱,可能是因为过去10年做白内障手术的人增多了(Schoeni et al.,2008)。

最后一个领域关注辅助技术在失能变化中的角色。众所周知,帮助老年人应对生命晚期失能的协助形式正在发生变化,报告功能下降的人群对于非个人照料技术的使用明显增加(Freedman,Agree,Martin & Cornman,2006a)。一些研究者也将工具性日常生活活动失能的下降归因于现代便利设施的可及性,例如购物不必去商店,理财不必去银行,微波炉可以方便做饭(Spillman,2004)。而且,很多老年人居住在可以提供辅助完成这些任务的支持性居家环境中,例如连续性照料退休社区、生活协助机构和其他退休社区。目前,这些普遍使用的技术和特殊的居家环境还没有被量化。

失能流行病学:功能丧失的风险因素

前瞻性队列研究能非常有效地帮助识别生命晚期增加活动受限风险的因素。在这些研究中,定期追踪基线日常活动没有困难的人群。记录出现失能的时间,通常时间周期为1~2年,有时也会更频繁。我们可以确定事件的发生(新),然后回到基线评估比较这些人和那些永远不会出现研究终点事件的人有何不同。通常,我们会计算一系列的基线风险因素,然后计算某个因素独立于其他因素导致个体出现这种情况的相关风险。与失能这一结局相关的特征是"风险因素";降低事件发生率的特征被称为"保护因素"。我们常通过logistic回归模型来估计这些风险,如果想把时间维度纳入分析的话,也可以用风险比例模型(例如随时间发生,而不是简单地发生)。

在一篇关注可调整的功能丧失风险因素的综述中,Stuck及其同事(1999)总结了大量相似研究的结果。因为研究设计存在差异,包括队列的人口结构、随访时间间隔、损耗的处理、风险因素的分类、对抗风险(死亡和失能)的处理,因此研究结果也是不同的。即便如此,这篇综述从不同研究中找到了共同点。预测功能丧失的共同因素包括认知、视力及下肢障碍,抑郁,并发症,高/低体重指数,社交接触少,身体活动减少,抽烟也是预测功能丧失的一致性预测因素。Stuck 也指出了需要进一步探讨的领域,例如生物因素(早期的失能路径)和环境。

在 Stuck 的综述之后,两个方向的研究都有了进展。在生物学方面,已经发现了失能的潜在生物标志物。例如,血浆蛋白水平同时是活动受限和死亡的风险因素。在老年人流行病学研究队列中,基线时,血浆蛋白浓度与活动受限呈强相关。按基线功能进行分类的随访研究中,较高的血浆蛋白浓度与较高的死亡风险有关联。当前正在研究与功能相关的新的生物标志物,包括 C 反应蛋白、白介素-6(IL-6)及其他细胞因子。

此外,对炎症、脆弱、引起活动受限的身体能力丧失间关系的认识也取得了进展。慢性炎症,白介素-6、纤维蛋白原、C 反应蛋白、肿瘤坏死因子-α 水平的升高,以及血浆蛋白水平的下降,都与肌肉量的减少(肌肉萎缩)、身体能力低、食欲减退和其他的脆弱症状相关。例如,在妇女健康与老龄化研究中,较高水平的白介素-6 和 C 反应蛋白都能分别预测独立完成日常活动存在困难的发生率(Ferrucci et al.,1999)。这一机制是因为白介素-6 有分解代谢肌肉的作用,白介素-6 会导致肌肉减少症,进而引起下肢肌力的丧失。这一点反过来会导致活动和基本的日常生活活动受限。膝伸肌力和步速改变的例子也说明白介素-6 会影响肌肉量,这种效应会增加失能的风险。当把肌肉量的变化纳入回归方程时,白介素-6 导致失能的风险会下降。这种风险下降暗示肌力的改变本质上是高白介素-6水平引起新的失能的因果路径(Ferrucci et al.,2002)。这是因果关系的一种间接表现,但这与其他研究的结果是一致的,较高的白介素-6 水平与较低的肌肉量和肌力相关(Visser et al.,2002a),以及较低的肌肉量与较差的下肢功能相关(Visser et al.,2002b)。强有力的证据应该是白介素-6 水平升高的人群失能风险增高,或者白介素-6 水平下降的人群失能风险降低,可能是治疗干预的结果。这些不断增加的研究也暗示,可以开展干预策略防止白介素-6 及其他细胞因子影响肌肉量的调查研究。

在考虑环境影响时,最近也有研究开始关注邻里街区在生命晚期功能促进或阻碍中的角色(例如 Balfour & Kaplan,2002;Clarke & George,2005;Freedman,Grafova,Schoeni & Rogowski,2008;Schootman et al.,2006)。例如,Balfour 和 Kaplan(2002)发现加利福尼亚州阿拉米达县 55 岁及以上老年人的功能丧失与自我报告有邻里街区问题相关,包括噪声过大、夜间灯光过暗、交通繁忙、公共交通工具不足。Clarke 和 George(2005)发现,生活在北卡罗来纳州 65 岁及以上老年人中,居住人口密度低的老年人报告完成工具性日常生活活动任务(如购物、理财、整理家务)的独立性更好,而那些居住人口密度高的老年人反过来会报告功能受限和不能自理。Schootman 及其同事(2006)发现,居住在密苏里州圣路易斯的中年非裔美国人中,居住在 4~5 分(一般)环境中的老年人出现下肢功能下降的风险是居住在 0~1 分(差)环境中的 3 倍。Freedman 等(2008)将水平面和县级数据与全国代表性健康与退休研究数据联系起来,发现邻里街区的经济优势与男性和女性下肢活动受限低风险相关,建筑环境的高度连通性与男性工具性日常生活活动受限低风险相关。

这些研究尚未提供相关信息以使社区能为老年人功能和健康营造支持性环境。幸运的是,纽约家访护士的优先行动在这方面取得了进展(Feldman,Oberlink,Simantov & Gursen,2004)。社区是老年人日常生活的主要场所,AdvantAge开始探索什么是老年友好型社区。通过与4个社区的人群进行交谈,他们从4个维度定义了老年友好型社区:①关注基本需求;②优化身体健康和健康完好状态;③使脆弱或失能老年人的独立性最大化;④促进社会和公民参与。随后,他们发展了33个条目的工具来评价社区的老年友好性(Feldman & Oberlink,2003)。他们使用这33个条目来调查10个社区的老年人对社区的感受,结果以图集的形式反馈给社区。基于1,500名老年人的全国性调查结果(Feldman et al.,2004),为这些社区提供了可用的标准,因此,社区可以参照这个标准来比较各项指标。全国性调查比较了两组老年人的不同体验——精力充沛且成功老龄化的老年人被称为"幸运的大多数",人数少的组被称为"脆弱的小部分"。后者缺乏足够的资源,生活在不健康、没有支持,有时甚至是危险的社区中。

在一个同样重要的配套项目中,优先行动为促进老年人健康和独立制定描绘了最佳方式。结果报告强调了社区项目成功的一些关键"成分"(Feldman & Oberlink,2003)。这些成分对社区干预的成功是基础性的(不管是否与老年友好性或者其他任何公共卫生与老龄化主题相关),我们将其总结如下。

(1)各类利益相关者在项目的计划、实施和生命周期中给予支持。

(2)社区知识和如何为社区量身定制项目。

(3)领导力——包括领导机构和人员两方面。

(4)"正确"的领导机构和人员。

(5)与所有参与者建立并维持关系。

(6)定制消息的市场化。

(7)根据社区需求改变和提高灵活性。

信息提供给参与优先行动的社区,用于帮助老年人发出自己的声音,同时识别出老年障碍和提供应对措施。

临床前景:确定失能路径

为了预防老年人的失能进程和衰弱,一个较好的目标人群是日常生活活动能力下降的老年人——移动受限、上下肢活动受限、感觉受限和轻度认知障碍。在国际功能、失能和健康分类语言中,通过关注上述活动的能力,可以确定个体是否有活动受限和参与限制的风险(放到Nagi失能模型里,在失能之前测量功能受限是很重要的)。这个目的是对一些在日常生活活动能力或技能中已表现出限制的个体进行分析,确定他们失能的相关因素。例如,有序完成一项任务、组织一个工作空间或保持身体成直线在作业治疗的研究中已经得到了较好的分析,也有明确的评分标准,如 AMPS(Fisher,2006a,2006b)。

能力与表现之间的联系

在执行日常活动(功能受限)和工具性日常生活活动/基本的日常生活活动受限中,活动力和认知技能之间有什么关系? 这个领域里的第一个研究报道了腿部肌力与步速之间的关系。Buchner 等(1996)发现了在健身器上测得的腿部肌力与步速之间的关系不是线性的。在这个非线性关系(或平坦的 S 形曲线)中,确定了三个区域,假设关系见图 5.4。该图展示了步速与洗澡有困难或需要帮助间的相关性,步速是测量移动能力的,洗澡有困难或需要帮助是测量活动受限的。然而,这类能力与活动受限间的非线性关系已经通过其他指标得到了说明,包括平衡性和步速,以及步速和工具性日常生活活动/基本的日常生活活动指标(Jette,Assmann,Rooks,Harris & Crawford,1998)。

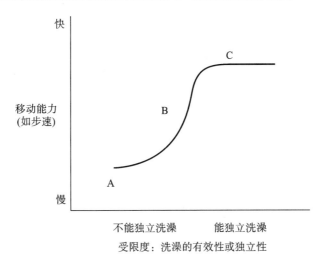

图 5.4　移动能力与洗澡失能间的假设关系

当步速极低时,个体是不能行走或站立的,洗澡的能力也是完全丧失的。平整的曲线(区域 A)显示步速超过某个最小值前(虽然有很小的改善),洗澡受限都不会改变。换言之,洗澡需要的腿部肌力或步速有一个临界值。一旦突破了这个临界值,步速与洗澡的独立性是直接相关的,如区域 B 所示,腿部肌力或步速每增加一个单位,洗澡的独立性或效率(或容易程度)都会相应增加。一旦腿部肌力或步速超过了这个界限,就会到达第二个临界值,如区域 C 的起点。进入这一点后,腿部肌力或步速的额外增加,都不会引起洗澡效率的变化。考虑到这一任务的生物机械特性和人体工程学特性,个人可以尽可能有效洗澡时,腿部肌力的增加可能有利于生理储备,但是不会影响洗澡的速度或效率。超过了这个临界值,力量或技能的增加不会减少失能,只会增加储备(Buchner et al.,1996;

Sonn,Frandin & Grimby,1995）。

确定这些临界值可能有重要的临床意义,可在连续的能力、生理或认知上指出一个点,以表示能力受到影响或限制。这些临界值也有助于为干预和康复项目设置目标。例如,某个临床试验想通过提高肌力来预防或减少活动受限,如果选定的目标人群处于区域C,则这些人群不会受益,因为这些人群已经超出了提高肌力会影响日常任务表现的范围。同样,在区域 A 只有能力得到很大的提高才能看到活动受限的减少。通过比较,我们会发现,区域 B 的人群是这个试验的最佳目标人群。在这组人群中,潜在能力的细小改变都可以转变为独立性和效率的提高。

Bucher 等(1997)的研究显示,基于上述考虑,运动临床试验中考虑这些相关性可降低跌倒发生率。这个试验是"脆弱和伤害:干预技术的合作研究"的一部分,"脆弱和损伤:干预技术的合作研究"。该研究招募了功能极度受限的老年人,所有这些老年人都不能准确无误地完成八步串联步态试验,所有人的膝伸肌肌力都低于正常身高体重人群的50%。该研究发现通过耐力和肌力训练可以增加等速肌力和有氧能力,但是不能改善步速和平衡。该研究没有发现上述益处(损伤减小并不能改善功能受限),说明研究在设置纳入标准时过于严格。该研究中纳入的对象近似或已经属于图 5.4 中的 A 区域了,所以潜在的能力改善并不能使功能受限下降。实际上,在该研究中,干预组 1 年内的跌倒发生率为 42%,好于对照组的 60%,但是居住在社区的老年人的跌倒风险并没有差异(Tinetti,Speechley & Ginter,1988)。Bucher 总结认为:"研究中纳入了功能处于大幅下降边缘的人群,运动阻止了功能的进一步下降。"更有效的设计应该考虑纳入功能受损没有那么严重的人群。

潜在能力与活动受限的非线性关系也同样见于认知能力的保持。图 5.5 是功能受限(由照料者陈述)的散点图,描绘了被照料者在认知评估中出现的错误次数,该样本从诊断为阿尔茨海默病的老年人的照料者中抽取。得分从 24 分(最高分:能独立完成 12 项任务)到 0 分(最低分:完成所有 12 项任务均需依赖他人)。老年人同时完成了 15 个条目的认知筛查测试,测试中的条目包括一系列简明认知状态测试题目(CARE-diagnostic screen)(Gurland et al.,1995)。这些条目评估定向力、短期记忆、注意力和语言能力。这个散点图按患病数量进行分层,能更好地分离认知能力对日常活动依赖性的影响。

使用曲线回归模型绘制的最小二乘法回归线见图 5.5。引入二次方程后,不考虑其他患病情况(粗线,$n=78$),模型的 R^2 从 0.41 提高到了 0.52,提示非线性曲线模型的拟合优度更好。相反,对于有其他疾病的两组,线性模型的拟合优度更好。认知受损的个体在无其他疾病时不太会报告功能受限,直到他们在认知筛查中出现了 5 个及以上的错误。这种关系可以跟那些认知严重受损且合并一种、两种或多种疾病的个体进行比较。这些个体在认知能力的各个水平上都会报告更多的依赖性。我们可以得出结论:认知受损与活动受限的关系跟生理指标与失能的关系是一样的。

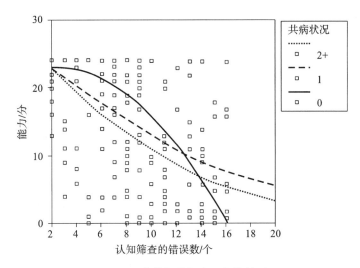

图 5.5 失能与认知水平间的关系

角色适应

国际功能、失能和健康分类语言和 Nagi 失能模型都会讨论代偿过程和环境改造,其目的是防止能力下降导致活动受限或参与限制。目前主要存在四种改造类型:改变活动的完成方式(例如频率、持续时间或姿势),使用辅助技术,改变环境支持活动的执行,依赖他人的帮助。后者受到更多的关注,尤其是照顾老年人时,而可能促进活动独立执行的其他居住设施改造最近才受到关注。

适应是简单地改变任务的频率或改变任务的完成方式,这也许是最常见的,但也是研究得最少的(Weiss,Hoenig & Fried,2007)。适应是首要的且最基本的应对方式。如果因为肩关节活动受限导致洗头困难,个体的第一反应可能是降低洗头的频率或改变洗头的方式,如只在可能获得他人帮助的时候才洗头。这些是对轻到中度功能受限的有效修正。随着功能受限的发展,不进行有效的修正,个体几乎不可能完成日常生活活动任务,这些修正包括改变物理环境(在水盆中而不是淋浴时洗头、使用扶手杆或洗头凳、使用淋浴盆)、依赖他人协助(帮助进入浴盆、平衡支持、他人协助使用洗发露)。

在代偿其他领域的能力下降时,其他能力也进行了多种形式微妙的行为调适。例如,平衡能力严重不足的老年人,在完成日常任务时仍然表现良好,如吸尘、做饭,这些老年人很可能常常依赖其他辅助设备来克服影响日常任务执行的平衡障碍。关于这一过程,虽然这一效应的运动学和神经生物学效果已经很明显了,但我们知之甚少。有一个简单的例子:轻度认知障碍的老年人在完成记忆任务时比预期要好,功能性磁共振检查时发现这些老年人在使用大脑的其他区域。这些老年人可能使用了记忆术或其他的策略来完成这个记忆任务,或者利用了大脑其他相关区域的功能。这些微妙的变化可能提示,个人的能力可能会通过使用储备的、相对闲置的能力而增加。跟其他的行为调节相比，人们对这个过程的探索虽不够透彻，但其也同等重要。可以建议大量广泛地使用康复技术来指导老年人（实际上，也包括所有面临能力下降问题的人），通过利用其他的残存能力重新构建他们执行任务的方式。

前面已经提到，界定活动受限人群的一大挑战是这种成功适应的人群可能不会报告完成任务时存在困难。毕竟，他们成功地完成了这些任务，而且还成功地克服了可能会引起的困难。个体通过行为改变来代偿潜在能力的变化是重要的线索，临床医生可以预测哪些人会出现活动受限、哪些人可以从预防活动受限进一步发展的干预项目中受益。例如，报告日常生活活动没有困难，但是日常生活活动频率下降的人群，其握力、步行速度、灵活性、平衡得分都有下降，而且有较高的风险出现日常生活活动受限（Fried et al.，1996）。

当然，辅助技术和环境改造的使用已经越来越广泛。例如，Cornman 及其同事（2005）发现，在几个全国性调查中，65 岁及以上老年人使用辅助设备的比例为 14％～18％，85 岁及以上老年人使用辅助设备的比例则为 39％～44％。在移动和洗澡时使用设备的比例较高，如厕和转移时的比例较低。有一个问题是，使用了这些辅助设备的老年人往往不会报告在日常活动中存在困难，因此，潜在的一大组人群会被忽略，这些人使用了辅助设备但报告日常活动没有困难。如果把这组人也包含进来，前述辅助设备的使用比例会更高，而且因为能力下降而处于活动受限风险的人群比例也会更高。

在很多老年人中，辅助技术缩短了能力和环境之间的差距，这一点并不奇怪。以国家健康访谈调查 1994—1995 年的失能补充为例，Verbrugge 和 Sevak（2002）发现，在降低困难方面，只使用设备或同时使用设备和他人协助比单独使用他人协助更有效。为了解释这个结果，他们认为："首先，这些设备是专为完成任务设计的，可以根据环境进行调节，而且通常需要的时候就在手边；其次，设备可以保持个人的自给自足，这一点有利于个体保持完成任务的骄傲和强烈感受。"这是很重要的结果，而且也提示需要进一步发展辅助设备。当然，认知障碍作为生命晚期失能的主要原因，认知障碍老年人设备使用不足也值得考虑。

一个有关适应的案例：洗澡

通过具体分析洗澡，可以将对失能的理解和缓解能力下降的较好的努力联系起来。正如我们前面看到的，洗澡在日常生活活动中最容易出现受限，而且需要一系列的适应和代偿。

一项针对近 200 例老年人的研究中，70 岁及以上且出现轻中度活动受限（在上肢、下肢、工具性日常生活活动和日常生活活动的 4 项功能中，报告有 1～3 项有困难，但不是全部）的老年人中，报告洗澡有困难的有 9.5％（Albert，Bear-Lehman，Burkhardt，Merete-Roa & Noboa-Lemonier，2006）。报告结果相当稳定。在整个样本中，只有不到 2％的人在电话访谈和居家评估中改变了报告结果。受访者陈述了他们洗澡有困难的一系列原因，包括害怕跌倒、担心不平衡、疼痛、虚弱、下肢肿胀（水肿）和气短。报告洗澡有困难的老年人，更倾向于报告他们改变了洗澡的频率和方式。例如，报告洗澡有困难的老年人中，报告在过去 12 个月改变洗澡方式的有 87.5％。在报告洗澡无困难的老年人中，报告改变洗澡方式的只有24.8％。可以发现，报告有困难和尝试调整环境以减轻困难是齐头并进的。

如果我们单独看报告洗澡无困难的老年人，会发现环境改变是对潜在能力改变的反应。改变洗澡方式的老年人，其握力、步速、活动力和过程技能评估（前面提到的作业治疗评估）的表现都比未改变的老年人差。对于洗澡频率，也有同样的结果。改变洗澡频率的老年人，表现也较未改变的差。因此，改变行为，包括改变完成日常生活活动的频率和方式，都跟能力的程度明显相关。

同一组样本人群中，我们发现了代偿应对能力下降的另一面。通过分析静态平衡非常困难的老年人的得分分布，我们确定了平衡能力最差的一组老年人。最低的三分位组（第三组）老年人，其活动力和过程技能评估中的活动力表现变化范围非常广。实际上，有一半的得分在活动力表现的分数线以上，提示这些老年人虽然平衡能力很差，但是有独立生活能力。那些平衡能力差，但是活动力好的老年人，有 13.3％报告洗澡有困难。相反，平衡能力和活动力都很差的老年人，有将近 40％报告洗澡有困难。虽然平衡能力不足，但是部分平衡能力差的老年人可以通过利用其他能力来获得较好的活动力表现，这些老年人也更不会倾向于报告洗澡有困难。我们还需要进一步了解其机制。

最大化生命晚期功能的公共卫生干预

对于这一点，我们从三个方面来考虑失能和老龄化。人口统计学文献告诉我们，不是所有人口组都会出现活动受限下降，随着婴儿潮人群将在 10 年内退休，他们一定会出现持续下降的流行趋势。流行病学家列出了一系列的风险因素——从生物学到医学，从社会行为到环境——这些都增加了个体出现活动受限的机会。临床工作者也补充了重要的见解：适应和代偿策略如何个性化地弥补个体执行活动能力和期待执行基本与有价值活动间的差距。公共卫生与老龄化专业人员的兴趣贯穿这些领域，因为他们试图建立公共项目来确保老年人的功能最大化。因此，我们从众多文献中挑选出了一个非常重要且有前途的领域——预防跌倒项目，紧接着比较了人群干预可能出现的结果。

预防跌倒

跌倒是老年人的常见事件。65 岁及以上和 80 岁及以上的社区老年人年跌倒率分别约为 30％、40％（Tinetti et al.，1988）。如网络损伤统计调查和报告系统及表 5.4 所示，65 岁及以上老年人死于跌倒的人数从 1999 年的 10,000 人上升至 2006 年的近17,000 人。

表 5.4　65 岁及以上和 85 岁及以上人群跌倒相关的死亡和损伤（2001—2006 年）

年份	死亡人数/人	粗死亡率（每 10 万人）	损伤人数/人	粗损伤率（每 10 万人）	总人数/人
65 岁及以上人口					
2001	11,746	33.25	1,642,533	4,649.12515	35,329,945
2002	12,961	36.42	1,640,080	4,608.48203	35,588,294
2003	13,820	38.44	1,822,590	5,069.980707	35,948,651
2004	15,028	41.4	1,851,602	5,101.258967	36,296,965
2005	15,917	43.32	1,802,172	4,904.367212	36,746,273
2006	16,747	44.95	1,840,564	4,940.703674	37,253,065
85 岁及以上人口					
2001	5,366	121.47	504,704	11,425.32486	4,417,415
2002	6,020	132.41	503,708	11,079.13089	4,546,457
2003	6,436	136.5	554,978	11,770.56146	4,714,967
2004	6,993	144.26	555,070	11,450.80042	4,847,434
2005	7,561	149.57	545,958	10,800.07957	5,055,128
2006	8,052	152.33	573,804	10,855.21849	5,285,976

来源：基于网页的损伤统计问卷和报告系统。

　　在这组人群中，因跌倒而受伤的人数超过 180 万人。每 4 位老年人中，大约就有 1 位在跌倒的同时伴有严重损伤（例如骨折、头部创伤、严重的撕裂伤、关节脱位）或活动受限。对于那些在数月内经历了髋关节骨折、从严重的抑郁中复原、认知丧失、上肢活动受限的老年人，其下肢功能平均需要一年甚至更长时间才能恢复到跌倒前的状态（Magaziner et al.，2000）。一些老年人跌倒后，因为害怕再次跌倒会自行减少活动。因此，有跌倒史的老年人出现活动受限的相关风险会比与无跌倒史的老年人高 2～3 倍。

　　已知的跌倒风险因素很多。例如，Tinetti 等（1998）以 70 岁及以上社区老年人为队列的研究发现，使用镇静剂、认知受损、下肢功能受限、反射不佳、平衡和步态异常、病足等都是跌倒风险因素。这项研究的另外一个重要发现是环境和人体工程学因素在跌倒中发挥着重要作用。77％的跌倒发生在家里，发生在熟悉的环境中，44％的跌倒与可清理的家庭障碍有关。在这些跌倒中，老年人或是撞倒在物体上，或是从楼梯上滑下来。当然，大多数跌倒与某项具体活动相关，主要是因为这些活动改变了老年人的重心。这些活动包括起床或坐下、弯曲或前伸、上下楼。与以上研究所识别的医疗风险因素一样，这些特定的环境和人体工程学因素表明很多干预可以降低跌倒风险。

在过去的 20 年中,一系列随机临床试验显示跌倒风险是可以降低的。在回顾了 40 项预防跌倒试验后,研究发现跌倒的多风险因素评估和管理项目是最有效的干预措施 (Chang et al.,2004)。单独的运动项目也能降低跌倒的风险,但是不如多因素的方法有效。例如,在前者中,最著名的一项研究是通过调节某个具体的风险因素来降低跌倒风险。在 Tinetti 及其同事(1994)的研究中,即耶鲁 FICSIT 试验中,一年内干预组跌倒发生率为 35%,对照组为 47%。在该试验中,一项纳入标准是研究对象使用四种处方药,既是跌倒的风险因素之一,也是多因素干预的靶子。作为干预的一部分,研究者根据需要评估调整了干预组使用的药物。干预组中有 63% 的对象继续使用四种或更多的药物,对照组为 86%。研究显示,很多其他与跌倒相关的风险因素,包括平衡受损、来回厕所有困难、步态不稳等都通过联合行为训练、运动项目或环境改变等得到纠正。与对照组相比,干预组功能受限的发生率明显下降,这种下降明显与跌倒的减少有关。

对数据进行再次分析(Tinetti,McAvay & Claus,1996),结果显示平衡能力提高与血压下降(降低了与直立性低血压相关的跌倒风险)及跌倒发生率下降有关。同时,二次数据分析的结果也显示,基于更加复杂的跌倒风险降低程度评估,干预组和对照组的跌倒风险都有所降低。干预组风险因素平均减少一个(有七个不同的风险因素),但是风险因素的降低程度足以使跌倒减少将近 35%(Buchner,1999)。这些发现共同提示改变或消除特定的跌倒风险因素可以有效地降低跌倒风险。

在其他的发达国家,这种量身定制的项目和其他的社区干预结合起来,也取得了相当好的效果(McClure et al.,2005)。不同的干预方法不一样,但是通常都集合了社区范围的教育、降低家庭和社区中的风险、训练卫生保健人员和/或对高危个体进行家访。一篇综述回顾了有对照组的 5 篇前瞻性社区试验,发现虽然有方法学上的局限性,但是有潜力使跌倒相关的骨折减少 6%~33%。

在美国,紧跟着 FICSIT 试验之后,公共卫生进行了非常多的尝试来预防跌倒。例如,美国老龄化管理局开始为各州提供基金,推动建立州和地区水平老龄化、公共卫生与非营利性网络(见第三章)。在这些基金支持下,十几个州开始实施四个基于循证的预防跌倒项目:平衡问题,踏步,太极,散步。美国州卫生局、疾病控制和预防中心和美国老龄化管理局共同资助这些预防跌倒项目的评价,州卫生局、疾病控制和预防中心也单独资助将这些研究转化为实践,在社区传播这些项目的发现。对于后者,州卫生局、疾病控制和预防中心还为公共卫生实践者和社区组织编写了成功实施干预的纲要,覆盖了运动项目、家庭适应项目和多因素预防跌倒项目(Stevens & Sogolo,2008)。

上述纲要为计划、发展、实施和评价预防跌倒项目提供了操作性建议(Stevens & Sogolo,2008)。除提供了基本的项目内容(例如教育、运动、药物管理、视力评估、确定家庭障碍)外,它还为社区建立和维持伙伴关系以促进干预项目的可持续发展提供了策略。正如前面提到的优先活动,一个成功且可持续的跌倒干预项目的重要组成包括社区建设、领导力、资源和灵活性。

比较潜在的高影响干预

如何在人群水平比较潜的高影响干预呢？如果试图使人群的功能最大化,哪种方法最有效？一个多学科团队最近回答了这个问题(Freedman et al.,2006),并确定了在人群水平比较干预效果所需的关键信息。他们描绘了基于疾病轨迹概念的一个框架,即个体在生命结束时会经历典型的功能衰退,且干预可能会改变这些轨迹。他们从简单的目的开始,即回顾文献,确定哪些干预能最大化降低老年人失能发生率。

他们通过以下几个方面比较干预措施。首先,大部分随机对照试验评价的干预措施是对一个或多个失能相关风险因素的作用,而不是失能本身。也就是说,为了评价短期效果,他们考虑了三个方面的信息:感兴趣风险因素的流行情况,干预措施对特定风险因素的作用,以及风险因素和失能进展的关系。其次,文献中报道了一系列测量功能的方法,很多研究评估了干预措施对近期结果(例如腿部肌力或平衡性)的影响,而忽略了把这些功能的测量综合起来。因此,很多情况下,干预项目对预防失能进展的影响无法精确计算。最后,因为干预措施可能不仅仅只影响失能,同样也会影响到寿命,因此,这些干预的短期和长期效果是不一样的。虽然存在这些复杂性,但是研究者仍然可以在以下维度比较干预措施,进而评价干预措施在活动受限流行情况方面的相对影响。这些维度包括目标干预人群规模和选择,与所要干预的风险因素相关的失能风险,干预措施对目标风险因素的影响,干预措施对寿命和对抗风险的影响。

这个团队应用上述方法比较了三个潜在高影响的干预措施:身体活动、抑郁筛查和管理、预防跌倒。因为很多老年人有跌倒的风险,综合预防措施对预防跌倒有效,跌倒与活动受限之间有高度相关性,所以,他们推论在短期内,综合预防跌倒干预的效果可能比身体活动、抑郁筛查和管理的影响更大。但是他们也强调,基于目前的文献,还不能比较这些干预措施的长期效果,长期效果可能与短期不同,因为寿命的延长会减弱这些干预措施对流行率的影响。

虽然有很多干预措施可以促进生命晚期功能的提高,但是广泛实施这些高影响力的干预措施还是面临很多挑战。我们列出了五点:

(1)失能和功能都是多个风险因素共同作用的复杂过程。基于个体需要的针对性多因素干预看起来比单个干预效果好,但是公共卫生与老龄化项目不提供个性化服务。

(2)理想上,需要从多层次来发展公共卫生与老龄化干预,不仅仅针对个体,也针对家庭和人们生活的社区。正如我们前面所看到的,一些跌倒预防干预综合了针对个体和社区的方法,但是这些目前在美国还没有被很好地采纳。

(3)确定合适的目标人群和干预时间对取得成功非常关键,潜在能力与活动受限的曲线关系很好地说明了这一点。

(4)关注可持续性和/或依从性问题的过程对取得长期的成功很重要。

(5)功能与寿命之间的复杂交错使得这个等式更加复杂。干预可以影响两者,但干预延长的积极寿命像延长的预期寿命一样少时,则只能降低活动受限和/或参与限制其中之一的流行率。这种关系很难预测,需要更多的研究来探讨干预对失能和死亡结局的影响。

小结

失能语言。 国际接受的世界卫生组织的国际功能、失能和健康分类为研究失能和公共卫生干预提供了有用的语言。关键术语包括活动受限、参与、环境、能力和表现之间的区别。不像 Nagi 失能模型,国际功能、失能和健康分类语言不是一个动态模型。下一步可以重点考虑在失能和老龄化研究中综合国际功能、失能和健康分类语言和 Nagi 失能模型的优点。

测量失能。 公共卫生与老龄化研究的核心是完成日常活动有困难和需要帮助。个体日常活动能力表现、环境和行为适应的新测量缩小了能力与环境间的差距,这点很重要。

失能趋势。 20 世纪 80 年代和 90 年代期间,活动受限的流行率明显下降,且积极预期寿命延长。工具性日常生活活动能力下降比日常生活活动能力下降更严重,越有优势的人群下降得越明显。引起这些趋势的原因很复杂,包括老年人经济社会地位的改变、基本状态和能力受限(可能与药物治疗的使用有关)、使用辅助和其他便利技术。这种趋势近年来可能会趋于平稳,而且有资料显示将来这种趋势可能会反转。协调不同的发现仍然是人口统计学的关注重点。

功能丧失的风险因素。 功能丧失的共同预测因素包括认知、视力及下肢损伤、抑郁、并发症、高/低体重指数、社交接触少、身体活动少,抽烟也是预测功能丧失的共同因素。近年来,我们对于失能的生物学和炎症的角色有了更深的认识。对环境因素的研究,尤其是关注影响老年失能的邻里街区特征研究,认为经济和环境建设对功能丧失也有影响;这些发现还没有多层次的干预。

失能路径。 临床工作者发现了测量的生理、认知能力和活动受限之间的非线性关系。这些发现提示,功能的维持和提高存在一个机会区域,干预处于潜在能力以下的亚组,效果可能会比较差。三种截然不同的行为适应包括改变活动完成的方式(例如频率、持续时间或姿势),使用辅助技术,改变环境来帮助完成活动。后两者使用较多,但是对于行为适应的了解还不是很多。一个有前景但缺乏了解的行为适应类型是利用其他区域的能力来代偿某个区域能力的下降。

身体功能最大化的公共卫生干预。 近来的研究还不足以指导公共卫生实践者采取哪种干预措施可以长期使人群的功能保持最大化。但是,关注短期结果可以从预防跌倒开始。盛行的方式是综合针对个体和社区的尝试。设计和实施使身体功能最大化的公共卫生干预措施面临很多挑战。这些挑战包括需要设计多因素、多层次、针对合适人群、可持续、能像延长积极寿命那样延长预期寿命的干预措施。

第六章 认知功能:痴呆

阿尔茨海默病和其他痴呆是老年疾病和失能的一个主要来源。痴呆人群的医疗和支持性照料需要不仅是老年人和记忆力下降人群自身面临的挑战,也是其家庭、医疗保健和每一项长期照料服务的主要挑战。越来越多的人被诊断为"轻度认知障碍",但他们却不知道这一诊断意味着有患阿尔茨海默病的风险(Albert,Dienstag,Tabert,Pelton & Devanand,2002a)。由于痴呆的风险与年龄高度相关,高龄老年人最常被诊断为痴呆,痴呆成为老年照料的核心问题。年龄与痴呆风险高度相关,也使认知缺陷的研究及其影响成为老龄化相关流行病学的主要研究方向。

阿尔茨海默病协会报告显示,2009 年有 510 万美国人患有阿尔茨海默病,2030 年将激增到 770 万人(阿尔茨海默病协会,2009)。有 5%~10% 的 65 岁及以上人群和 1/3~1/2 的 85 岁及以上人群符合疾病诊断标准。诊断后平均生存年数为 8 年左右,但是有证据提出,认知下降到获得医学关注和诊断之间存在一段很长的潜伏期,这一时期持续 20 余年。事实上,很多社区老年人符合阿尔茨海默病的诊断标准,但是他们并没有接受诊断(Ross et al.,1997),直到疾病晚期才得以诊断(或者在获得诊断之前已经死亡)。

阿尔茨海默病患者的家庭,将面临诸多非常困难的抉择,如何时应该停止开车,何时应该提供所需的监督以保证安全,老年人何时不能独立生活,父母和配偶何时不能自我管理资金、吃药或独立管理生活。他们很可能必须应对患者个性的改变、精神障碍症状的出现、疾病发展导致的典型挑战性行为。他们可能必须提供日常生活活动能力照料,或管理雇佣者来照料老年人,或可能需要从自己家往返老年人家来执行以上两种任务。他们可能面临一个困难的抉择,即是否把阿尔茨海默病患者送到护理院。或者,更普遍的是,老年人自己可能做出居住安排的选择(如生活协助机构或连续性照料退休社区),这些地方能为阿尔茨海默病患者提供护理院水平的照料,可以满足他们的服务需要。

关于阿尔茨海默病的一个核心公共卫生问题是早期诊断是否会对患者及其家庭的生活更有利。包括磁共振成像(MRI)在内的一系列新技术能看到淀粉样蛋白负载和海马血流量受损的量性改变,提供越来越早的筛查。早期筛查有益处吗?早期筛查是否意味着可以更好地利用现有治疗,更有效地做好未来规划,减少疾病相关的并发症,如跌倒、抑郁、车祸、体重下降和脱水、自我忽视?基于这点,将认知评估的结果告知患者家属及其医生尚不属于初级保健服务项目,并且相关研究不足以支持认知评估的结果,指导临床管理和家庭长期照料计划。

阿尔茨海默病及其他痴呆研究的大幅度增加,使我们很难概括这一领域。本章将从以下几个主题展开讨论:痴呆的定义,一般性记忆下降和病理性改变,包括意识到认知能力下降及其对日常活动早期影响的重要性;估计阿尔茨海默病的发病率和患病率;阿尔茨海默病的风险因素(基因和环境风险因素,并存的医疗预测因素);痴呆人群结局。

什么是痴呆?

《精神障碍诊断和统计手册》(DSM-Ⅳ)(*Diagnostic and Statistical Manual of Mental Disorders*,2000)已经建立了痴呆诊断标准。痴呆的诊断标准如下。

■ **记忆障碍**,即学习新信息或回忆以前学习过的信息的能力有障碍。

■ 包括一个或几个以下其他的认知障碍:

▼ **失语**,理解和生成语言困难,表明正确运用词汇有困难,以不能频繁出现词语替换、一句话说不完整和重复为具体特征;

▼ **失用**,尽管运动功能完整,但执行移动口令时有困难;

▼ **失认**,尽管感知功能完整,但识别熟悉的面孔、物体和地点有困难;

▼ **执行功能缺陷**,计划或按部就班地执行活动有困难,或完成一项任务时因其他任务干扰而出现的任务有困难。

此外,足够严重的认知缺陷才能导致重要的社会或职业功能缺陷,与以前的功能水平相比,必须表现出一个显著的下降。

认知紊乱过程作为阿尔茨海默病的诊断依据,必须具备逐渐发生、连续且渐进性下降的特征。认知缺陷不应该归因于其他导致记忆和认知渐进性缺陷的中枢神经系统疾病,例如心脑血管疾病、帕金森病、亨廷顿病、硬膜下血肿、正常压力脑积水或脑瘤。认知紊乱也不应该归因于其他可以导致痴呆的全身性疾病,如甲状腺功能减退、维生素 B_{12} 或叶酸缺乏、烟酸缺乏、高钙血症、神经梅毒或 HIV 感染。物质滥用所致的疾病也应该排除。谵妄过程、急性和暂时性意识混乱状态也不应该视为认知缺陷。谵妄不是痴呆,它常常由一般性医疗问题、药物反应或物质滥用所致,可以通过治疗解决。

区别痴呆和谵妄是十分重要的。谵妄表现为意识、情绪、注意力、反应性、自我意识等波动性紊乱。这个紊乱意识和定向力障碍是急性的,可以通过适当的医学治疗得以解决。谵妄在一些特定机构流行率很高:10%~30%的住院患者和高达80%的生命仅剩几周的晚期患者常常出现发作性谵妄(Inouye et al.,1999)。护理院中也普遍发生。谵妄可以影响痴呆患者,在这些案例中,区分两者非常困难。

阿尔茨海默病及其相关紊乱协会(Alzheimer's Disease and Related Disorder Association,ADRDA)(McKhann et al.,1984)提出了阿尔茨海默病类型痴呆的新诊断标准。"疑似阿尔茨海默病"确诊为阿尔茨海默病,不仅需要符合临床标准,还需要提供活检或尸检的组织病理学证据。"疑似阿尔茨海默病"的诊断标准如上述所列,但"疑似阿尔茨海默病"的诊断也可依据以上描述的痴呆症状,即"在发病、演变和临床过程中出现的变化",或"出现二次系统性或脑部紊乱足以导致痴呆,但不能被视为痴呆的发病原因"。这些是美国国立神经紊乱中心和脑卒中-阿尔茨海默病及其相关紊乱协会(National

Institute of Neurological Disorders and Stroke-Alzheimer's Disease and Related Disorder Association,NINCDS-ADRDA)的诊断标准。

鉴别"疑似阿尔茨海默病"很重要,因为痴呆也可以是其他神经退行性疾病的一个特征,例如帕金森病或血管性疾病,也是脑卒中和脑外伤的并发症。这些疾病也能同时发生。在这些案例中,阿尔茨海默病的诊断可能依据疾病出现的顺序来判断,例如,如果痴呆早于帕金森病出现,伴随而来的是帕金森病的并发症,那么,诊断为阿尔茨海默病是合理的。在暂时性结局不够清楚的其他案例中,应该诊断为"疑似阿尔茨海默病"。

美国国立神经紊乱中心和脑卒中-阿尔茨海默病及其相关紊乱协会的诊断标准缺乏诊断特异性,一系列阿尔茨海默病相关的生物标志物的发现已经引出了一套新标准。这些生物标志物涉及成像技术(结构核磁共振用于鉴别脑部显著性特征),分子神经成像(使用新配体定量淀粉蛋白的正电子反射断层扫描),脑脊液分析(鉴定 β 淀粉样蛋白和 tau 蛋白)等。一项研究发现一个生物标志物与记忆障碍存在正相关(Dubois et al.,2007),基于此,记忆障碍被纳入新提出的阿尔茨海默病诊断标准中。这个新标准用于药物治疗活动的反馈("疾病修正剂")可以影响疾病发展的基本过程(如淀粉样蛋白的清除)。事实上,生物标志物的改变正被视为治疗成功的指标。

诊断开始从生物学而非纯粹的临床表型转变是值得注意的。除了缺乏清晰的定义(例如,脑萎缩程度或用于诊断的脑脊液标志物构成),新提出的标准将注意力从临床问题例如记忆损失或工具性日常生活活动受限转变到了强调阿尔茨海默病的神经退行性过程。如果存在主要神经退行性过程且治疗能成功修正它们,这个转变过程就具有合理性。但是,如果对诊断所需生物标志物水平没有清晰说明,新标准对诊断的意义就存在不确定性,仅从存在风险因素的角度确诊疾病,可能会大大放宽诊断范围,从而导致疾病患病率的大幅度上升。

与骨质疏松症进行比较可能具有指导性。基于可用于年轻人群的标准,我们将骨密度低于一个具体 T 分值(例如,骨密度最低的 2.5% 人群或 35 岁女性人群中骨密度最低的 5% 人群)视为骨质疏松症。我们认为女性骨流失到这个水平可视为一种疾病且需要治疗,例如双磷酸盐类药物有助于骨质重建和逆转,可以说是在修正疾病。这恰好是阿尔茨海默病标准修改后所没有的。我们缺乏所提到的生物标志物标准和分布信息。此外,我们不能确定这些生物标志物是否起主要作用。最后,我们仍只有模棱两可的证据说明当前治疗修正了这些潜在的神经退行性测量指标。

阿尔茨海默病:诊断和被诊断

当一位老年人因为记忆紊乱或是独立管理家务的能力渐进性丧失而得到医学上的关注时,治疗医生可能会使用 Folstein 简明精神状态评价量表(Mini-Mental State Examination,MMSE)评估其认知水平。该评价量表总分 30 分,评估内容包括定向力、记忆力、注意力、语言、计算和视觉空间构建能力，主要用于筛查，见表 6.1。当前建议的是大于 24 分被视为正常，分数介于 15～24 分表示有轻中度障碍，分数低于 15 分被视为障碍。然而，该评价量表不是一个诊断工具，它应该只能被用于第一步的认知功能筛查。

表 6.1　简明精神状态评价量表摘录

定位时间

"今天的日期是什么？"

记忆力

"请仔细听。我们将说三个词语。在我停下后请你复述。准备好了吗？我们开始了……苹果（停顿），便士（停顿），桌子（停顿）。现在请复述这些词语。"

（重复 5 次，但仅第一次测试计分）

命名

"这是什么？"（指向一根铅笔或钢笔）

阅读

"请读出这句话并照着做。"（向被测试者出示一张提示表）

简明精神状态评价量表的属性已经得到了充分的研究。除了测量与痴呆状态相关的表现，也测量与年龄和教育相关的表现，这表明在解释测试分数时，必须考虑这些影响因素。另一项简明精神状态评价量表的相关研究中，参与者为人数超过 1.8 万的成年人，是一个人口普查和家庭中的概率抽样样本（Crum, Anthony, Bassett & Folstein, 1993）。简明精神状态评价量表得分中位数范围如下：18～24 岁人群为 29 分，70～74 岁人群为 27 分，80 岁及以上人群为 25 分。上 9 年学及以上人群得分为 29 分，上 5～8 年学的为 26 分，上 0～4 年学的为 22 分。因为少于 24 分常被视为可能患有痴呆的一个指标，解释时显然需要考虑教育因素。当我们测试低教育水平的老年人时，简明精神状态评价量表临界值的应用需要警惕甚至更为清楚。对于上 0～4 年学的人，简明精神状态评价量表得分中位数按年龄区分分别如下：65 岁以下得分为 22～25 分，70～79 岁的为 21～22 分，80 岁及以上的为 19～20 分。研究指出，在简明精神状态评价量表的表现上，文化水平和上学年数一样重要（Albert & Teresi, 1999），当解释教育影响的得分情况时，也应考虑教育质量的影响，尤其是在研究少数种族人群时（Manly, Jacobs, Touradji, Small & Stern, 2002）。

痴呆严重等级可通过工具评定，如临床痴呆评定（Clinical Dementia Rating, CDR）（Hughes, Berg, Danziger, Cohen & Martin, 1982）。原版得分分类和标准见表 6.2。临床痴呆评定包括六个维度：三个认知（记忆力、定向力、判断力和解决问题）和三个功能（居家和爱好、社区事务、自理）。基于原版系统，可做出"正常""疑似""轻度""中度"和"重度"痴呆的诊断。临床痴呆评定已经被延伸到包括"严重"和"终末期"严重水平（Dooneief, Marder, Tang & Stern, 1996）。

表 6.2　临床痴呆评定

	障碍水平和临床痴呆评定得分(0 分、0.5 分、1 分、2 分、3 分)				
	正常(0 分)	疑似(0.5 分)	轻度(1 分)	中度(2 分)	重度(3 分)
记忆力	没有记忆丧失或不一致的轻微健忘	一致的轻微健忘;回忆部分事件;"温和的"健忘	中度记忆丧失;对近期事件印象更深;缺陷干扰日常活动	严重记忆丧失;仅能记住高度习得的事物;快速忘记新事物	严重记忆丧失;仅能记住碎片化信息
定向力	完全正常	除了时间关系有轻微困难,其他完整	时间关系中度困难;检查地点定向力时可能会有失误	时间关系严重困难,通常不能做出时间定向,常常不能做出地点定向	仅能识人
判断力和解决问题	解决日常问题和处理商业、金融事务良好;与过去行为相关的判断力良好	解决问题、判断相似性和差异性时有轻度障碍	解决问题、判断相似性和差异性时有中度困难;通常能维持社交判断	解决问题、判断相似性和差异性时有严重障碍;通常社交判断有障碍	不能判断或解决问题
社区事务	参与正常水平的工作、购物、做志愿者和参与社会小组时具有独立功能	参与这些活动时有轻微障碍	虽然可能会参与一些活动,但不能独立参与;偶尔检查正常	没有户外活动的独立功能;有足够的参加家庭户外活动的功能	没有户外活动的独立功能;病得太重而不能参加家庭户外活动
居家和爱好	居家、爱好和智力兴趣相关的生活维持完好	居家、爱好和智力兴趣相关的生活有轻微障碍	居家、爱好和智力兴趣相关的生活有轻度但有限的障碍	仅能干简单的家务活;兴趣非常有限;维持很差	没有明显的居家功能
自理	完全能自理		需要促进	穿衣、个人卫生和保管个人物品需要协助	不能自理,需要协助;经常尿失禁

临床痴呆评定要求对照料者和患者均进行一个半结构访谈。尤其是需要照料者提供信息，临床人员与患者讨论时可以使用这些信息鉴别患者在不同程度记忆缺失时所表现的洞察力。华盛顿大学已经制作了一系列培训视频来有效介绍和说明不同程度的痴呆。这些视频资料是很好的教学工具，不仅可用于严重程度评级，也可用于展现痴呆的特征，例如洞察力缺失、构词和理解困难、活动迟缓、抑郁、通过交谈掩盖记忆困难。不熟悉痴呆的学生在观看这些视频时表示，看到某人努力说话和努力完成最简单的理解任务时，感到很难过。

临床痴呆评定是一张数字表。临床人员可使用这张数字表得出一个全面的印象，或者在完成一项评分任务后，能根据表中的总分或通过设置权重维度的其他算法确定痴呆的严重性。

临床痴呆评定分数为痴呆进程或治疗效率的研究提供了一个重要的终点。例如，在一个明确的时间周期内，轻度痴呆（CDR 1）发展为重度或者更严重的痴呆（CDR 2+）的比例是多少？发病队列的自然历史研究提供了这类信息，这对评估延缓进程的治疗效用十分重要。在一个阿尔茨海默病发病队列中，每年从轻度进展为更高级痴呆的风险是6%～10%，因此，延缓疾病进程的目标是低于这个比例的。

测量工具仅挖掘认知（与挖掘认知和功能的测量相对应，如临床痴呆评定）也是有价值的。神经心理学评估的优缺点在不同认知领域中存在差异。当前已有基于年龄和教育的多语种标准，测试范围越来越广（现在提供多种形式，纵向研究的优势是必须考虑"实践效果"）。不同评分方式的测试如此多，常常很难确定如何最好地使用它们。我们是应该根据它们所评估的认知维度（如记忆，视觉和空间能力，语言或执行功能）整合测试，还是应该根据数据简化技术（如因子分析）测试呢？假设我们将测试合并，是应该计算标准差低于标准的测试1或2的数量，从而计算其"缺陷分数"，还是应该将得分标准化，再计算标准分数之和呢？我们计算一个组合测量后，应该考虑测试得分随时间变化的均数作用或差异吗（Holtzer，Verghese，Wang，Hall & Lipton，2008）？

一个关于神经心理学测试表现的因子分析研究为这些问题提供了确切证据。Mayeux 和他的同事使用一个无痴呆的老年人样本进行测试，并报告了一个稳定且合理的因子结构（Mayeux，Small，Tang，Tycko & Stern，2001）。在这个研究中，他们发现了如下三个因子。

记忆力：从六个选择性提醒测试试验中得出总记忆、长期记忆、延迟记忆、长期储存、被提示的长期记忆和总记忆。

视觉和空间/认知能力：匹配和认知组成来自以下几个测试，即本顿视觉保持测试（Benton，1955）、罗森绘画测试（Rosen，1981）、Mattis 痴呆评定量表的一致性和反常性（Mattis，1976）。

语言：波士顿命名测试（Kaplan，Goodglass & Weintraub，1983）、控制口头词语联想测试（Benton，1967）、WAIS-R 相似性（Wechsler，1981）。

这个研究从老年医疗保险参保人档案中选取样本，将社区无痴呆的老年人纳入研究并形成队列随访,计算每个因子的合成分数并用于检验这些老年人认知是否下降。作者未将分数和可参照的标准联系起来,因为这个研究的目的不是鉴别障碍,而是追踪不同认知领域的改变。

如果认知测试分数改变很小,这些改变可能不能作为临床试验中药物效率的可靠指标。例如,如果试验组参与者维持基线分数,安慰剂组参与者得分下降,记忆测试时平均每 15 个词语下降 1.2 个词语,那么这个差异有意义吗? 我们能说治疗已经延缓了阿尔茨海默病患者的记忆下降吗? 这个短期记忆表现的差别会影响居家生活或工具性日常生活活动日常任务的执行吗? 通过这些细微改变研究其临床显著性十分困难。由于缺乏这些研究,临床试验金标准必须增加一个全球认可的临床改变作为准则(Leber,1991;Schneider & Olin,1996)。因此,只有治疗促进的认知得到全球认可,美国食品药品管理局才会将其视为有效治疗;否则,治疗所取得的临床显著性将被视为小的表现变化。

认知随年龄下降:不同于阿尔茨海默病

早在第一章中我们就提到,进入生命晚期的人,由于财富和家庭支持不同,他们的认知和健康资源也不同。认知资源或“认知储备”上的不同尤其重要。65 岁或 70 岁无痴呆老年人在记忆和其他认知领域的测试上的表现会很不同。但年龄更大的老年人记忆得分会更低,可能会比记忆更好的老年人更快痴呆或“转化”为阿尔茨海默病(其他差异已调整)。老年初始期认知资源的差异意味着一些人虽然不是很老,但测试结果也会更接近检测痴呆的阈值,如图 6.1 所示。

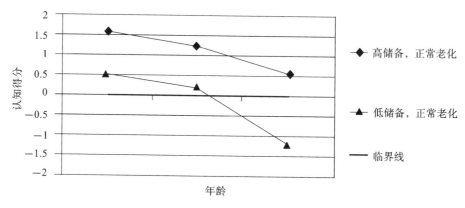

图 6.1 被视为痴呆风险因素的认知资源/储备的示意图

图中显示,我们必须考虑老化过程中典型的记忆减退,也要考虑这个减退是否可与阿尔茨海默病病理过程分开。图 6.1 显示两组老年人,一组进入老年期(方便起见,定为 65 岁)的人有高度认知储备(假设认知分数为 1.5 分),而另一组进入老年期的人储备少(认知分数为 0.5 分)。根据记忆改变是否是“正常老化”的典型表现,或者记忆下降快是否是阿尔茨海默病潜在独特病理过程的结果分析两组变化轨迹会不同。图中包括一个阿尔茨海默病临界值，即一个与失能和临床诊断相关的认知分数（方便起见，设定为 0 分）。

如果我们仅看与正常记忆相关的记忆下降，高储备组到 85 岁也不会达到阿尔茨海默病临界值。相比而言，低储备组在 75 岁以后短期内便跨过痴呆临界值。需要注意的是，虽然两组记忆力下降的斜率相等，显示是平行或接近平行，但是这个差别还是会出现。如果我们转而看与病理过程相关的记忆改变，我们可以发现高储备组在大约 80 岁时跨过阿尔茨海默病临界值，低储备组在 75 岁时跨过。同样，两组下降的斜率相等，是平行线，或我们可能假设一个重要的交互效应，低储备和病理过程一起可导致下降的斜率更大。

这类调查存在的大问题是在老龄化过程中，正常和病理过程的记忆改变是否一定存在不同的斜率。在高或低储备组中，我们发现了不同的斜率。在任何一个范围边界上的记忆改变代表不同的潜在的大脑进程吗？或者，一个单一过程足以说明这个多样性吗？更简单地说，典型的阿尔茨海默病下降仅是典型老龄化连续性改变的终点吗？

研究提示，典型的阿尔茨海默病记忆下降可能与正常老龄化不同。Mayeux 等（2001）的研究首先确定大约 600 名 7 年以上从未达到痴呆标准的老年人，平均每 20 个月对其进行一次评价。队列基线平均年龄为 75.9 岁，有一个或多个 APOE-e4 等位基因的老年人占14.2%。APOE-e4 基因是迄今唯一可以识别老年人阿尔茨海默病风险的基因（与 PS1、APP、SORL 和其他类似疾病及更年轻发病相关的基因相对应）。一些大型前瞻性队列研究已经反复验证了与 e4 等位基因相关的阿尔茨海默病风险增加（Maestre et al.，1995）。Mayeux 和他的同事们（2011）通过他们的队列监测调查认知下降与 APOE 状态的相关性。在没有 e4 等位基因的人中，认知领域的下降能合理识别与年龄相关的正常认知改变。在带有 e4 等位基因的人中，存在更高阿尔茨海默病风险的人能合理代表早期阿尔茨海默病，应该显示更陡峭的记忆下降。

这个队列中，大部分记忆表现随时间下降；在之前的描述中，2/3 的组合记忆测量下降是逆向的。年龄更大和受教育水平更低分别与更低的基线记忆分数和随访评估的记忆分数相关。有 APOE-e4 等位基因的个体记忆下降斜率更大，提示为典型阿尔茨海默病的早期改变。斜率更大的证据仅来自低教育水平、低认知储备的人群，提示低储备与阿尔茨海默病病理过程间相互影响。

值得一提的是，在这个无痴呆的队列人群中，记忆是唯一一个出现下降的认知领域。视觉空间和语言功能在 7 年随访期中表现稳定。甚至在带有 APOE-e4 等位基因的人群中，视觉空间和语言领域的得分也是稳定的。

这些发现提示，典型老龄化的记忆下降能从典型阿尔茨海默病病理老龄化中分离出来。它们也提示在识别年龄相关的改变和阿尔茨海默病风险时，记忆更具有敏感性。Mayeux 等（2001）对基线不符合阿尔茨海默病，但随访过程中发展为阿尔茨海默病的 228 人进行了亚组分析，也发现了三个领域的改变。这些人在三个领域中，均随时间出现了显著下降，接近阿尔茨海默病临界值的人出现了更广泛的认知下降。

Mayeux 的研究得出了一个有价值的发现：随访很长一段时间，仍没有发展为阿尔茨海默病的老年人普遍出现记忆下降,但在离阿尔茨海默病临界值很远却仍有阿尔茨海默病风险的组中表现更为显著(图6.1显示更陡峭)。这些老年人仅出现记忆下降,原因是大脑记忆区如海马的内嗅皮层在没有阿尔茨海默病的年轻人和老年人间是不同的。解剖上不会有差别,因为老年人此时没有阿尔茨海默病,也不会显示出疾病的典型病理变化(淀粉样斑块,神经纤维缠结)。然而,生理上的差异是可能存在的,因为更差的记忆必定反映不同的细胞进程。事实上,当前的研究发现,老年人仅在海马结构的区域比年轻人选择性地显示更少的核磁共振信号。

有研究在分子神经成像中使用一个名为匹兹堡化合物B(PiB)的淀粉样蛋白配体,肯定了这些差异。淀粉样蛋白与阿尔茨海默病的严重程度、APOE-e4等位基因和治疗活动相关。此外,PiB研究已显示没有阿尔茨海默病或有轻度认知障碍的老年人比认知评估处于正常水平的老年人有更多的淀粉样蛋白(Aizenstein et al.,2008)。

未发展为痴呆前的认知下降

轻度认知障碍有其典型的标准定义:在基于年龄和教育水平的标准下,主观上陈述有记忆问题和记忆表现,其他领域认知功能表现正常,日常生活活动和工具性日常生活活动均无障碍(Peterson et al.,1997;Peterson,2000)。轻度认知障碍的另一个定义是"疑似痴呆",包括轻度的认知和功能缺陷。这个状态属于临床痴呆评定的0.5分(Hughes et al.,1982)。其他替代性分类包括"与年龄相关的记忆障碍"(Crook et al.,1986;Feher,Larrabee,Sudilovsky & Crook,1994)和"与年龄相关的认知下降"(Levy,1994;Richards,Touchon,Ledesert & Ritchie,1999),前者又包括相比50岁以下人群的记忆更差,后者又包括与同龄老年人相比所有认知领域的缺陷。不同的定义均是为了建立过渡期认知状态:这些人包括有轻度认知障碍但不符合痴呆标准,同时显现出记忆或其他认知领域缺陷。这些缺陷作为证据且足够严重,从而促使老年人及其家庭寻找医疗关注。它们可能预示着向阿尔茨海默病发展。

"疑似痴呆"也可能出现不同的预后。Morris和他的同事将临床确定的轻度认知障碍患者分为三组:临床痴呆评定0.5分但可能为痴呆,临床痴呆评定0.5分且可能发展为痴呆("早期阿尔茨海默病"),临床痴呆评定0.5分可能但不确定有痴呆(Morries et al.,2001)。在5年随访期中,三组均面临发展为阿尔茨海默病的较高风险(临床痴呆评定1分或更高):可能为痴呆组为60.5%,可能发展为痴呆组为35.7%,可能但不确定有痴呆组为19.9%。这些概率应该同时与一个对照组进行比较(临床痴呆评定0分,没有认知和功能障碍),它的阿尔茨海默病发病率为6.8%。根据这些结果,Morris和他的同事得出了结论,"当前有轻度认知障碍特征的个体平稳进展为更严重的痴呆阶段的发生率与入组时认知障碍水平有关"。三组人中,结局为死亡和出现淀粉样蛋白阿尔茨海默病的神经病理学证据时再次表明,轻度认知障碍至少是由临床痴呆评定0.5分标准确定的轻度认知障碍,是痴呆的前驱症状,而不是一个良性的老龄化改变。

对于没有达到临床痴呆评定 0.5 分但认知低于预期的患者,这个情况还不清楚。Ritchie 和他的同事基于人群而非临床样本做了一个轻度认知障碍评估(Ritchie, Artero & Touchon,2001),仅 11.1% 的患者发展为痴呆。此外,这些人的评定结果在痴呆临界值上下浮动,不同评估方法得出的诊断分类各异。使用更严格的定义识别更严重的认知障碍,28.6% 的人在 3 年后抵达痴呆终点。

研究发现,一般而言,报告有认知问题和认知评估有轻度缺陷的老年人中,痴呆发病率远高于老年人整体,3 年后前者发病率为 18%,后者可能是 3%~6%(Ritchie et al.,2001)。因此,轻度认知障碍不能被视为健康老龄化过程中的良性或正常特征,实际上,在 3~5 年内,有轻度认知障碍的老年人(如神经心理学表现的记忆障碍>1 个标准差,低于对应年龄的标准)有发展为阿尔茨海默病的风险。

当然,轻度认知障碍的定义在很大程度上决定了轻度认知障碍转化成阿尔茨海默病的年风险率,定义甚至将某一具体轻度认知障碍类型限定为特定的改变。基于社区且调整年龄和教育的标准下,不包括其他认知领域,仅以记忆力为表现的"独立失忆"变量的变化范围为 3%~12.5%(Manly et al.,2005)。一个基于纽约市的样本研究显示,每年发展为阿尔茨海默病的风险为 5%(Manly et al.,2008)。如果研究人群为已经表现出一些类型的认知障碍但尚不是痴呆的人群,其每年转化为阿尔茨海默病的风险为 10%~12%(Plassman et al.,2008)。

认知能力下降的洞察

一位轻度认知障碍老年人是这样描述他的记忆困难的:

我真的感觉到了不同。我很难找到词语。我失去了词语。我将需要几分钟⋯⋯而且需要等一会儿来检索词语。有时我做不到,这会让我感到不安。想要走进一个房间,但又忘记为什么走进去,这简直要杀了我。这很奇怪。或者脑袋里有一个清单,没有写下来⋯⋯过一会儿就忘记了我想要做什么。诸如此类的事情。我确定之前也发生过,但是不像现在那么频繁。现在出现得更频繁。

报告这些记忆问题的那位女性符合轻度认知障碍诊断标准。她的综合恶化评分(global deterioration score,GDS)为 3 分,根据韦氏记忆量表的逻辑记忆 II 分亚型量表,该分数低于调整年龄和教育后的标准,由此说明符合轻度认知障碍的诊断标准;根据简明精神状态评价量表得分大于等于 24 分的痴呆诊断标准,她不满足痴呆诊断;根据 0.5 分的临床痴呆评分,她没有报告作业、自我照料、居家管理或社区活动方面的日常困难。

尽管如此,她仍然担心她的记忆问题可能发展为阿尔茨海默病。她主要担心的是,她可能在某种程度上正在否定她面临的问题,她认为这是记忆障碍和早期阿尔茨海默病的一个特征。她也担心自己不够逼迫自己,这些日常活动环境和兴趣可能是她记忆缺陷的结果。实际上,她真的在避免暴露自己记忆困难吗?

对她的评估和"轻度认知障碍"的新标签并不能帮到她。她报告说这一临床标签使她面临巨大的挫败:"他们说我的一些记忆缺失可能表现在任何事上,他们可能会在几年后再次对我进行评估,看是否进一步发展了。(但是)重点是我感兴趣的是什么,(这个)他们没有告诉我。"(Albert et al.,2002)

轻度认知障碍和失能

除了"可疑痴呆",早前回顾的轻度认知障碍的其他定义,假设个人自我维护或做家务不会出现障碍,但是将缺陷的可能性放开到更高功能水平,如工作能力、出行、参与社区活动或管理更复杂的活动(例如开车去一个新的地方,参与活动时由于反应慢或判断差引起不同程度的风险)。如 Ritchie 等(2001)指出的,"什么构成了轻度认知障碍日常生活活动受限尚无准则"。最近的研究显示,最终会进展为阿尔茨海默病的轻度认知障碍人群确实表现出了轻度功能缺陷(如偶尔需要帮助或活动中需要提供线索和监督),在被诊断为阿尔茨海默病前的身体活动减少(Friedland et al.,2001;Touchon & Ritchie,1999)。

对有认知障碍但还不是痴呆老年人的比例的估计各不相同,但均惊人的高。"老龄化、记忆和人口学研究"相关组织在 2002 年开展了全国调查。该调查使用了一个宽泛的定义,即"认知障碍但不到痴呆"。如果参与者不满足痴呆标准,同时参与者或他们的代理人报告其有认知或功能障碍,或参与者表现为 1.5 个标准差,低于神经心理学测试发布的标准,他们将被归为"认知障碍但不到痴呆"的这类人群。基于这个标准,22.2%的老年人表现为有认知障碍但没有痴呆,其中 8.2%表现为有前驱症状的阿尔茨海默病。

未到痴呆的认知障碍具有临床意义。在之前的研究中,Albert 和他的同事(1999)发现轻度认知障碍与高级功能的频率和多样化减少显著相关,正如 Pfeffer 功能活动问卷中所测试的那样(Pfeffer,Kurosaki,Chance & Filos,1982)。Pfeffer 量表记录从事活动时的主观困难,包括写支票、汇总税单或商业账单、独立购物、玩游戏的能力、泡咖啡或茶、准备一份均衡餐、持续追踪当前的事件、阅读和看电视节目时注意力集中且能理解、记得吃药和参加家庭聚会、走访邻居等一系列活动。"最小认知障碍"的亲密报告人指出,从事这些任务时,这些老年人比没有认知障碍的人更困难。这个研究中,如果某人没有痴呆(简明精神状态评价大于等于 23 分),但一项或多项神经心理学系列测试的表现大于 1 个标准差又低于标准(在 5 分钟内可回忆 3 个物体中的 2 个,在 6 项试验选择性提醒测试中,则被认为是记忆延迟,或韦氏成年人智力量表 IQ 得分大于 15 分,但低于韦氏成年人智力量表口语 IQ 得分,则被认为有轻度认知障碍)。

我们也发现了提示功能缺陷的意识缺乏的测量具有不一致性(例如,亲密者报告的功能缺陷比自评大),它预示的阿尔茨海默病风险比单独的自评和亲密者他评报告更有效(Tabert et al.,2002)。在这些模型中,控制社会人口学和认知状态的差异,基线自评认知状态与阿尔茨海默病诊断风险不相关。相反,亲密者报告的基线缺陷在随访过程中是一个显著的痴呆提示指标。相对没有差异的这些缺陷,Pfeffer 量表中 1＋缺陷的差异与未来被诊断为阿尔茨海默病的风险相关,关乎四倍风险的增加。Tierney 等(1996)的研究支持这些发现,他们发现亲密者陈述的但不是自评报告的认知缺陷(例如,对清单、时间和名字的记忆,寻找某人家和邻居附近的路,以及金融管理)也预示着阿尔茨海默病发生风险。

其他研究发现,符合轻度认知障碍标准的老年人比同龄和同等教育水平的老年人表现更差,包括在精细和复杂活动力技术方面(主要是手灵巧度测试)(Kluger et al.,1997)。这些发现指出,活动力和认知表现呈一个梯度改变,这使轻度认知障碍人群再次被置于无认知障碍人群和符合阿尔茨海默病标准人群之间。

最后,作业治疗师对工具性日常生活活动任务例如做饭和打扫的效率和安全性进行评定,相比没有认知障碍的老年人,轻度认知障碍人群得分更低。治疗师使用一个标准化的活动力和过程技能评估(Fisher,2001)来评估老年人日常任务的执行能力。治疗师不知道这些老年人的认知水平(Albert,Bear-Lehman ＆ Burkhardt,2006)。

这项研究的结果是轻度认知障碍影响高水平功能,不影响基本的自我照料,轻度认知障碍人群不会完全意识到他们功能障碍的程度,轻度认知障碍人群的家人会发现功能缺陷。此外,家人报告而非老年人自评的功能缺陷可能更有利于识别具有较高概率快速发展为阿尔茨海默病的轻度认知障碍患者(Albert et al.,2002)。

阿尔茨海默病的患病率和发病率

令人吃惊的是美国关于阿尔茨海默病患病率和发病率的信息很少。早前估计的美国阿尔茨海默病患者人数在 190 万到 458 万之间(Brookmeyer,Gray ＆ Kawas,1998)。这些估计基于四个社区的研究:罗切斯特、巴尔的摩、弗雷明翰、东波士顿。每项研究采用不同的方法测量阿尔茨海默病,例如,罗切斯特仅将受到医学关注的案例纳入研究,然而东波士顿的研究(患病率和发病率更高)同时包括轻度和中度案例。

20 世纪 90 年代,美国总会计师办公室(General Accounting Office,GAO)的估计值在这个范围内。综合 18 个患病率的调查,它们估计在 1995 年有 190 万 65 岁及以上老年人符合阿尔茨海默病标准。如果我们纳入可能的或混合的案例(将阿尔茨海默病和其他类型痴呆案例计算在内),患病人数将上升到 210 万人。如果我们将纳入标准限制在中度或是更严重的阿尔茨海默病案例中,患病人数为 100 万人,如果将可能的和混合案例计算在内,则为 140 万人。20 世纪 90 年代中期,5.7％的 65 岁及以上美国人患有阿尔茨海默病,3.3％符合中度或更严重阿尔茨海默病标准(美国总会计师办公室,1998)。

2002 年,对阿尔茨海默病和其他痴呆的第一批研究中,有一项研究估计具有可用性。该研究调查了一个国家代表性样本,评估 71 岁及以上老年人的认知,老龄化、记忆和人口学研究是健康与退休研究的补充部分(Plassman et al.,2007)。在 70 岁以上的美国人中,13.9％满足痴呆标准,9.7％满足阿尔茨海默病标准。痴呆老年人的绝对数是 340 万人

（95％置信区间，280 万～400 万人）。阿尔茨海默病老年人的绝对数估计为 240 万人（95％置信区间，180 万～290 万人）。将 60～70 岁的人群纳入估计，痴呆美国人人数为 470 万人，阿尔茨海默病人数为 330 万人（Plassman et al.，2008）。这些患病率的估计很大程度上高于最近综合研究报告的中位数，这个报告显示阿尔茨海默病人数为 250 万人（Hirtz et al.，2007）。

表 6.3 显示了 1995 年美国 65 岁及以上人群按年龄和性别划分的阿尔茨海默病患病率。该表显示，男性和女性每 5 年患病率均翻一倍，95 岁及以上人群患病率接近 40％。最高年龄组中，中度或更严重阿尔茨海默病的比例大约为 25％。各年龄组中，女性阿尔茨海默病患病率高于男性，随着年龄增长，这个差距将越来越大。这个性别差异很有可能反映女性患阿尔茨海默病的风险更大，但是这个发现存在争议。一些前瞻性队列研究已经发现女性患阿尔茨海默病的风险更大（Launer et al.，1999），但其他研究没有发现（Tang et al.，2001）。来自老龄化、记忆和人口学研究的结果未指出阿尔茨海默病患病率存在性别和种族差异。此外，老龄化、记忆和人口学研究中，80 岁及以上的阿尔茨海默病患病率为 18.1％，90 岁以上的阿尔茨海默病患病率为 29.7％。

表 6.3　1995 年美国阿尔茨海默病的患病率

年龄	阿尔茨海默病患病率			
	总计		中度＋	
	男性	女性	男性	女性
65～69 岁	0.6％	0.8％	0.3％	0.6％
70～74 岁	1.3％	1.7％	0.6％	1.1％
75～79 岁	2.7％	3.5％	1.1％	2.3％
80～84 岁	5.6％	7.1％	2.3％	4.4％
85～89 岁	11.1％	13.8％	4.4％	8.6％
90～94 岁	20.8％	25.2％	8.5％	15.8％
95 岁及以上	35.6％	41.5％	15.8％	27.4％

注：表中是符合阿尔茨海默病和临床痴呆评定 2＋标准的比例，数据来自美国总会计师办公室于 1998 年发表的《阿尔茨海默病：美国患病率的估计》，http://www.gao.gov/archive/1998/he98016.pdf。

如果每 5 年患病率翻一倍，那么发病延缓 5 年可以降低一半的患病率。这是公共卫生的一项重要目标。如果实现延缓，无痴呆的预期寿命会延长，越来越多的老年人在最后若干年将不再需要成本高昂的支持性照料，他们将会死于其他原因。这样的延缓明显会大大影响生命晚期的失能和照料需求。运用可及的人口增长数据进行的模拟研究中，Brookmeyer，Gray 和 Kawas（1998）指出，即使阿尔茨海默病发病只延缓 1 年，在未来的 50 年里，患病人数也会减少大约 80 万人。如果延缓 2 年，将减少 200 万人。

一些前瞻性队列研究已经调查了阿尔茨海默病的发病率。这些研究优于回顾性研究。回顾性研究询问家庭代理人发病日期（例如，"何时首次报告记忆问题的，或何时因为记忆困难而首次看医生的?")(Wolfson et al.,2001)。回顾性研究不能给出正式的诊断,主观回忆会有偏倚。前瞻性研究从无痴呆的队列开始,追踪队列并通过多种评估追踪疾病的发生。

　　然而,阿尔茨海默病的前瞻性队列研究实施起来很复杂,不仅疾病的定义不一致,确定发病日期的过程也不同。尽管有一个随访评估的规律时间表,但不可能确定何时某个人首次符合疾病标准。此外,大部分研究没有长时间随访,或者没有将评估间隔时间设置得更紧密。诊断的真实日期不精确,影响计算结果。为了面对该问题,欧洲痴呆组的流行病学和预防医学社区联合行动(European Community Concerted Action on the Epidemiology and Prevention of Dementia Group,EURODEM)实施了一个阿尔茨海默病发病的汇总分析,通过修正统计数据:"当很难确定痴呆的起点时,为了得到能反映真实情况的可靠数据,我们以患者年龄和年龄别痴呆率为基础,对发病时间做出最好的估计(Launer et al.,1999)。"如果可以实现多次随访评估,更简单的过程是人群首次符合诊断标准时,将该次的评估日期作为发病日期(Tang et al.,2001)。

　　阿尔茨海默病的发病与年龄密切相关。65～74 岁老年人年发病率介于 0.5%～1.3%。75～84 岁发病率介于 1.5%～4.0%,85 岁及以上的发病率为 4.7%～7.9%(Launer et al.,1999;Tang et al.,2001)。因此,在 85 岁及以上老年人中,首次确定符合阿尔茨海默病标准的风险比例很高,每年为 5%～10%。

　　按年龄别分层发现,每一年龄层的阿尔茨海默病发病率在种族和民族间存在很大差异。例如,在纽约市,美国白人发病率远低于非裔美国人和西班牙裔美国人。非裔和西班牙裔美国人可能发展为阿尔茨海默病的风险是美国白人的 2～3 倍,因此,假如 75～84 岁的白人每年发展为阿尔茨海默病的风险是 2.6%,非裔美国人和西班牙裔美国人则是 4.4%(Tang et al.,2001)。尽管对社会经济学特征(教育、文化水平、性别)和疾病因素(高血压、糖尿病)的影响进行了调整,这个差别仍然存在。当将分析限制在带有 APOE-e3 等位基因(Tang et al.,1998)的人群中,已控制这个基因风险因素的效果时,差异仍然存在。因此,在阿尔茨海默病的重要的风险因素中,少数族群也是因素之一。由于美国少数族群的老年人数量增加,这个差别具有重大公共卫生意义。

　　这些阿尔茨海默病发病率可用于分年龄的有风险的人群中。如果我们评估那些报告记忆障碍或有轻度认知障碍的老年人的风险,阿尔茨海默病年发病率必然高很多。这些老年人的阿尔茨海默病年发病风险率为 10%～25%,其差异由不同机构(社区或门诊)和轻度障碍定义的严格程度决定(Peterson et al.,2001)。

　　将来有多少美国老年人会患阿尔茨海默病? 由于老年人数量不断增加,因此将来患有阿尔茨海默病的美国人数量也会增加。Hebert 预测,2030 年痴呆人数可能达到 700 万人。这个估计基于芝加哥一些社区报告的发病率而提出。Brookmeyer 的研究基于 4 个社区的发病率做出预测,估计 2030 年的痴呆人数接近 500 万人。据我们所知,在做全国水平的发病率和患病率预测时,没有考虑年龄和受教育水平改变带来的影响。

阿尔茨海默病的风险因素

基因风险因素

基因因素在阿尔茨海默病发展的影响研究中十分热门,但是仍然不够成熟。仅大约7%的阿尔茨海默病早期发病(小于 65 岁)和少于 1%的阿尔茨海默病晚期发病与特定基因突变相关(Whalley & Deary,2001;Whalley et al.,2000)。阿尔茨海默病的早期发病与很多基因突变相关(位于染色体 1、14 和 21)。阿尔茨海默病晚期发病的风险与染色体19 上的 APOE 基因的 e4 等位基因相关。APOE-阿尔茨海默病相关性机制还没被完全弄清。

虽然已经发现了阿尔茨海默病早期发病的基因突变,但它们与占比更大的阿尔茨海默病晚期发病的关系尚不清楚。从公共卫生的目标出发,关注点在 APOE 基因上,它是一种载脂蛋白 E 基因,能产生一种血浆蛋白,参与胆固醇转运和其他疏水性分子的运输(Farrer et al.,1995)。然而,一些其他形式的载脂蛋白 E 已被发现与胆固醇代谢紊乱和冠心病相关(Saunders et al.,1993),这个蛋白产物也已被证实可增加阿尔茨海默病的风险。一些研究已经显示,阿尔茨海默病人群的 APOE-e4 等位基因表达水平过高。阿尔茨海默病个体中,带有 APOE-e4 等位基因的占 34%~65%,未患阿尔茨海默病的同龄人中比例仅为 24%~31%(Jarvik et al.,1995;Myers et al.,1996;Roses et al.,1994)。APOE-e4 等位基因的数量与早期发病相关(Corder et al.,1993)。相反,APOE-e2 等位基因可能是阿尔茨海默病的保护因素,但是这个发现仍有争议(Corder et al.,1994;Talbot et al.,1994;van Duijn et al.,1995)。

尽管 APOE 基因与阿尔茨海默病相关,但当前仍不推荐将测试 APOE 基因作为筛查工具。原因很多。首先,一个 APOE-e4 等位基因的存在不是发展为阿尔茨海默病的必要因素(35%~50%的阿尔茨海默病患者不带有 APOE-e4 等位基因)(Roses et al.,1994)。其次,阿尔茨海默病诊断不难,基因测试不会为临床工具增加帮助。再次,除了三级症状治疗以外,没有其他有效治疗,以至于在疾病发生前意识到阿尔茨海默病也不会带来实际好处。最后,这些信息可能会带来歧视和其他不良效果,可能会降低远期效益。

一个专题小组对这个问题做了调查并得出以下结论。

因为由医生报告的痴呆患者大部分是阿尔茨海默病,所以基因分型获得的额外信息仅在减少其他高昂和侵入性测试需要时有价值。与 APOE-e4 同型的基因最可能导致疾病,但仅 2%~3%的人群带有这型基因,阿尔茨海默病患者中也仅 15%~20%的人群带有。实际上,大部分带有症状性同型基因的人群会患阿尔茨海默病,但是任何的不确定性都会迫使医生排除其他类型的痴呆。

他们继续得出结论,虽然 *APOE* 基因型可能是阿尔茨海默病的一个风险因素,但它不可能被当做一个有用的预测性基因测试(Farrer et al.,1995)。2008 年美国预防服务专题组同意这一建议。

社会经济学因素和认知储备

早前我们讨论了一生中的认知资源可预示阿尔茨海默病的风险。在许多研究中,生命早期认知资源对生命晚期的结局越来越重要,与生命晚期阿尔茨海默病风险有关的因素包括儿童期 IQ(Whalley & Deary,2001;Whalley et al.,2000),教育水平和休闲运动(Helzner,Scarmeas,Cosentino,Portet & Stern,2007;Scarmeas,Albert,Manly & Stern,2006;Wilson et al.,2004,2009),职业成就和工作需求(Stern et al.,1994),成年早期的语言能力(Snowdon et al.,1996),一生中生理和认知参与的多样性(Friedland et al.,2001),父母的社会经济水平、文化水平(Albert & Teresi,1999;Manly,Jacobs,Touradji,Small & Stern,2002)。

儿童期认知能力与阿尔茨海默病风险相关的研究已经出现。在苏格兰的一项将儿童期 IQ 测试进行匹配的病例对照研究中,Whalley 和 Deary(2001)发现,与未发展为阿尔茨海默病的人群相比,65 岁以后发展为阿尔茨海默病的人群,其儿童期 IQ 得分更低。阿尔茨海默病风险差异在 11 岁时便显而易见了。值得注意的是,早期发展为阿尔茨海默病的人群与其他老年人相比,儿童期 IQ 得分无差异,表明阿尔茨海默病早期和晚期的发生机制不同。

这些发现意味着什么? 一个解释是认知能力与握力相似:出生时或围产期时(一生的发育过程中出现发育受限时)就已经存在明显差异(肌纤维密度与神经元的完整性或数量方面),从而在老龄化过程中可提供不同的储备对抗枯竭。这些资源要么使之接近失能临界值,要么使之远离,与一生中出现的各种生理和认知功能丧失有关。就这点来看,阿尔茨海默病作为老龄化的一种,不太会被看做一种疾病,一些利用认知早期优势来建立认知储备的干预是恰当的。认知资源与阿尔茨海默病风险间的相关性不能证明其是一个独立风险因素(像通常所描述的),但可作为发展为阿尔茨海默病的早期阶段识别特征。

医学病症:高血压和血管疾病、糖尿病、骨密度丢失、雌激素缺乏、抑郁

越来越多医学病症已经被证实可增加阿尔茨海默病风险。大部分情况下,这些医学病症被视为次要风险,因为它们不是阿尔茨海默病进展的主要作用机制,但最近的研究表明,胰岛素路径可能对海马有直接影响。任何情况下,治疗次要医学病症可能为降低阿尔茨海默病的风险提供路径,也可为阿尔茨海默病的神经退行性病指明可以干预的途径。这些与医学病症相关的发现仍然存在争议。

高血压、脑卒中、糖尿病、胆固醇

高血压与认知表现相关,因此有理由指出高血压可能与晚期的阿尔茨海默病风险相关。然而,一项大型的前瞻性研究未能确定这一相关性(Posner et al.,2002)。在1259个基线样本的队列中,有731(58.1%)人没有阿尔茨海默病。高血压病史与上升的阿尔茨海默病风险无关,但是它增加了血管性痴呆的风险。患有多种疾病的人群仅增加血管疾病风险。同时患有高血压和心脏病的人群患血管性痴呆的风险增加了3倍,而同时患高血压和糖尿病的人群则增加了6倍风险。

这些结果与另一个欧洲双盲、安慰剂对照的收缩期高血压试验(Sytolic Hypertension in Europe,Syst-Eur)结果相反,这个欧洲试验随机选择高血压患者,并在实验结束后的很长一段时间观察其药物使用(Forette et al.,2002)。在这个补充研究中,长期抗高血压治疗降低了55%的痴呆风险,每年每1000例患者中,痴呆患者从7.4例减少到3.3例,调整了性别、年龄、教育和入组血压后研究结果不变。在"需要治疗的数量分析"中,试验显示,1000例高血压患者接受治疗5年可以预防20例患者发展为痴呆。

无论是否发展为阿尔茨海默病或血管性痴呆,糖尿病现在越来越被认为是认知下降的一个风险因素。在一个骨质疏松的骨折研究中,通过各种认知测量,患糖尿病的女性(n=682)比未患糖尿病的女性基线认知得分更低。在调整了年龄、教育、抑郁、脑卒中、视力障碍、心脏病、高血压、身体活动、雌激素使用和吸烟的模型中,这些女性认知下降的可能性更大(Gregg et al.,2000)。但是其他研究仅发现糖尿病与阿尔茨海默病风险间存在中度相关性(Luchsinger,Tang,Stern,Shea & Mayeux,2001)。

血管风险因素可能有助于了解阿尔茨海默病机制。Wu和他的同事发现糖尿病和脑梗死分别与阿尔茨海默病关键病灶海马的功能紊乱相关,但是分别影响不同的亚区,因此可能说明存在不同的潜在机制(Wu et al.,2008)。"与糖尿病相关的海马亚区与血糖相关,被视为一个病理机制;与梗死相关的海马亚区提示短暂性缺血,被视为另一个病理机制。"这个分析说明由梗死所致的血糖升高和低灌注是海马变形的独立来源。这暗示了阿尔茨海默病型痴呆可能有不同来源。我们期待有确切价值的研究通过控制高血压(脑卒中和脑梗死的一个风险因素)和血糖来预防阿尔茨海默病。

胆固醇可能也是认知下降的风险因素之一。阿尔茨海默病患者中,早期诊断为低密度脂蛋白胆固醇的比例增高以及糖尿病病史与加快的认知下降相关(Helzner et al.,2009)。这再次指出血管因素在阿尔茨海默病发展进程中的作用,也是疾病的风险因素。这条调查线索在其他研究中已经明确,这些研究发现早年肥胖与阿尔茨海默病风险有关(Fitzpatrick et al.,2009),也发现地中海饮食是保护因素(Scarmeas et al.,2006)。

骨密度丢失和雌激素缺乏

动物模型和预临床试验发现,使用雌激素可能可以促进胆碱能神经元的生长和存活,从而可能减少脑淀粉样蛋白沉积。随着月经停止,雌激素水平下降,女性使用雌激素补充物是延缓阿尔茨海默病发生的一个合理策略。前瞻性研究证实,绝经后使用雌激素的女性与不使用雌激素的女性相比,阿尔茨海默病发生率更低,增强了人们使用这种方法的希望。一项纳入 1124 名老年女性的研究中,她们最初没有阿尔茨海默病、帕金森病和脑卒中,使用雌激素的女性阿尔茨海默病的发病年龄显著延后。甚至在调整了教育、种族、APOE 基因型等差异后,仅 5.8% 的雌激素使用者被诊断为阿尔茨海默病,远低于不使用者的 16.3%(Tang et al.,1996)。

即使一项前瞻性研究设计良好,且通过统计学进行了调整(例如较好的受教育水平、收入,更积极的健康行为),也不能在选择因子时排除使用雌激素的混杂效应,因此需要通过随机对照试验实现。雌激素替代物作为一种治疗策略的信心已经被动摇,一系列临床试验得出了阴性结果。Cochrane 的文献回顾(2002,更新到 2009)对高质量雌激素使用试验(选自一篇对双盲、随机对照试验的文献综述,这篇综述选择的试验是比较雌激素与孕激素分开使用和同时使用对患有阿尔茨海默病或其他类型痴呆的绝经后女性认知功能的影响)进行了评估。Meta 分析显示没有显著益处,实际上这些治疗可能与一些认知领域结局的恶化有关。

如果尽早为未发展为阿尔茨海默病的女性提供雌激素,治疗试验的阴性结果不排除雌激素作为预防剂的保护作用。很多长期的预防试验已经或正在探索这个潜在的效益。然而,一项纳入 2763 名女性冠心病患者的随机、安慰剂对照试验,即来自心脏和雌激素/孕激素替代研究(HERS)的结果打消了成功探索的期望,我们从 20 个研究中心中选取 10 个,让这 10 个研究中心的参与者完成一个认知功能的亚研究。大约随访 4 年,组间多种认知测试的结果均没有显著差异(修正版简明精神状态评价量表,语言流利性,波士顿命名法,词汇表记忆,词汇表回忆,试验 B)(Grady et al.,2002)。这个试验仅在结束时做一个单独的认知评估,因此,雌激素替代物作为一个预防策略的效用仍是一个开放性问题,这些阴性结果仍是不可靠的。女性健康项目发现使用雌激素替代疗法的女性患某些癌症和脑卒中的风险增加(导致这个试验提早结束,Shumaker et al.,2003)。结合该研究结果,雌激素替代物迄今为止仍未被视为有效的抗痴呆药物。Meta 分析指出,激素替代治疗的好处包括预防骨质疏松性骨折和结直肠癌,尚不确定可以预防痴呆,而其危害包括心脑血管疾病、脑卒中、血栓栓塞事件、使用 5 年及以上的乳腺癌、胆囊炎(Nelson,Humphrey,Nygren,Teutsch & Allan,2002a)。女性健康项目记忆研究和女性健康活动认知老龄化研究没有清楚地发现激素治疗的好处(Asthana et al.,2009)。雌激素补充物在生命早期的价值仍然是个悬而未决的问题(Henderson,2009)。

其他证据显示雌激素可能对认知健康和阿尔茨海默病风险十分重要。例如,骨密度是渐进性雌激素暴露的一个标志,与无痴呆老年女性的认知功能相关(Yaffe,Browner,Cauley,Launer & Harris,1999b)。在骨质疏松性骨折的研究(8333 名未使用雌激素的社区老年女性)中,基线骨密度值低的女性认知分数低于基线值的 8%,重复测量后,认知分数降低达 6%。这些女性的髋关节或根骨骨密度值每下降 1 个标准差,认知恶化的风险比骨密度稳定的女性增加大约 1/3。椎骨骨折的女性结果与之一致。这些女性的认知基线分数更低,认知恶化的概率更高,与那些骨密度下降 1 个标准差的人相似。

因此,雌激素与阿尔茨海默病风险间的关系仍然不清楚,但是绝大多数证据指出这对老年人来说不是一个合适的治疗方法。在绝经期或绝经期前后,尽早使用雌激素的影响仍然需要调查。

抑郁

抑郁情绪可能是阿尔茨海默病的早期迹象,或其本身就是一个风险因素。前瞻性研究不可能解决问题,但的确指出无痴呆的老年人有抑郁情绪时,阿尔茨海默病风险增加。在一个队列研究中(基线 $n=478$ 名无痴呆,平均随访 2.5 年),基线有抑郁情绪的人群患阿尔茨海默病的风险增加近 3 倍。调整了年龄、性别、教育、语言评估和功能水平后,影响仍然不变(Devanand et al.,1996)。抑郁会导致认知下降已被肯定(Yaffe et al.,1999a)。然而,一个治疗抑郁的确切治疗试验仍在继续,该试验旨在观察治疗效果是否促进认知或延缓阿尔茨海默病。

抑郁也可能使认知表现不佳但未到痴呆阶段的风险增加。在一个纵向队列中,基线有抑郁症状预示着记忆下降(Panza et al.,2009)。

与阿尔茨海默病相关的结局

死亡

表 6.4 显示了 1998 年美国分年龄和种族的阿尔茨海默病死亡率。每年大约有 5 万人死于阿尔茨海默病,阿尔茨海默病成为美国第八大致死疾病。65 岁以下人群死于阿尔茨海默病的比例非常小:每年小于 1:100,000。但是随着进入生命晚期,阿尔茨海默病很快成为主要致死原因。死亡证明显示,按年龄分,每 100,000 人死于阿尔茨海默病的人数分别为 10 人(65~74 岁)、70 人(75~84 岁)和 300 人(85 岁及以上)。几乎可以肯定阿尔茨海默病死亡率被低估了,因为阿尔茨海默病可能是致死原因但没有记录在死亡证明中,尤其是这个死亡证明是由不熟悉患者的殡仪馆主任、验尸官或医生开的。非裔美国人中阿尔茨海默病死亡率偏低很可能是因为采取上述方式填写死亡证明。

表 6.4 1998 年美国阿尔茨海默病的死亡率

年龄	总计	白人		非裔美国人	
			男性	女性	男性
45~54 岁	0.1				
55~64 岁	1.1	1.2	1.2		
65~74 岁	10.4	10.6	11.1	7.4	8.1
75~84 岁	70.0	69.3	74.8	50.2	59.2
85 岁及以上	299.5	257.9	336.2	142.5	202.5

注:表中数据为每十万人的死亡人数,来自 http://www.cdc.gov/nchs/datawh/statab/unpubd/mortabs/gmwk51.htm。

阿尔茨海默病增加死亡风险。在匹配年龄、相似的社会经济特征后,来自同一个社区的老年人中,患阿尔茨海默病的老年人比无痴呆的老年人死亡风险高 2~3 倍。图 6.2 是采用 Kaplan-Meier 散点图分析 3 组人群的死亡时间,初次评估在 1989—1992 年,并开展最长 10 年的监测。样本来自老年医疗保险参保人和阿尔茨海默病注册患者,分别来自华盛顿-高地伍德社区、北曼哈顿、纽约市。

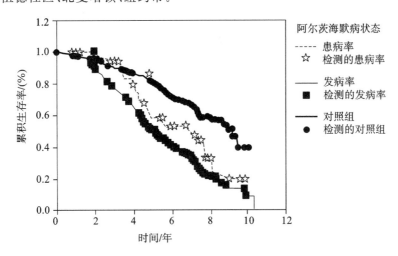

图 6.2 阿尔茨海默病生存者和没有痴呆的老年人的生存情况(纽约市,1989—1999 年)

纳入人群包括 1989—1992 年首次被发现符合阿尔茨海默病标准(阿尔茨海默病流行),或在这一时期的某一时间发展为阿尔茨海默病(基线调查时不是痴呆,随后的随访期内发展为痴呆),或在整个随访期内都不满足阿尔茨海默病标准(没有痴呆)的人。随访期内采用一个简便的死亡风险测量,即每组中有 50% 的人死亡时被视为有死亡风险的时期。如图 6.2 所示,阿尔茨海默病患病组在 5.2 年时达到这个风险时期,阿尔茨海默病发病组在 7 年时,无痴呆组在 9.2 年时。虽然这个差异很显著,但我们已经看到年龄与阿尔茨海默病风险相关,没有调整年龄和其他因子的差异是这项研究的一个重要不足。为了控制这些混杂因素,比例风险模型能区分年龄和阿尔茨海默病的影响,也能区分其他因素的影响。在这个模型中,我们发现阿尔茨海默病流行率与 2 个单位的死亡风险增加相关,阿尔茨海默病发生率与 1.7 个单位的死亡风险增加相关,两个影响均高度显著。

阿尔茨海默病生存率受诊断年龄的高度影响并不奇怪。来自巴尔的摩纵向老龄化研究的结果显示,诊断后的生存年数随年龄而不同。65 岁诊断出阿尔茨海默病的人可生存 8.3 年,90 岁诊断出阿尔茨海默病的人可生存 3.4 年。与无痴呆的老年人相比,在 65 岁被诊断为阿尔茨海默病的人中,寿命大约缩短了 2/3;在 90 岁被诊断为阿尔茨海默病的人群中,寿命大约缩短了 39%(Brookmeyer,Corrada,Curriero & Kawas,2002)。这些差别反映了死亡竞争风险的影响,且在晚年时增加。

诊断为阿尔茨海默病后的生存期实际上可能比之前预测的短。现在的一些研究显示,阿尔茨海默病与中位数为 4~5 年的生存期相关(Helzner et al.,2008;Larson et al.,2004;Wolfson et al.,2001)。

护理院照料

阿尔茨海默病是需要入住护理院的主要风险因素。在如上描述的一个基于华盛顿高地-因伍德和纽约市的样本中,我们对入住护理院的老年人进行了长达 10 年的追踪随访。这个样本的优点在于随访时间长、阿尔茨海默病诊断评估仔细,但护理院绝对入住率的预测可能不典型,因为纽约市在医疗救助提供的居家照料之外,还提供一个可替代福利。此外,这个研究纳入大量的少数族群样本,研究已经显示少数族群比白人使用专业护理院照料的可能性更小。

在华盛顿高地的队列中,护理院入住率为 8.8%,不符合阿尔茨海默病标准的人群入住率为 3.5%。出现阿尔茨海默病的案例入住率居中,为 5%。在相对低的护理院入住率情况下,令人印象深刻的发现是阿尔茨海默病发病与大幅度增加的护理院入住风险相关。使用一个时间-依赖方式,阿尔茨海默病诊断时间常是入住护理院时间的预示指标,我们发现,在控制了年龄、种族-民族和教育的模型中,阿尔茨海默病发生率与风险增加 8 倍相关。

入住护理院比其他机构更频繁。在司来吉兰和生育酚的临床试验中,参与者均有中度痴呆,且居住在社区,对 341 位患者进行随访,2/3 的人在 2 年内入住护理院(Knopman et al.,1999)。痴呆进程是入住护理院的最强预示因素,例如进展到严重痴呆(CDR 3)的人群可能入住护理院的概率是中度痴呆人群的 8 倍。尽管社会医学因素是入住护理院的决定性因素(如照料者特征、照料者负担、自我感知的技术或效用、家庭支持、系统水平的特征、可用床位或可替代的居家服务),入住护理院仍然是评估疾病进程和治疗的重要结局。为了考虑社会医学因素,Stern 和他的同事开发了一个针对"依赖性"和"同等层次的机构照料"的测量,用于追踪养老机构提供的服务需要(Stern et al.,1994)。

入住护理院受照料者资源耗竭和疾病进程的驱使(Gaugler,Yu,Krichbaum &

Wyman,2009)。这个领域新的研究已经关注风险领域的评估,这些风险领域预示照料者没有为阿尔茨海默病患者提供居家管理的能力。一个有希望的过程包括"照料者风险"筛查,这个筛查可以识别可改进的领域,为支持和干预提供依据。提高阿尔茨海默病照料者健康资源(REACH Ⅱ)研究已经形成了一个风险评价措施,这个措施包括照料者抑郁、负担、自我照料和健康行为、社会支持、安全性以及患者问题行为的评估(Czaja et al.,2009)。下面我们会更详细地分析照料者干预。

住院和初级保健

阿尔茨海默病患者的住院风险会增加吗? 这个简单的问题实际上很难回答。阿尔茨海默病患者可能因为其他原因住院,出院诊断可能不会记录阿尔茨海默病。此外,住院风险可能在疾病的早期出现上升趋势,此时患者可能会跌倒、忘记服药或有精神问题,但痴呆发展到更严重的时候,住院率反而会下降。痴呆最严重的患者可能会住进护理院,护理院提供很多医疗保健服务,或可能为了简化照料而不去医院,这是相对非积极治疗策略的一部分。此外,由于 ICD-10 诊断包括阿尔茨海默病,因此老年医疗保险可以将阿尔茨海默病住院服务纳入补偿,还能增加医院收入,对这类信息的分析容易出现一个观察偏倚,最严重的案例为纳入分析(Newcomer et al.,1999)。因为阿尔茨海默病是一个结局性疾病,很难将阿尔茨海默病照料与临终关怀区分开。最后,合适的测试会在有相似医疗状态和健康状态的人群(阿尔茨海默病患者除外)间做比较,但这个比较很难操作,因为阿尔茨海默病自身可能与医疗问题相关,例如跌倒或损伤、消耗和脱水、肺炎和传染性疾病。

由于存在这些注意事项,阿尔茨海默病患者年住院率有很大差别便不稀奇了。建立阿尔茨海默病注册系统的联盟报告显示,一个临床队列研究发现阿尔茨海默病患者年住院率为 370/1000(Fillenbaum,Heyman,Peterson,Pieper & Weiman,2000)。纽约市的一个社区队列研究发现,阿尔茨海默病患者年住院率为 100/1000(Albert et al.,1999)。

任何情况下,应清楚的是该风险均比同类无痴呆老年人高。在来自纽约的研究对象中,每年有 10% 的阿尔茨海默病患者使用住院服务,相比之下,只有 6.8% 的无痴呆患者使用住院服务。Logistic 回归模型在控制了年龄、性别、教育、并发症和死亡后,发现随访阶段,严重阿尔茨海默病(临床痴呆评定 3+)与风险上升 2.3 倍有关。这个研究的优点是基于人群的大型队列,通过追踪创新电子医疗病历来追踪住院率。这是个可比的附加风险,与出现两个并发症有关。

基于人群的研究已经确定了痴呆与住院间的关系。澳大利亚的一项大样本病历研究发现,过去一年痴呆老年人平均住院 30 天(Zilkens,Spilsbury,Bruce & Semmens)。通常而言,过去一年美国老年人住院天数是 10~17 天(Fonkych,O'Leary,Melnick & Keeler,2008)。然而,不同健康保健体系间的多样性增加了比较的难度(Van den Block et al.,2007)。

阿尔茨海默病患者初级保健的使用和相关费用好像也在上升。纽约市的队列研究中,最近被诊断为阿尔茨海默病的患者比无阿尔茨海默病人群可能需要和使用更多的医疗保健,甚至在诊断前 1～2 年已经如此(Albert,Glied,Andrews,Stern & Mayeux,2002b)。其他研究还没有发现前驱期出现超额的初级保健费用。

失能和精神病态

痴呆渐进性发展的标志是对日常生活活动依赖的增加和"积极"(骚动、攻击、妄想、幻觉、徘徊)与"消极"(冷漠、退出)心理病理学症状的增加。痴呆最严重的阶段中,一些症状(如妄想)的流行率下降,大概是因为当患者变得越来越呆板时,照料者不再关注这些症状了。

在阿尔茨海默病人群中,由代理人(或临床工作者)报告的患者认知表现与日常生活活动评分高度相关。例如,在一组阿尔茨海默病人群中,与简明精神状态评价量表相似的一项精神状态测量——Blessed 记忆集中信息测试,与日常生活活动和工具性日常生活活动(个人自我管理量表)评分的相关指数分别为 0.83 和 0.78(Green,Mohs,Schmeidler,Aryan & Davis,1993)。在来自门诊的 104 例疑似阿尔茨海默病患者中,每 6 个月评估一次个人自我管理量表得分,追踪其改变。个人自我管理量表条目包括如厕、吃饭、穿衣、梳头、室内活动和洗澡。1 分表示完全没有困难,5 分表示非常困难,总分区间为 6～30 分。这个样本人群的个人自我管理量表得分在下降,12 个月后平均下降 2.44 分,标准差为3.87。

这些数字对衡量阿尔茨海默病临床试验的功能量表的临床显著改变十分重要。最近的一个关于胆碱酯酶抑制剂效果的 Meta 分析显示,首个被认可的阿尔茨海默病治疗具有显著的积极影响,但影响程度很小,只有 0.1 个标准差。如前文提到的,方差 3.87 等同于1 个标准差,或大约个人自我管理量表得分改变 4 分。因为个人自我管理量表得分每 12个月平均改变 2.44 分,0.4 分的改变大约可以等同于 2 个月的下降(Trinh,Hoblyn,Mohanty & Yaffe,2003)。虽然每年得分下降延缓 2 个月看似很小,但对患者及其家庭照料者意义重大。

一个大型的多奈哌齐(安理申)试验用于评估阿尔茨海默病患者日常生活活动功能并通过一个替代方式验证了这一效果(Mohs et al.,2001)。这个试验目的在于评估胆碱酯酶抑制剂是否延缓"临床可验证的功能下降",这些功能被定义为特定日常生活活动功能有中度或更严重的困难,或工具性日常生活活动功能损失 20%,或发生痴呆进入临床痴呆评估的高级阶段。接受安慰剂治疗的患者有 54% 达到终末点,接受多奈哌齐治疗的有41% 达到终末点。安慰剂组患者达到终末点的中位数时间是 208 天,多奈哌齐组是 357天。治疗每年延缓进程约 5 个月。

胆碱酯酶抑制剂也可以减少阿尔茨海默病相关的心理病理学症状发生的频率。一项Meta 分析显示,这类治疗降低了神经精神量表评分(Cummings,1997),平均降低约 2 分,表示改善了一个精神症状发生的频率或严重程度(Trinh et al.,2003)。因为精神症状的出现是入住护理院的一个重要预示指标，在不考虑照料者沮丧和精疲力竭的情况下，这些治疗在短期内可以产生一个重要的效果。

因此，基于这点，阿尔茨海默病不可预防，疾病进程也不可控制。大部分治疗只能起到维持作用，如延缓出现严重失能和入住护理院的时间。Schneider 和他的同事已经发现当抗精神病药物的副作用影响评估效果时，治疗组和安慰剂组间的差别将会变得很小，实际上药物作用可能相当于安慰剂（Schneider et al.，2006）。

居家照料

大部分阿尔茨海默病患者的照料由家庭提供。虽然阿尔茨海默病患者一般居住在护理院，可能占护理院老年人总数的一半，但他们只代表一小部分阿尔茨海默病人群。我们在第九章讨论了在过去十几年中，美国老年人护理院入住率已经下降了，因为替代性住宿照料机构数量增加。65 岁及以上老年人入住护理院的比例从 1985 年的 54/1000 下降到 1995 年的 46.4/1000，到 2004 年为 34.8/1000（Federal Interagency Forum on Aging-Related Statistics，2008）。大部分阿尔茨海默病患者使用居家照料，使用各种家中（居家看护）或家外服务（成人日间照料，急性康复），就算入住护理院，也是在疾病晚期时。

事实上，现在住在护理院的老年人可能比以前队列人群更老更弱。他们也可能不会在这些机构住很长时间。以前的护理院是一个长期照料机构，现在的护理院更像短期康复或临终关怀单位，护理院的服务由老年医疗保险覆盖（Kemper & Murtaugh，1991），必须对这点加以解释。

在社区接受照料的阿尔茨海默病患者有多少呢？如果我们将三项及以上日常生活活动受限作为老年人是否可使用社区照料的指标，虽然不完美，但合理。20 世纪 80 年代，十分依赖家庭和朋友帮助的人占 2/3，1994 年下降到约一半（Feder，Komisar & Niefeld，2001）。这个改变说明自 20 世纪 90 年代起，长期照料财政支持增加了。20 世纪 90 年代的前 5 年，老年医疗保险用于居家卫生保健的资金从约 40 亿美元增加到了 80 亿美元，阿尔茨海默病居家照料也随之增长。最近，有建议提出，这类机构要控制居家照料费用（Balanced Budget Act of 1997），老年医疗保险的居家照料费用的增长已经减少了。

1996 年，收入和项目参与调查（Survey of Income and Program Participation，SIPP）的专题研究得出了为老年人以及阿尔茨海默病老年患者提供支持性照料的家庭照料者绝对数量的预测数据。1998 年，670 万家庭成员正在为 450 万失能老年人提供帮助（Alecxih，Zeruld & Olearczyk，2000）。这个预测略低于国家长期照料调查所预测的 710 万。收入和项目参与调查可预测阿尔茨海默病居家照料相关情况。1998 年，大约 47.3 万家庭成员或朋友为阿尔茨海默病患者提供主要照料服务。这些人为社区痴呆患者提供的支持大部分无偿，且是主要照料者。他们平均每周提供 48 小时的照料，持续 7 年。相比之下，所有无偿照料者平均每周提供 24 小时照料，持续 5 年（Alecxih et al.，2000）。因此，从这个照料强度来看，阿尔茨海默病居家照料的需求比标准照料高。

Albert 和他的同事(1998)做了一项调查研究,该研究追踪了不同程度痴呆的阿尔茨海默病患者 2 年,记录了 2 年内照料者为他们提供照料的时间。家庭照料者提到,他们与这些老年人在一起的时间里,超过一半时间亲手提供直接照料,被定义为日常生活活动帮助。平均每天 7.2 小时或每周 50.4 小时在提供照料。这些报告与收入和项目参与调查结果十分接近。纽约市样本研究得出的照料总时间,应将这部分非正式、无偿时间补充进去。每周照料轻度痴呆患者的总时间为 56.7 小时,照料中度痴呆患者的总时间为 81.2 小时,重度或更严重的痴呆患者为 112 小时。来自家庭贡献的小时数分别为 30.8 小时、57.5 小时和 29.4 小时,严重痴呆患者的大部分非正式照料被正式照料替代。

然而,这些横断面结果具有欺骗性。纵向分析中,Albert 和他的同事(1998)发现,在痴呆发展到更严重阶段的过程中,照料时间没有减少,只是正式照料时间增多,提示这些照料者已经提供了他们能提供的最多照料时间。

家庭在老年痴呆患者照料过程中的任务是什么?家庭照料者必须提供日常生活活动相关帮助,但为家庭成员提供日常生活活动支持不能很好地衡量日常生活活动。虽然日常生活活动测量告诉我们有些人有特别照料需要,但是满足这些需要的情况是复杂的。以洗澡为例,日常生活活动测量告诉我们某人需要帮助才能洗澡。我们并不知道为什么这个人不能自己洗澡,可能是移动和平衡障碍,或肢体虚弱,或认知能力不足,或精神紊乱,或由多个缺陷所致。因此,如果某人洗澡需要协助,日常生活活动测量不能告诉我们他/她在洗澡时是需要全程协助还是只需帮助他/她进出浴缸。可是,正是这些特征使家庭成员在照料洗澡受限的人群时存在或多或少的困难。

因此,虽然日常生活活动/工具性日常生活活动需要的照料量肯定与照料挑战指标(每天所需小时数,负担和疲劳,入住护理院的风险)相关,但相关性很低。实际上,日常生活活动状态仅能在一定程度上解释照料者所报告负担的差异(Poulshock & Diemling,1984)。

日常生活活动/工具性日常生活活动照料也不能捕获家庭照料的全貌。家庭成员需要做哪些类型的家居改造以便于提供照料?回到洗澡的例子,如果家中有一个固定抓杆、走入式淋浴或可调的淋浴头,会使洗澡照料更简单。同样,如果家庭照料者需要工作,或有旅行安排,或生病,什么形式的照料安排能在这些时候把照料安排到位?这些也决定了日常生活活动/工具性日常生活活动照料可能非常具有挑战性。将照料管理任务进行分类是照料工作的重要部分,但是传统的日常生活活动/工具性日常生活活动照料不会考虑这些。

因此,提供照料不单纯是如日常生活活动/工具性日常生活活动状态所反映出的照料(Albert,2004)。我们需要一个更广泛和多维的公式分别计算不同维度的日常生活活动/工具性日常生活活动照料需要量,这个公式应该充分包含人们为何需要日常生活活动照料,照料者如何改造环境来满足照料需要。在认知紊乱,例如阿尔茨海默病人群的照料中,这个公式是一个尤其突出的讨论点。

尽管我们自己局限于传统日常生活活动任务,但我们很快也看到了照料者们提出了很多其他因素使日常生活活动照料简单化或困难化、可执行或不可执行。第一个维度是照料需要的时机:照料需要是否不常有、频繁但可预计或频繁但不可预计(Hooyman,Gonyea & Montgomery,1985)。由于睡眠质量不佳、精神障碍并发症、尿失禁、不能表达照料喜好和不合作,为阿尔茨海默病人群提供照料的特征是对于日常生活活动照料的时机存在巨大的不可预见性。

一个吸引眼球的例子是时机在夜间照料中的核心作用。虽然都是提供如厕帮助,夜间习惯性上厕所的人会影响照料者的睡眠,这些照料者比白天提供如厕帮助或能一觉睡到天亮的照料者面对更大的挑战(McCluskey,2000)。最大的负担可能是照料者被迫遵循被照料者的时间,因为他们的照料是最容易获得的。

第二个维度是照料者提供什么程度的日常生活活动帮助。当某人吃饭或洗澡的时候,有照料者在家是否就足够了? 照料者是否需要在同一房间中待命,或者照料者是否需要提供亲手帮助? 事实上,从某种意义上来说,待命状态的帮助可能负担更大,因为家庭照料者需要确保随时就位(因此,他们不能从事其他事情),但他们往往没意识到正在提供照料。这是照料轻度老年痴呆患者的典型特征。

第三个维度是照料的内容,照料者需要尽力观察被照料者的日常生活活动需要是否被满足。某些需要帮助洗澡的人可能仅需要监护,或劝说和支持,或全面指导。某些情况下,劝说和支持可能比全面的指导和控制更具挑战性。例如,每2小时带某人上厕所可能比尿失禁照料包括换成人尿布负担更沉重(Albert et al.,1999)。

最后一个维度是被照料者是否参与、主动抗拒或被动接受日常生活活动照料需要探讨(Feinstein,Josephy & Wells,1986)。帮助一个合作的人洗澡或吃饭远不同于帮助一个抗拒合作的人(Reinhard,2004)。不幸的是,为严重痴呆的人提供照料常常受到抗拒。

为阿尔茨海默病人群提供照料的效果已经做了深入研究。婚姻不合和离婚、抑郁和焦躁、失业、社交生活受限、侵犯隐私、贫困及物质滥用均与照料压力有关。缓冲因素包括来自家庭的支持、宗教、强烈的个人掌控欲、自我效能、对照料的满意度和采用策略减轻照料负担,均可以减轻消极影响。

如照料者健康影响研究中提到的,照料压力也与死亡风险相关。这个研究随访了为配偶提供照料且配偶在随访期间死亡的人群的丧亲经历(Schulz & Beach,1999)。提供照料且报告了照料负担的配偶比非照料者更容易死亡,但是提供照料但没有负担感受的配偶死亡风险不会增加。

提供照料的人工作表现也更差。一个针对雇主的大样本数据研究显示,照料老年人的雇员更可能报告有特定的慢性状态(例如糖尿病),更少关注自身健康(对临床预防卫生保健服务使用率低、锻炼机会减少)、医疗保健总费用增加,此外,旷工率更高和主观工作产出更差。我们将在考虑实施家庭支持干预的情况下对照料进行更详细的分析。

阿尔茨海默病患者的生命质量

对晚期阿尔茨海默病患者来说,核心问题是不能报告主观状态:痛觉、满意度、舒适度、愉悦感、满足感、焦虑或健康完好状态。因为没有患者报告的这些状态，便无法进行生命质量评估（见第八章），因此，不可能评估阿尔茨海默病患者的生命质量。受到严重影响的患者（患者简明精神状态评定得分低于12分，或患者出现中度以上认知障碍）不可能完成可信的自评问卷。即使是一个临时观察者，也可以观察到阿尔茨海默病患者一天过得怎么样，因为其面部表情和肢体动作能反映内部状态，这些情绪或健康完好状态的关键因素可能与环境改变有关（Albert & Logsdon，2001）。如果我们能感觉到动物的情绪改变和病态行为，那么肯定也能发现痴呆患者的这些改变。因此，在阿尔茨海默病进展期，其挑战是识别内部状态相关指标，这些内部状态是有关情绪和健康完好状态的信息。

对出现严重认知和功能下降的患者来说，什么领域或方面的日常生活很重要？当前，测量方式不同，测量差异也很显著。在其他领域中，Rabins的测量包括"自我意识"和"对周围环境的反应"（Rabins，Kasper，Kleinman，Black & Patrick，2001），Brod的测量包括"美感"和"归属感"（Brod，Stewart & Sands，2001）。Logsdon的阿尔茨海默病患者生命质量测量包括评估"精力水平"和"娱乐能力"（Logsdon，Gibbons，McCurry & Teri，2001）。这些由患者或他们的照料者报告，受到各种限制。照料者关于患者生命质量的报告与照料者自身情绪或感受到的照料负担有关。虽然有些简明精神状态评定得分低到10分的患者也能证明他们能完成问卷（Logsdon et al.，2001），但患者自评报告的可信度也是相对的。

行为观察测量避免了这些不足。父母情感评分量表（Lawton，Van Haitsma，Perkinson & Ruckdeschel，2001）、多领域观察问卷（Helmes，Csapo & Short，1987）、不适量表（Hurley，Volicer，Hanrahan，Houde & Volicer，1992）和其他观察者评定可捕捉实时的负面和正面行为（Albert，1997）。"行为流"技术记录情绪或行为状态的持续时间和患者表达这些状态的情境，如"清晨提供自我照料的焦虑不安"。行为流测量很复杂，因为需要额外培训评定人员，且其在养老机构中的使用具有局限性。

一个中间过渡过程是照料者需要适应行为流测量。Albert和他的同事（1996，1999a，2001）让照料者使用父母情感评分量表条目报告情感状态（例如，所谓"强烈"情感的面部表情：生气、烦躁、感兴趣、愉快）和患者过去2周的活动（一系列频繁的室内外活动能在照料者提示和监护的情况下完成）。这些测量与来自门诊和社区痴呆患者的痴呆严重程度均显著相关（Albert et al.，1999a）。这对确定生命质量测量的有效性是很重要的。这些测量应该与痴呆阶段有关（因为痴呆严重程度影响情绪和参与机会），但在同一阶段中（发现与痴呆照料有关的其他愉快情绪和参与来源）也能显示出差异。

这个过程有助于确定阿尔茨海默病进程中患者生命质量阶段性变化的具体时间。例如，开始随访一组中度痴呆患者，50%的患者20个月不出家门。轻度痴呆组中，这个现象直到第30个月还未出现（Albert & Logsdon，2001）。这个研究也能对生命质量的结果进行等级划分。监禁在家促使了无活动的发生，转而加速了非积极情感的发生。最后，这个研究显示代理人甚至能识别有心理病理学行为患者的愉快状态。这个结果提示我们，如果希望全面了解痴呆，我们必须关注患者的积极和消极行为。

有效评估阿尔茨海默病患者生命质量的过程需要扩张"照料地图",其中,用到详细的行为流评估以实现质量保证(Edelman,Fulton,Kuhn & Chang,2005)。这个过程的前提是为照料者提供与环境影响相关的实时报告。希望专业护理机构或成人日间照料机构的工作人员能够提供个性化照料,并利用这些信息促进患者更好地融入活动和社会交往中。Schnelle和他的同事已经开始实施一个注册护理助理培训项目,培训内容包括提供自我管理照料、促进其他多种日常交往、识别被照料者的疼痛或不适(Schnelle et al.,2009)。

痴呆和临终期

在照料疾病晚期的患者时,家庭照料者面临与临终关怀有关的困难决定(Meiser,1999)。肺炎患者应该接受药效猛烈的静脉抗生素治疗、转诊到医院、气管插管等措施,还是应该使用镇痛药、解热镇痛药和氧气对症治疗呢? 拒绝食物或吞咽障碍的痴呆患者需要管饲吗? 家人是采用何种方式处理这些情况的,这些均知之甚少。

进展期痴呆患者会出现严重的医学病症,如肺炎、尿道感染和发热(Fabiszewski,Volicer & Volicer,1990;van der Steen,Ooms,van der Wal & Ribbe,2002)。研究发现,静脉抗生素治疗和侵入性操作的使用率很高(Ahronheim,Morrison,Baskin,Morris & Meier,1996;Morrison & Siu,2000)。例如,Evers和他的同事(2002)发现,尽管临终期痴呆患者使用此类治疗无效,但仍有超过50%的痴呆患者接受系统性抗生素治疗。我们自己的门诊服务中也存在类似趋势。一组疑似阿尔茨海默病患者在死前6个月中,31%的患者使用过静脉抗生素,16%的患者被插过鼻饲管。一系列研究已经证实,在专业护理机构的阿尔茨海默病患者放置鼻饲管能促进预后(Casarett et al.,2005;Morrison et al.,2005)。

我们仍然不清楚为什么有些家庭倾向于给阿尔茨海默病加重或晚期患者使用生命维持设备。可能的原因是焦虑测量(抑郁、照料负担、缺乏社会支持)得分高的家庭照料者不太可能会提出医疗照料目标,这会限制侵入性临终照料的使用。这些家庭使用急诊生命维持设备的风险可能更高。据我们所知,没有研究对此展开过调查。相反,与其他临终状态的患者相比,阿尔茨海默病患者可能较少被考虑使用生命维持设备。因此,认知能力的丧失和由此而来的与疾病相关人格的丧失,可能使家庭做出让临终患者"离开"的决定。

非阿尔茨海默病型痴呆

不同于阿尔茨海默病,血管性认知障碍(vascular cognitive impairment,VCI)是与心脑血管疾病相关的认知障碍,例如脑卒中。血管性认知障碍主要通过神经影像学确诊,可以进一步将其区分为不同亚组,包括皮质梗死、白质改变,或两者均有。监测痴呆发生的队列研究如心血管疾病的研究中,大约有70%的患者符合阿尔茨海默病型痴呆诊断标准，其他 10％为血管性认知障碍，15％为阿尔茨海默病和血管性认知障碍并存，剩下的 5％是其他病因（例如脑积水、代谢紊乱、科萨科夫综合征）所致（Lopez et al.，2003）。

血管性认知障碍也是一个致死风险因素。在梅奥诊所的一项病历研究中，血管性痴呆患者比没有痴呆的对照组死亡风险更高。在血管性认知障碍患者中，脑卒中相关的痴呆与最高死亡风险相关。没有脑卒中但影像学证据显示灰质结构中双侧梗死的患者，死亡风险较低（Knopman，Rocca，Cha，Edland ＆ Kokmen，2003）。

另一种老年痴呆是由帕金森病（Parkinson's disease，PD）导致的。帕金森基金会已经回顾了一系列帕金森病痴呆流行和发生的研究，1/4 的帕金森病患者符合痴呆标准。有痴呆的帕金森病患者年龄更大，但发病年限没有差异（Lieberman，2002）。55～64 岁帕金森病患者的痴呆发病率为 2.7％，70～79 岁帕金森病患者的痴呆发病率为 13.7％。帕金森病患者的痴呆风险可能取决于患者是否在脑干或大脑中有路易小体或有阿尔茨海默病样改变的路易小体。

帕金森病患者死亡风险与痴呆表现有关。甚至在已经控制了帕金森病活动期的时候，发生痴呆的帕金森病患者死亡风险也会增加（Levy et al.，2002）。

预防认知下降的干预

如果物理的"预康复"能延缓失能（Gill et al.，2002），那么预防性认知训练是否在认知下降领域能有同样的效果？独立和有活力的老年人高级认知培训的随机临床试验（Advanced Cognitive Training for Independent and Vital Elderly，ACTIVE）调查了此问题（Ball et al.，2002）。近 3000 名无认知或身体障碍的老年人被随机分到三个干预组或一个无污染对照组。三个干预均包括十个部分，致力于记忆训练（言语情境记忆）、推理（解决问题的策略）或执行速度（图像搜索和识别）。干预项目以小组为单位实施，其设计关注促进记忆、速度或解决问题。干预组基于实践和技能练习。在记忆训练方面，例如，教导参与者如何组织词语、进行有意义的分类、形成可视化图片和联系、用于回忆词语和文本。在这项为期 2 年的研究中，一部分参与者在 1 年期评估前接受了强化培训。

试验结果来自这些修复技术的认知测试，例如情节记忆、模式识别和进程速度。试验也分析了与这些认知领域有关的日常表现和自评技能。这些技能包括"每天解决问题的能力"（如处理药物信息的能力）、"每天的速度"（如查找一个电话号码的速度）、驾驶习惯、日常生活活动和工具性日常生活活动受限。

试验显示，这些认知干预可帮助健康老年人更好地执行训练过的具体认知技能。这些结果提示无痴呆老年人缓慢的认知下降可以被修复。例如，独立和有活力的老年人高级认知培训参与者接受记忆训练，其记忆可以在 2 年后提高大约 0.25 个标准差，而无痴呆老年人认知能力在 7 年后才会出现这个程度的下降。但是，这些认知改善不能促进日常表现。没有向现实世界的结果转移，最好的解释是日常表现的天花板效应。大部分对象不会出现驾驶、查找电话号码或药物管理的障碍。明显的天花板效应可能已经模糊了这个领域的真实效果。事实上,对照组在很多日常表现上没有出现下降。"将来是否能观察到不同治疗组功能下降的差异还不清楚,因为选择的队列中有更多人会达到功能丧失的年龄。"(Ball et al.,2002)

来自同一试验的最新报告指出,一些自评生命质量效益存在普遍性(Wolinsky et al.,2006)和抑郁风险(Wolinsky et al.,2009)。但是,功能方面的好处被证实更难以捉摸(Willis et al.,2006)。

家庭照料者支持性干预

家庭照料是老年痴呆患者照料中的主要难题。尽管入住护理院不是一个好的选择,家庭照料者迫于照料压力可能还是会选择送其入住护理院。他们一边倒地认为,喘不过气来的照料压力使其不能处理资源和家庭功能时,他们别无选择。心理社会支持项目可能会增加照料者资源和更好地帮助他们管理照料压力。如果有效实施这样一个项目,会降低护理院入住率吗?对弱势家庭、配偶照料者和高度弱势老年人而言,这个结果的差异会是心理社会支持效果的一个有力证据。

Mittelman 和他的同事针对阿尔茨海默病患者的配偶照料者设计了一个项目,即通过一个随机对照试验比较阿尔茨海默病患者入住护理院的情况(Mittelman,Ferris,Shulman,Steinberg & Levin,1996)。干预设计是在患者进展为严重痴呆的时期,为配偶照料者提供指导和支持。研究实施前 4 个月,配偶接受 2 次个人咨询和 4 次家庭咨询。"咨询以任务为导向,促进家庭成员间的交流,教其解决问题和管理患者困难行为的技术,提高主要照料者情绪和提供工具性支持。"这个阶段对支持组给予随访,最终可以使他们与咨询者保持联系。对照组接受常规随访、提供信息和转诊。因此,"如果对照组的研究对象需要付费居家帮助,则为他们提供服务提供者的信息,帮助对照组的研究对象获得合理的服务利用"(Mittelman ta al.,1996)。

3 年半后,在 206 个家庭样本中,58.7% 的患者入住护理院,26.2% 死于家中。此外,不是所有干预组照料者均接受支持组(仅 72%)的参与。然而,42% 的对照组照料者加入了支持组。尽管这是一个"滴出"和"滴入"相结合的稀释试验,治疗组患者居家照料时间仍显著长于对照组。治疗组患者入住护理院时间比对照组晚一年。这种差异是在控制照料者年龄和性别、社会经济资源、被照料者精神健康和痴呆严重程度后的生存模型中得出的。

Mittelman 和他的同事(1996)得出结论,"持续可及的支持和信息能帮助阿尔茨海默病患者的配偶照料者经受住照料困难,且避免或延迟患者使用机构照料服务"。试验设计支持该结论,干预组与对照组的患者照料无差异的结果也支持该结论。例如,两组患者获得精神药物和医疗保健的机会相等。因此,干预似乎影响了照料者而非患者。患者出现尿失禁和对症医疗保健的机会是相等的,但接受过培训和咨询支持的干预组中的照料者能更好地管理失禁相关照料需求。

纳入患者和照料者的其他各种干预结果未见效果或效果不详,包括延期项目(Lawton,Brody & Pruchno,1991)和居家陪护(Weissert,Chernow & Hirth,2003),发现令人放心。另一方面,根据医疗保险阿尔茨海默病范例,照料者精神健康得到益处(Newcomer et al.,1999)。随着美国逐步增加对家庭照料者的激励措施(大部分以减税的形式激励),现已可以提供更多样的居家服务,这种转变将在家庭决定需要何种资源提供有效照料单元时显得更为重要。

来自提高阿尔茨海默病照料者健康的资源(Resources for Enhancing Alzheimer's Caregiver Health,REACH-Ⅱ)的结果显示,培训和低强度支持能对照料者的健康完好状态产生显著影响。这个随机对照试验评估了综合心理社会行为干预的效果,该干预用于减轻家庭照料者的负担和抑郁。主要生命质量结果由6个月内照料者抑郁、负担、自我管理、社会支持和被照料者问题行为测量组成。干预组取得显著临床效果,白人和西班牙裔照料者比非裔美国人效果更显著(Belle et al.,2006)。在第6个月时,被照料者入住机构情况没有差别。有目标的培训与具体问题支持间的相关性为阿尔茨海默病照料者支持提供了巨大的潜力。

最后,将家庭照料者和基于初级保健服务的痴呆照料咨询联系起来的合作模式,在照料者支持和减少入住护理院风险方面取得了成效(Fortinsky,Kulldorff,Kleppinger & Kenyon-Pesce,2009)。

小结

有痴呆患者的家庭面临诸多非常困难的抉择,包括何时应该叫停,何时需要提供安全监护,何时老年人不再能独立生活,以及何时父母或配偶不再能够管理财产、药物或独立地生活。他们可能必须抗衡患者个性改变、精神障碍症状和更严重阶段出现的挑战性行为。照料者可能必须提供自我照料帮助、管理有偿支持性照料者或更可能是远程安排任务。他们可能在决定是否送阿尔茨海默病患者入住护理院时面临决策困难。或者,老年人自己更可能选择入住一些机构(如生活协助或连续性照料退休社区),这些机构应该能为老年人提供所需的阿尔茨海默病或护理院水平的照料服务。

痴呆定义。如果他/她有记忆障碍、一项或多项其他认知障碍,比如失语、失用、失认,或执行功能缺失,被视为满足痴呆标准。这些功能缺失必须严重到导致显著性的社会和作业功能障碍,即相比以前出现一个显著下降。除此之外,为了诊断阿尔茨海默病,一般认知紊乱过程必须具备逐渐和连续发生、渐进性下降的特征,这些不归因于其他中枢神经系统问题。

老龄化中的阿尔茨海默病和记忆下降。研究指出,阿尔茨海默病的典型记忆下降可能不同于一般老龄化。一个非痴呆队列中,不携带 *APOE*-e4 等位基因患者认知下降代表一般老龄化,携带者认知下降代表阿尔茨海默病前期征兆,后者的认知下降没有前者显著。

轻度认知障碍。轻度认知障碍的定义主要是主观上感觉记忆问题和记忆表现低于同龄和同教育水平标准,其他认知表现正常,没有日常生活活动和工具性日常生活活动障碍。认知障碍但未发展为痴呆的老年人比例预计为 5%～22%。曾报告认知障碍和认知评估有轻度缺陷的老年人痴呆年发生率比一般老年人高 5%～12%,总人群老年人痴呆年发生率为 1%～2%。因此,轻度认知障碍不能被视为健康老龄化的良性或正常特征。

阿尔茨海默病患病率和发病率。在一个 60 岁及以上的国家代表性样本中,2001 年阿尔茨海默病患病率的最好估计是 330 万人。71 岁及以上老年人中,有 13.9% 的美国人符合诊断标准。如果缩紧诊断标准,预计截至 2015 年,阿尔茨海默病患者将有 460 万人,如果合并其他疾病,将有 530 万人。

阿尔茨海默病发病率与年龄密切相关。65～74 岁的老年人年发病率从大于 0.5% 到大于 1.3%。75～84 岁老年人为 1.5%～4.0%,85 岁及以上为 4.7%～7.9%。最重要的阿尔茨海默病风险因素是少数族群。由于美国少数族群人数不断增加,这个不公平成为一个重大公共卫生问题。

阿尔茨海默病风险因素。仅约 7% 的早期阿尔茨海默病患者(<65 岁)和小于 1% 的晚期阿尔茨海默病患者与一个特定基因突变有关。晚期阿尔茨海默病关注核心是 *APOE* 基因。一些研究显示,阿尔茨海默病人群的 *APOE*-e4 等位基因过度表达。尽管发现了这些,当前也不建议将 *APOE* 基因作为筛查工具使用。"虽然 *APOE* 基因型可能是阿尔茨海默病的一个风险因素,但它不可能会被用作基因预测试验。"

一些研究将阿尔茨海默病风险和儿童期智力联系起来,对二者间关系的梳理越来越清楚,如研究生命早期认知资源的重要性和晚年痴呆、教育完成情况、娱乐活动、职业成就和工作需求、成人早期的语言能力、一生中参与身体和认知活动的多样性、父母社会经济水平和文化水平等。这些发现指出认知能力与握力相似:在出生或围产期、发育期有发展和限定界限时,表现出了明显差异(如肌纤维密度、神经元完整性或数量),这些差异导致对抗衰竭的残存能力不一致,伴随着老龄化而出现。一生中会出现身体和认知功能的缺失,从缺失发展到失能临界值的过程中,这些资源将决定是向失能临界值方向发展还是反向远离。

阿尔茨海默病风险的增加受不同医疗状态所决定,包括高血压、心血管疾病、糖尿病、骨密度丢失、雌激素缺乏、抑郁。

阿尔茨海默病相关结果。从同一个社区选取社会经济学特征相似且年龄与所患疾病相匹配的老年人进行比较,发现阿尔茨海默病老年人死亡风险比认知正常的老年人高 2～3 倍。阿尔茨海默病是入住护理院的关键风险因素。阿尔茨海默病增加了使用急性期住院和社区一般医疗保健的风险。

家庭提供大部分的阿尔茨海默病照料。尽管阿尔茨海默病患者入住护理院很普遍,且可能占据护理院老年人总数的一半,但只占阿尔茨海默病患者总人数的一小部分。就算使用了不同的居家服务(居家看护)和家庭外服务(成人日间照料、急性康复),大部分阿尔茨海默病患者仍接受居家养老,直到疾病晚期才会入住护理院。

阿尔茨海默病患者照料效果的研究已经集中展开。婚姻不合与离婚、抑郁与焦躁、失业、社交生活受限、侵犯隐私、贫困、物质滥用与死亡均与照料压力有关。缓冲因素包括家庭支持、宗教、强烈的个人掌控欲、自我效能、对照料的满意度和采用策略减轻照料负担,这些因素可以减轻这些消极影响。

家庭照料者和临床工作者在面对阿尔茨海默病晚期亲属临终照料时面临困难。肺炎患者应该采取药效猛烈的静脉抗生素治疗、转诊到医院、气管插管等措施,还是应该使用镇痛药、解热镇痛药和氧气对症治疗呢?拒绝食物或吞咽障碍的痴呆患者需要管饲吗?我们对家人是采用何种方式处理这些情况的信息知之尚少。但是证据显示这些临终患者中生命维持技术的使用很常见。

阿尔茨海默病患者生命质量的调查要求综合考虑患者、代理人和观察到的测量结果。一个有用的生命质量测量应该与痴呆阶段相关(因为痴呆严重程度影响参与的情绪和机会),也应该显示出不同阶段的内部差异(指出其他愉快情绪或参与来源与痴呆照料有关)。基于此,生命质量的调查可能在指导促进患者及其家庭利益的临床照料和环境改造方面是有用的。

预防认知下降的干预。独立和有活力的老年人高级认知培训的随机临床试验显示老年人能成功接受培训,掌握一些具体的认知技术。这样的培训是否能减少认知下降风险尚不清楚,虽然一些证据显示是有用的。

支持家庭照料者的干预。目标支持的随机试验显示老年人(安置到护理院)及其照料者的心理社会状态均得到了改善,减轻了阿尔茨海默病照料负担。

第七章　情感与社会功能：折磨、忽视和隔离

　　老年人精神健康差的症状可能与年轻人不同（Blazer，2002）。正如我们所看到的，老年人可能更少满足抑郁症或焦虑紊乱的诊断标准。情感紊乱更可能偏向于"亚阈值证型"的形式，症状强度和频率尚不足以做出临床诊断。这意味着老年人抑郁程度更轻吗？或者我们可以得出一个结论，因为是不同类型的临床实体，所以可能需要重新定义抑郁。如下文所示，与亚阈值紊乱相关的失能和患病增多支持后者。这些问题也说明，我们应在更广泛的情绪和社会背景下考虑老年人精神健康。

　　虽然在诊断和定义时存在困难，但生命晚期情绪紊乱尤其是抑郁高度流行，使人变得脆弱。2008年，近3,500万65岁及以上美国人中，约200万患过抑郁（Reynolds，2008）。有抑郁的老年人常伴随其他疾病和失能，服药依从性、寻找合适的卫生保健或实施最优疾病自我管理的可能性更低。因此，精神障碍状态可能导致自杀风险增高、功能更差和社会隔离感，伴随这些状态，老年人的健康完好状态面对更多威胁。此外，很多亚阈值紊乱的老年人经历失能，发展为临床抑郁症的风险高。老年人抑郁症状有微弱加重，同时有轻度认知障碍的可能性更大（Bhalla et al.，2009）。由于精神病学专家缺乏、时间的压力和处理更明显生理疾病的需要更迫切，初级保健机构可能面临抑郁诊断和治疗抑郁的双重挑战。

　　随着对这些挑战认识的增加，大家已经开始重新思考将抑郁筛查和治疗带入社区。这些尝试包括发展联系社会服务代理机构和精神卫生保健的途径，培训老龄化服务人员认识和转诊抑郁案例，以及培训代理机构职员提供精神卫生干预。

精神障碍负担

　　第一份精神健康方面的卫生部长报告（1999）从认识到全球与精神障碍相关的巨大失能负担开始。例如，在更多的发达国家中（"建立市场经济"），精神健康紊乱约占所有疾病负担的15%，实际上，与癌症相关的负担更多（Murray & Lopez，1996）。基于产生负担的疾病排序如表7.1所示。仅心脑血管疾病产生的失能损失和早期死亡率超过了精神障碍。癌症紧随其后，说明精神障碍产生了大量的失能负担，它们始于生命早期并持续一生。显然，预防与治疗精神障碍对减轻疾病负担大有帮助。

表 7.1　建立市场经济下所选疾病类别的疾病负担（1990 年）

项目	伤残调整生命年[a]百分比/（%）
所有心脑血管状态	18.6
所有精神障碍[b]	15.4
所有恶性疾病（癌症）	15.0
所有呼吸疾病状态	4.8
所有酒精滥用	<4.7
所有传染和寄生虫病	2.8
所有药物滥用	1.5

注：[a]伤残调整生命年（disability-adjusted life year，DALY）是疾病死亡损失的健康生命年和疾病伤残损失的健康生命年相结合的指标（Murray & Lopez，1996）。

[b]与精神障碍相关的疾病负担包括自杀。

包括精神障碍在内的与总疾病负担相关的特定疾病负担见表 7.2。表中显示了在 1990 年时，更发达的国家中，失能或早期死亡造成了相当于 9,870 万健康生命年的损失。单级主要抑郁占总负担的 6.8%。与抑郁相关的负担超过与心脑血管疾病（较上述定义更窄）、酒精滥用和道路交通事故相关的负担。

表 7.2　建立市场经济下导致疾病负担的原因（1990 年）

序号	项目	伤残调整生命年合计（百万）	伤残调整生命年百分比/（%）
—	总原因	98.7	—
1	缺血性心脏病	8.9	9.0
2	单级主要抑郁	6.7	6.8
3	心脑血管疾病	5.0	5.0
4	酒精滥用	4.7	4.7
5	道路交通事故	4.3	4.4

来源：《循证卫生政策——来自全球疾病负担研究的经验》（C. J. Murray & A. D. Lopez，1996）。

比较负担的指标是伤残调整生命年，是因失能和早期死亡损失的健康生命年总数。伤残调整生命年与其他健康预期指标的原理相似，具体内容将在第十章中讨论，重点是它的计算方法不同。它给年龄设置权重，这些权重反映不同年龄健康生命的相对重要性（World Bank，1995）。这些权重增加到 25 岁后下降。它也用于反映适龄工作成年人在年轻时和年龄更大时的依赖性。在计算伤残调整生命年时，这个年龄权重因子的效果是降低总失能年数中老年失能的占比。采用伤残调整生命年的方法计算负担对强调与精神障碍有关的患病和失能是有用的。

衡量精神障碍尤其是抑郁的沉重负担的一个替代指标是不同慢性状态人群的自评失能。医学结果研究分析了成年门诊患者一系列健康监测状态（包括高血压、心肌梗死、关节炎、胃肠道疾病和抑郁等)，他们没有其他合并症(Wells et al.，1989)。以非门诊国家代表性成年人为样本，从六个与健康相关的生命质量领域(身体功能、角色功能、社会功能、精神健康、健康认知(主观健康)和身体疼痛)评价每一种健康状况的影响。与非门诊样本相比，成年门诊患者每个维度的得分差异表明了疾病的不同影响。这些结果见图7.1。

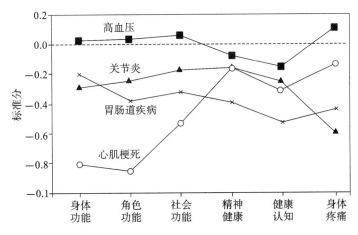

图 7.1　医学结果研究中四种常见疾病患者的健康档案

来源：《医学结果研究的结果：慢性病患者功能状态和健康完好状态》(A. L. Stewart，S. Greenfield，R. D. Hays，et al.，1989)。

虚线代表来自非门诊样本的得分，将标准化的目标赋值为0。图7.1中显示高血压对自评的功能和健康完好状态几乎没影响。有此状态的人仅报告了主观健康更差和精神健康症状更多，均与疾病标签和需要服药相一致(可能它本身对生命质量有影响)。关节炎和胃肠道疾病对身体功能的影响大致相同，但胃肠道疾病在角色、社会功能和精神健康领域的负担更大，而关节炎在身体疼痛领域的负担更大。心肌梗死主要影响身体功能，在身体功能和角色功能领域得分非常低。

Wells 等(1989)得出一个可能令人惊讶的结果，即所预料的符合抑郁标准的门诊患者表现更差，不仅包括精神健康方面，也包括身体功能和角色功能方面，他们看起来非常像心肌梗死患者。Wells 得出结论：抑郁患者的功能表现与主要慢性医疗状态患者具有可比性，甚至更差。

因此，不应该低估精神障碍对日常生活的影响。下面，我们分析可增加未来患病和失能风险的抑郁及与抑郁相关的患病情况。

生命晚期精神健康症状的表现

精神健康症状可能随年龄增大而改变。用于晚年抑郁的诊断标准相对很少，"亚阈值紊乱"更为普遍。例如，亚阈值抑郁包括抑郁症状严重程度不高、出现频率不高或破坏性不足以被标记为临床抑郁。实践中,当报告有抑郁症的人采用的自评指标低于可能被定义为抑郁的标准阈值时,他们被称为亚阈值抑郁人群。以流行病学研究中心抑郁量表(Center for Epidemiologic Studies-Depression Scale,CES-D)为例,得分可能高于最小值,但低于 16。在简明老年病学抑郁量表(Geriatric Depression Scale,GDS)中,得分可能大于 0 但低于 10。在患者健康问卷(Patient Health Questionnaire,PHQ)中(Spitzer,Kroenke & Williams,1999),表示为兴趣缺乏和过去两周中有超过一半的时候感觉低落,但其他抑郁症状少于三种。

抑郁老年人不是感到抑郁或是报告悲伤和无用的感受,更多可能是报告一系列替代性症状,如对一般活动失去兴趣和睡眠或认知症状,包括疲劳、疼痛、睡眠障碍和记忆紊乱。一项研究指出,高龄老年人更可能报告"形式局限的痛苦",如神经衰弱、烦躁不安和睡眠障碍,而不是更年轻队列的快感缺失(Newman,Engel & Jensen,1991)。在研究焦虑时出现了一个相似的过程,生命晚期出现亚阈值焦虑紊乱的可能性更大。

Mossey 和 Moss(2002)开展了一项针对 70 岁及以上社区老年人的亚阈值抑郁研究。他们使用流行病学研究中心抑郁量表定义亚阈值抑郁(也附带问了一些问题以评估抑郁症状)并发现,5.2%符合抑郁标准,22.2%符合亚阈值抑郁标准。符合抑郁标准的人在生理、功能、社会健康方面的指标得分很差,也可能是因为他们过去一年看医生次数更多(平均 22 次,没有抑郁的人是平均 13 次),住院时间更长(平均 12 天,没有抑郁的人是平均 5.2 天),这不足为奇。这个研究的一个重要结果是亚阈值抑郁组有一系列相似的结果。亚阈值抑郁的老年人健康指标得分更低,也可能是因为他们比没有抑郁的人看医生次数更多和住院时间更长。Mossey 和 Moss(2002)得出一个结论:就 22%的流行率而言,亚阈值抑郁对生命质量和老年个体功能表现影响的公共卫生负担是中等适度的,也是实际存在的。

老年人被诊断为抑郁后,其精神健康症状的维持和影响也值得探讨。一个纵向老龄化研究分析了老年人抑郁的自然发展史,这个队列纳入了来自阿姆斯特丹的老年人(Beekman et al.,2002)。在这个大型队列中,基线资料中抑郁者有 277 人,随访 6 年,随访期采用诊断访谈提纲给予 14 种评估,该提纲可以诊断抑郁及其临床亚型。这种使用临床诊断访谈的追踪研究很少,它可使我们洞察到症状持续时间、临床病程类型和诊断稳定性。在基线符合抑郁标准的这组老年人中,症状得到缓解的老年人不足 1/4。整个样本人群症状水平仍然很高:44%的人有着不利且波动的病程,32%的人经历了一个连续恶化的慢性过程。有亚阈值紊乱的老年人有向更严重抑郁类型发展的风险。在这个社区队列中,常见的结果是该疾病持续存在和发病率的增高。

回顾对老年人精神健康症状表现的研究发现,抑郁患者的病情可能不同,情感相关症状更少(如感到无用或感到生命不值得、哭泣、有自杀想法等),睡眠和认知症状更多。这个症状不足以被诊断为标准的临床证型。但亚阈值精神障碍也能间接导致显著的痛苦、重要的健康影响、失去生产性老龄化机会。如果老年人的临床和服务提供者想要提供有效的照料和转诊,他们需要认识到这些不同。

随着年龄增长，最严重的抑郁和焦虑形式会减少，有人想知道为什么这类症状会减少，并被更轻的症状所取代。Jorm、Christensen、Korten、Jacomb 和 Henderson（2000）指出，老龄化与先天下降的焦虑和抑郁易感性有关。他们提示得出结论时需谨慎，因为我们很少有纵向研究覆盖成年人整个生命期，因此不能从队列效应上准确地鉴别老龄化。如果不同的症状表现与年龄的相关性可信，可能是因为随着年龄增长，情绪应答减少，情绪控制增加，对压力"心理免疫"。Lawton、Parmelee、Katz 和 Nesselroade（1996）支持第一种假设，他们对青年、中年和老年成年人做了一个横断面比较，发现情感的自我报告频率更低。Carstensen（1992）也指出，随年龄增长，人们对新刺激兴趣减少，且具有更强的社会选择性，这是保存心理资源和促进健康完好状态的一种方式。这些发现为生命晚期减少的情绪表达和增加的情绪控制及第一章指出的"选择性最优化补偿"提供了一些支持。

上述研究结果值得特别注意，因为它们再次显示了生命全过程与健康间的无缝连接。作为一个健康结局，抑郁可能也会变化。抑郁不是生命晚期的一个小问题，但可能因为情绪补偿的改变而变得不突出。如果与老年人交谈，询问他们的情绪，可能会听到情绪低落的相关言论。在我们的研究中，老年人渴望讲述更多他们年轻时情绪高昂的生活。

老年人的精神障碍流行情况

符合临床诊断标准的症状严重性和持续性的抑郁，在老年人中没有年轻人普遍。人口调查时显然会询问受访者的抑郁症状，例如，2000 年全国健康访谈调查（National Health Interview Survey，NHIS）中的"严重的心理焦虑"就是根据过去 30 天的 6 个痛苦症状发生率来评估的。该量表包含 6 个条目，分值介于 0～24 分（每个条目分值介于 0～4 分），13 分或更高被定义为严重焦虑。

如图 7.2 所示，报告严重心理焦虑的 65 岁及以上老年人不足 2％。在 45～64 岁人群中，报告这个焦虑水平的约占 4％，约为老年人的 2 倍。在更年轻，即 18～44 岁的年龄组中该比例也高于老年人，约为 2.5％。值得注意的是，在所有年龄组中，女性比男性报告严重心理焦虑的可能性更大。

如前所述，生命晚期老年人抑郁的一个常见测量方法是简明老年病学抑郁量表（Yesavage et al.，1983）。条目包括：烦躁不安、悲伤或缺乏愉悦（例如，"大部分时候你感到开心吗？""大部分时候你的精神好吗？"）；缺乏快感或对以前经常做的活动缺乏兴趣（例如，"你已经放弃了很多活动和兴趣吗？""你常常感到无聊吗？"）；与抑郁有关的睡眠症状（例如，感到有记忆问题、精力下降）；士气低落或存在折磨（例如，"你感到你处于没有希望的状态吗？""你感到现在的你非常没有价值吗？"）。合计 15 个条目中回答"是"的得分。在简明老年病学抑郁量表中，得分大于 5 分表示可能有抑郁，需要随访；得分大于 10 分可以非常敏感地识别出抑郁。

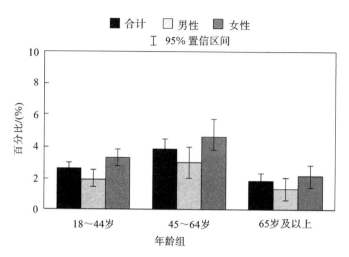

图 7.2　过去 30 天有严重心理焦虑的 18 岁及以上成年人的比例
（美国，2002 年 1—6 月）

注：样本成年人核心组成中包括六个心理焦虑问题，这些问题询问受访者在过去 30 天中经受心理焦虑的频率。每个问题答案的得分为 0~4 分，六个条目合计为 24 分，分值为 13 分及以上的人可以被定义为有严重心理焦虑。

　　抑郁常采用这类自评工具进行评估，而不是可以确诊的临床症状。当解释老年人抑郁流行率时，需要考虑到这点。

　　那么，老年人抑郁流行率如何？关键是要考虑老年人类型：脆弱或是硬朗，社区还是机构，有医疗机构诊断或是没有。有确诊或是有进一步失能和慢性状态的老年人显然比社区老年人的抑郁流行率更高。

　　在阿拉米达县的一个 65 岁及以上社区老年人的研究中，6.6％的男性和 10.1％的女性显示有"主要的抑郁紊乱症状"。一旦控制了慢性病，抑郁流行的严重程度不随年龄而增长。这个重要的发现与我们之前强调的一致。抑郁症状与健康状态的相关性远比与年龄的相关性更密切。整体而言，如果抑郁流行率出现随年龄增长的情况，是因为慢性病流行率随年龄增长（Roberts，Kaplan，Shema & Strawbridge，1997）。

　　相比社区老年人 5％～10％的抑郁流行率，门诊老年患者的抑郁流行率高得多。一项研究显示，24％的急救样本有"临床显著的抑郁症状"。然而，也仅 10％的人满足主要抑郁紊乱的标准。值得注意的是，仅 1％的人接受了精神健康问题的治疗（Borson et al.，1986）。

　　住院和机构老年人抑郁流行率更高：医院中是 12％～45％，专业照料机构中是 15％～30％。同时，生命晚期的社区慢性病患者抑郁流行率也非常高，阿尔茨海默病早期患者是 15％～20％，帕金森病患者可能是 50％。

失能老年人的精神健康

女性健康和老龄化研究Ⅰ(Women's Health and Aging StudyⅠ,WHAS-Ⅰ)(Guralnik,Fried,Simonsick,Kasper & Lafferty,1995b)纳入中到重度失能女性,她们代表居住在社区中失能严重程度前三的老年女性,她们是马里兰州巴尔的摩市老年医疗保险参保人。在这个样本中,精神健康通过许多指标评估,包括简明老年病学抑郁量表(Yesavage et al.,1983),来自霍普金斯症状检查表的焦虑指标(Derogatis,Lipman,Riskels,Uhlenhuth & Covi,1974),主观生命质量量表(Patrick,Danis,Southerland & Hong,1988),以及来自个人熟练度量表的感觉控制和效能(Pearlin & Schooler,1978)。1,000余名女性被分为三个年龄组(65~74岁、75~84岁、85岁及以上)和三个失能组:中度失能女性(上肢受限、下肢受限或工具性日常生活活动困难但日常生活活动没有困难),日常生活活动困难但没有个人协助的女性,日常生活活动困难但有个人协助的女性。

表7.3展示了女性健康和老龄化研究中女性的精神健康。高水平抑郁症状与重度抑郁的临床症候相一致,占总样本的17.4%。报告有较多抑郁症状的老年人所占比例较低:85岁及以上女性中占14.3%,相比之下,65~74岁女性中占18.6%。精神健康与失能而非年龄有更强的相关性。症候与抑郁症状相一致的比例如下:中度受限的女性中占13.1%,日常生活活动困难但没有个人协助的女性中占16.4%,日常生活活动困难但有个人协助的女性中占29.3%。

表7.3 精神健康指标:女性健康和老龄化研究Ⅰ

类别	年龄组			失能组		
	65~74岁	75~84岁	85岁及以上	中度	日常生活活动困难:无帮助	日常生活活动困难:有帮助
抑郁症候水平高/(%)[a]	18.6	17.3	14.3	13.1	16.4	29.3
焦虑水平高/(%)[b]	2.8	4.0	5.1	2.1	4.4	4.7
对来自家庭和朋友帮助的满意度/(%)[c]	79.1	81.1	78.2	83.6	79.3	74.8
为家庭和朋友提供帮助的满意度/(%)[c]	77.6	70.1	68.0	84.0	71.1	56.2
对生活丰富性的满意度/(%)[c]	65.9	62.1	62.3	70.0	63.3	51.4
对生活意义和目标的满意度/(%)[c]	76.4	75.8	75.7	79.7	74.8	72.1
我能做到我想做的任何事,强烈同意/(%)[d]	48.6	45.1	44.4	51.4	45.2	40.2

续表

类别	年龄组			失能组		
	65~74 岁	75~84 岁	85 岁及以上	中度	日常生活活动困难:无帮助	日常生活活动困难:有帮助
在处理生活中遇到的困难时感到无助,强烈同意/(%)[d]	8.8	10.3	12.3	9.3	6.8	20.0

注:中度失能为三个领域中有两个自评困难——上肢、下肢或工具性日常生活活动。

[a] 高水平抑郁症状,简明老年病学抑郁量表得分大于 14 分(Yasavage et al.,1993)。

[b] 高水平焦虑,过去一周"感到焦虑或内心七上八下"得分最高("非常"),霍普金斯症状检查表(Derogatis et al.,1974)。

[c] 主观生命质量量表条目(Patrick et al.,1988)。

[d] 个人熟练度量表(Pearlin & Schooler,1978)。

与抑郁不同,焦虑症状随年龄而增加:65~74 岁女性中占 2.8%,75~84 岁女性中占 4%,85 岁及以上女性中占 5.1%。失能与焦虑症状间的关系不那么显著,按失能严重程度分类,从 2.1%增加到 4.4%,再到 4.7%。

不管是什么年龄或失能状态,女性对来自家庭和朋友帮助的满意度约 80%(需要注意的是,满意度随失能严重程度逐渐下降:83.6%、79.3%、74.8%)。更明显的差别在接受帮助的女性认为她也能为他人提供帮助的条目中。"为家人和朋友提供帮助的满意度"随失能严重程度而减少:中度失能的女性满意度为 84%,接受日常生活活动任务帮助的女性降低到 56.2%。

"对生活丰富性的满意度"与失能的相关性强于年龄,中度失能(70%)与重度失能(51.4%)女性间的差异约为 20%。需要注意的是,接受日常生活活动任务帮助的一半女性仍然报告对生活丰富性感到满意。因此,低生命质量得分强调功能。另外,各年龄别和失能别的女性"对生活意义和目标的满意度"稳定;无论她们是何年龄和失能水平,约 3/4 的女性报告对这一指标满意。

最后,整个样本的女性所报告的自我效能均相对较低。报告自信能完成"任何我真正想要做的事"的女性不足一半。另一方面,少部分受访者报告有"无助感",中度失能组为 10%,接受日常生活活动任务帮助的女性组为 20%。

这个调查显示,失能仅对精神健康和全身健康有轻微影响,这是一个重要发现。这个样本中的大部分女性虽然活动受限,但也能维持一个平衡的精神状态。我们不应该低估一生中精神健康的基本稳定性,或失能老年人对日常生活活动能力下降的适应能力。

与精神健康相关的生命晚期结果

生命晚期抑郁已经与死亡风险增加有关。基于这个原因,与此相关的核心问题是抑郁是否是疾病的一个特征，其是否与死亡相关，或抑郁本身是否是早期死亡的一个独立风险因素。

一系列现有证据支持第二个假设。例如，心脑血管健康研究（Cadiovascular Health Study，CHS）中，Schulz 和同事发现基线抑郁症状与老年人 6 年全死因死亡率有关（Schulz et al.，2000）。心脑血管健康研究来自美国 4 个社区的 5,201 名 65 岁及以上老年人。这个研究发现，基线时更多抑郁症状（23.9％）人群的死亡风险高于更少抑郁症状人群（17.7％）。这个研究随访了 6 年，控制基线社会人口因素、流行的临床疾病、亚临床疾病指标和生物或行为风险因素后，抑郁与死亡率仍保持显著的相关性。控制所有因素的多因素模型中，基线时高抑郁症状人群的相对风险是 1.24（95％置信区间，1.06～1.46），相比更少或无抑郁症状人群，死亡风险高出约 2.5％。Schulz（2000）指出，"动力耗竭"、对自我照料和治疗依从性的关注缺乏及相对一般情况对生活丧失希望可能导致死亡风险加大。其他研究在控制了认知缺陷后也确定了这一相关性（Rozzini，Sabatini，Frisoni & Trabucchi，2002）。

Unutzer 和同事（2002）报道了一个相似的结果。他们在调整了人口学、健康风险行为和慢性医疗紊乱之后，也发现抑郁症状严重的老年人死亡风险显著增加。因抑郁而增加的死亡风险与这些慢性医疗紊乱（如肺气肿和心脏病）相关的死亡率具有可比性（Unutzer，Patrick，Marmon，Simon & Katon，2002b）。

自杀引起的死亡也是生命晚期抑郁的一个结果。自杀风险在年轻人和 85 岁及以上人群中最高。事实上，最近研究显示，最高的自杀风险出现在 85 岁及以上的白人男性中。该组自杀率是 21/100,000，大概是全国自杀率（10.6/100,000）的 2 倍。

老年人抑郁临床相关性的最强测试是预测失能发生率。回顾一项包括 78 个高质量报道的纵向研究（Stuck et al.，1999），抑郁作为老年人功能下降的预测因素具有一致性。在控制了慢性状态发生、行为风险因素和认知状态的研究中，抑郁预测了活动受限的发生（Bruce，Seeman，Merrill & Blazer，1994）。在一个研究中，严重度和持续性不满足抑郁诊断要求（如前面描述的"亚阈值抑郁"）的抑郁症状的出现甚至也是功能下降的一个显著预测因子（Gallo，Rabins，Lyketos，Tien & Anthony，1997）。最后，在活动受限发展进程中，也有证据显示抑郁症状与潜在能力的丧失有关（Penninx et al.，1998）（详见第五章）。

这些结果指出，抑郁是老年人失能的一个真正原因，满足流行病学中因果关系的很多标准（Susser，1997）。在发展为失能前会暂时出现抑郁症状，说明抑郁可影响失能发展路径，在不同年龄组中与失能也存在一致的相关性。因为抑郁可以治疗，所以在老年人照料中应该明确强调抑郁引起的患病和失能。

生命晚期的抑郁治疗

我们已经看到，与年轻人一样，老年人抑郁未被充分认识且未得到充分治疗。我们已经注意到，忽视生命晚期抑郁的原因很明显。第一个忽视原因必须提到老龄化的医疗和心理社会背景。因为大部分老年人有很多医疗状态,医生、家人甚至老年人自己很容易将抑郁症状归到这些状态中。有时,可能难以区分丧偶后的悲伤和抑郁。

第二个忽视原因是抑郁症状的表现更柔和,如上所述,亚阈值紊乱的流行率高于可接受的临床严重水平疾病的流行率。有时情感症状缺乏(如悲伤)使没有老年病学精神健康经验的服务提供者难以诊断抑郁。抑郁老年人可能强调生理症状,从而减少了精神健康转诊的可能性。

第三个忽视原因是年龄歧视普遍。不幸的是,很多服务提供者和老年人自己也认为生命晚期悲惨是正常的。理由是生命晚期毕竟是生理和精神健康下降的时期,因此抑郁当然也是预料之中的。但我们从临终患者的研究中了解到,这个理由是绝对错误的。抑郁在晚期患者中更为常见,但远不至于成为普遍现象。这些患者中,抑郁对一生精神健康的影响甚至要高于对疾病和临终过程的影响(Rabkin,Wagner & Del Bene,2000)。对临终的严重神经肌肉疾病人群的研究显示,相对于初级保健样本,其抑郁诊断仅有轻微上升,不足 20% 的人表示希望快点死去(Albert et al.,2005;Rabkin et al.,2005)。更重要的是,临终患者的抑郁治疗也是有用的。情感痛苦也应被当作与其他健康指标一样重要的医疗问题。

老年人抑郁治疗可能依赖药物制剂、心理社会干预,或两者共用。老年人抑郁的恢复率与年轻人的恢复率具有可比性,两个年龄组恢复率均为约 80%(Surgeon General,1999)。然而,老年人可能需要更久才能对治疗有所反应,也可能面临更大的复发风险。

减少老年人抑郁风险及其相关患病情况

一个旨在改善抑郁老年患者预后的重要随机试验已经为降低初级保健机构中老年患者情感痛苦提供了重要参考信息。初级保健老年人协作试验中的自杀预防(Prevention of Suicide in Primary Care Elderly Collaborative Trial,PROSPECT)分析了一个经过训练的临床工作者是否能与一个初级保健医生密切合作,实施综合抑郁管理和改善老年抑郁患者预后(Mulsant et al.,2001)。在该自杀预防的三个区域中,初级保健方法被随机分配到有健康专家的干预组,或有抑郁筛查和评估服务但没有健康专家的积极对照组。对照组的选择很重要,因为虽然这样的筛查和评估技术水平被认为是最先进的,但其与那些抑郁治疗不足或未治疗的老年人的高自杀率相关。

这个试验的一个重要指标是"自杀意念",即自杀的想法。相比常规治疗,干预组患者自杀意念率下降更快,对自杀意念做出决定更快。干预组患者也有一个与抑郁症状严重程度和缓解时间有关的更积极的过程(Bruce et al.,2004)。进一步结果显示,干预也带来了更普遍的精神健康益处(Alexopoulos et al.,2005)。该自杀预防结果指出,初级保健中,更积极地整合抑郁干预为应对抑郁风险和降低精神健康紊乱所致的病态提供了一个重要的机会。

阻止老年人抑郁发生的另一个有效方法是利用社区代理机构提供老龄化服务。这些机构与弱势老年人保持着稳定的联系，有时是唯一的联系资源。实际上，所有老龄化服务提供者（详见第三章）都提供社会访视或其他上门服务，这些机构工作人员或志愿者打电话给接受服务的老年人，并与他们保持联系，谨慎地确定新的需要。这些联系类型可能揭露了精神健康需要，当需要时，能明确地被用于评估抑郁症状和转诊。但是，发展这些项目面临着一些挑战。缺乏精神健康培训的工作人员或志愿者应该被培训吗？机构工作人员为有精神卫生服务需要的被服务者提供服务时需要哪种支持准备？哪种类型的转诊方式能将老龄化服务提供者和精神卫生服务最好地联系起来？

最近已经有一些这样的项目通过随机试验进行评估。依据美国国家老龄化服务委员会的标准，三个项目已经达到了循证过程要求。分析每一个项目并区分其可替代的评估和服务过程具有指导意义。

■　鼓励老年人参与积极的、值得的生活项目（Program to Encourage Active, Rewarding Lives for Seniors，PEARLS）（Ciechanowski et al.，2004）：该项目是针对亚阈值抑郁老年人设计的。它包括解决治疗问题、社会和生理激活以及为患者的医生提供有关抗抑郁药的推荐建议。接受该干预的患者比以教育为对照的患者抑郁症状减少，且实现抑郁完全缓解的可能性更大。他们也更可能报告健康相关生命质量的促进。这个项目由培训后的咨询人员在参与者家里提供，实施该干预的费用大约是每人630美元。

■　识别老年人抑郁、使老年人参与活动的健康项目（Identifying Depression, Empowering Activities for Seniors，IDEAS）（Quijano et al.，2007）：该项目为个案管理代理人提供精神健康培训，再由他们提供抑郁服务。抑郁服务包括行为激活、促进融入有意义和积极的活动中。成立一个代理机构的费用是约2,500美元。

■　生命晚期抑郁的促进情绪联合治疗可及性提高项目（Improving Mood-Promoting Access to Collaborative Treatment for Late Life Depression，IMPACT）（Lin et al.，2003）：该项目采用一个团队将抑郁治疗整合到初级保健中。在该项目中，一名护士、一名社会工作者或一名负责患者常规初级保健的心理学家合作形成一个治疗方案。实施该项目的费用每个患者每年约500美元。

三个项目在整合医疗提供者、代理机构职员精神健康培训水平、照料场所和抗精神病药物使用与咨询并用方面存在差异。我们暂时没有将三个项目向典型案例或临床试验范围之外推广。因此，一个重要的研究领域会包括如下调查问题：现场治疗是否比转诊到现场之外的效益更大？如何设计项目，使其适用于初级保健和社会服务机构？代理机构的组织架构是否会导致它们自己的干预类型不同？抑郁筛查在这些机构中的敏感性和特异性如何？筛查为阳性的人群中，抑郁先兆需要哪种随访？如何确定由代理机构提供的精神卫生服务是可获得补偿的？如何构建社会服务机构与医疗提供者间的联系，如联邦高质量健康门诊？

我们预期在这个领域中增加研究和示范活动，或进行一个大型社区干预试验，可利用老龄化服务提供者实施这一任务。这个过程参照医学中心报告的建议（2008），即强调新的灵活模式的重要性,它们能满足美国老年人抑郁和其他慢性病的公共卫生负担。

忽视和虐待

老年人受害形式多样且范围广,常贯穿于连续性行为中(Nerenberg,2007)。连续性的一个极端方面是我们可能忽视老年人,不管是自我忽视还是其他人不关心老年人需要。另一个极端是我们可能主动施以身体虐待和剥削。成年人保护性服务由市政机构提供,用于评估和干预老年人受害案,对三种不当对待形式做了定义(Lache,Williams,O'Brien & Pillemer,2002)。

虐待:疼痛或精神方面的故意伤害,或故意扣留满足基本需要所需的资源。

忽视:没能满足老年人的基本需要(如食物、收留所、药物管理、医疗保健等),可能是因为老年人不能胜任,也可能是因为负责照料老年人的其他人不能满足这些需要(如抛弃、支持性照料差等)。

剥削:占老年人便宜,盗取或剥夺老年人的金钱、财富或有价值的物品。

11 年时间里,老年人流行病学研究已有人群研究项目(Established Populations for Epidemiologic Studies of the Elderly,EPESE)的纽黑文指数发现,虐待总发生率为 7.2%(202/2,802)。这 202 人引起了康列狄格申述专员和老年保护性服务机构的注意。202人中,44 人被证实是虐待案例,120 人是自我忽视案例,38 人的指控未被证实。因此,在这 11 年中,虐待发生率为 1.6%(44/2,802),自我忽视率是 4.3%(120/2,802)。如果我们将 7.2% 的总发生率转换为每年的估计值,年发生率约是 6.5‰(0.072/11)。我们可以将这个估计值与一个随机样本流行趋势调查所报道的 32/1,000 做比较(Pillemer & Finkelhor,1998),发现约每 5 个虐待、忽视或剥削案例中,有 1 个引起了保护性服务机构的注意。

现在有各种各样关于老年人虐待的相关研究。分析之前描述的保护性服务合并数据库,Lache 和同事已经指出转诊到保护性服务机构的老年人死亡风险更高,虐待案例增加 3 倍,自我忽视案例增加近 2 倍(Lache,Williams,O'Brien,Pillemer & Charlson,1998)。模型调整了死亡预测指标后,包括社会人口学特征、慢性病状态、功能和认知状态、社会网络以及抑郁症状,还计算出了额外的风险。

转诊到成年人保护性服务机构的老年人入住护理院的风险也增加了。11 年的监测发现,31.8% 的老年人没有转诊到成年人保护性服务机构,而是转诊到了专业照料机构。转诊到成年人保护性服务机构的老年人中,受虐待率为 52.3%,自我忽视率为 69.2%(Lachs et al.,2002)。

哪些因素预示了老年人会被不当对待?在自我忽视案例中,关键的风险因素是认知障碍和抑郁,一项研究也发现额外风险与独居、贫穷、男性和特定慢性病如脑卒中与髋关节骨折有关(Abrams,Lachs,McAvay,Keohane & Bruce,2002)。老年人忽视与身体功能更差有关(Dong,Mendes de Leon & Evans,2009),而虐待可能与认知障碍高度相关(Cooper et al.,2009)。

因此,虐待和自我忽视因素包括老年人和家庭两方面。认知障碍且因为失能而有更多照料需要的老年人遭受虐待或忽视的可能性更大(或可能更少报告)。家庭照料者有物质滥用、精神和生理健康症状、社会经济水平更低、处理和照料能力差等问题,虐待弱势老年人的可能性更大。

社会隔离

精神状况差的一个结果是社会隔离,因此导致其他领域的结果也不好,包括自杀风险更大、药物管理差、营养水平低、过度使用泻药和其他非处方药、生活环境差(如极热和极冷的暴露风险增大)。多并发症、精神状况差、社会隔离,这些额外不良结果被称为"螺旋式恶化"。

可是,社会隔离本身也可能是导致不良结果的风险因素。例如,在一项研究中,精神状况差、身体失能和社会隔离均与抑郁独立相关。一旦控制了这些因素,抑郁症状与更低社会经济水平的相关性不再显著,因此作者提出在老年人中"金钱买不来快乐"(West,Reed & Gildengorin,1998)。

社会隔离与孤独也使老年人入住护理院的风险增加,当控制了其他诱发因素(如年龄、教育、收入、精神状态、生理健康、精神面貌、社会接触等)的效应后仍如此(Russell,Cutrona,de la Mora & Wallace,1997)。为什么社会隔离与孤独可以预测老年人入住护理院呢?Russell和同事以艾奥瓦州农村地区老年人为样本研究发现,一些孤独和被隔离的老年人可能通过入住护理院来获得社会接触。

更广泛地考虑环境对健康的影响

通常,与占据头条的自然灾害(如地震和洪水)相比,极热和极冷的暴露导致更多的老年人死亡。一项由Klinenberg(2004)实施的重要研究显示,社会隔离的重要影响是增大体温过高及热死的风险。隔离通常被我们视为个人问题,但结果发现其与社区的特征显著相关。不幸的是,在过去20年里,Klinenberg描述的芝加哥酷暑的结果在法国、意大利和其他国家得到了复制。

1995年7月有多少人死于芝加哥的酷暑呢?答案不是很清楚。官方数据显示,7月14—20日温度达到最高,热死465人,一整月是521人。但这个统计数据取决于案例确定的完整性和对热死的具体定义。相比前一年7月14—20日的死亡情况,有研究对死亡率做了更细致的分析,发现老年人死亡人数超过739人。这次酷暑的伤亡人数可能更多。

除了死亡率,我们没有关注到这次酷暑相关过度住院、急诊人数或患病人数的定量研究。

不同社会经济状况或社区居住情况的老年人死亡率不一致。受害者主要是老年人、穷人、非裔美国人和隔离者。在调整了年龄的分析中,每3位非裔美国老年人死去时,有2位白人死去,就像男性比女性死亡风险更高一样。图7.3显示了分种族、年龄层的死亡率。85岁及以上人群中,非裔美国人死亡率几乎是白人的2倍。

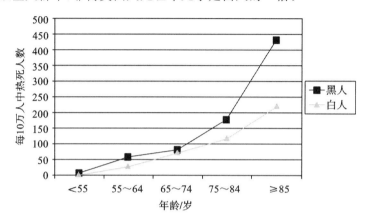

图7.3 芝加哥1995年的热死率

来源:一项芝加哥灾害的社会尸检(E. Klinenberg,2004)。

Klinenberg(2004)回顾了由城市与卫生官员解释这一不平等引发的许多争论。个体健康水平如心脑血管疾病发病差异是一个可能的原因。实际上,美国疾病控制和预防中心的病例对照研究确实指出,其同一栋楼里按年龄匹配的老年人相比,死者心脑血管疾病流行率更高,但这不能解释种族差异。社会经济因素也可能与其相关,但Klinenberg发现,类似的贫穷社区没有受到一样的热死亡冲击。例如,在朗代尔南部和朗代尔北部相邻的社区中,正常经济水平的老年人和生活在贫困线下的老年人的比例相等,但热死率相差10倍。Klinenberg认为,这个差别存在于社区社会资本中,它是与社会关系相关的健康资源。朗代尔南部主要是拉丁族社区,具有经济活力,猖狂犯罪更少,人口密度更大,有主动市民组织。朗代尔北部主要居住着非裔美国人,徘徊在芝加哥社区边缘,过去30年人口减少,犯罪多,大量房屋腐化,最重要的是没有经济活力和市民组织。朗代尔北部被隔离的老年人热死风险最高。他们生活在犯罪和紧闭窗户的恐惧中,害怕给来调查的城市社会工作者开门。即使冒险出门也无处可去,因为附近几乎没有商店、公园或提供纳凉与信息服务的社区聚集地。最重要的是,没有人将他们视作一般日常生活的组成部分而对他们进行调查。

正如这些社区的差别,在城市中也是如此。图7.4和图7.5显示了老年人的热死风险与广泛的宏观社会因素的相关性,如过去30年人口流失的比例和犯罪排行。我们分别绘制了12个热死率最高和12个热死率最低的社区的位置,结果令人震惊。微弱的邻里关系导致更大的社会隔离风险,反过来又增加了多样的不良健康结果风险,包括热死风险。芝加哥热死事件使社会网络的健康保护属性和范围更广的社区团结更清楚了。

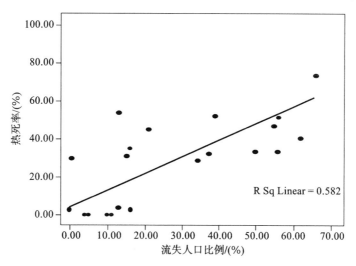

图 7.4　过去 30 年人口流失与社区热死率

注:24 个社区的最高热死率和最低热死率。

来源:一项芝加哥灾害的社会尸检(E. Klinenberg,2004)。

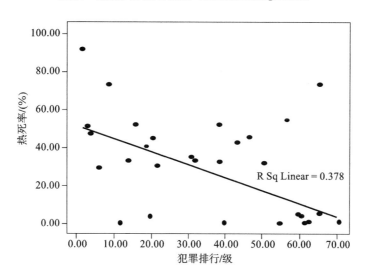

图 7.5　社区犯罪排行的芝加哥社区热死率

注:有最高热死率或最低热死率的 24 个社区。

来源:一项芝加哥灾害的社会尸检(E. Klinenberg,2004)。

　　这些方面的社会资本是老龄化与公共卫生研究的热门领域。社会资本可能处于健康过程中的远端,如冠心病恢复的可能性(Scheffler et al.,2008)。与此相似,社区完整性的测量也出现在健康过程中十分远的地方,可能转为健康老龄化的重要资源,如居住在有志愿服务社区人群的比例。更令人惊讶的是,我们看到的热死风险或其他极端健康事件可能适用于更广泛的健康行为和结果。Wight 等(2006)使用健康和退休调查数据,合并社区生态指标(如教育或收入中位水平的人口普查追踪指标),显示社区状态与个体认知健康相关。除了个体教育,社区教育获得水平可能可以解释简明精神状态评价量表得分的差异。这种关系如图 7.6 所示。

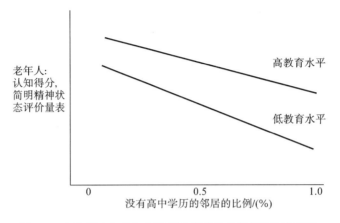

图 7.6 个体教育与认知表现间的相关性对邻里街区的影响
来源:《老年人城市邻里街区背景、教育获得和认知功能》(R. G. Wight,C. S. Aneshensel,D. Miller-Martinez,A. L. Botticello,J. R. Cummings,A. S. Karlamangla,et al.,2006)。

社区中具有高中教育水平人群的比例有利于预测个体简明精神状态评价量表的表现,且独立于个体教育影响之外。因此,虽然教育水平更高的人群测试表现更好,但如果他们居住在一个大部分人完成了高中教育的社区,获得相同教育水平的人群会做得更好。Wight 等(2006)提出了一些可能的解释。低教育水平社区更多地暴露于慢性应激源和低社会资源环境中,阻碍了身体和认知活动(步行场所、社会支持)的参与;认知刺激或支持资源(医生、图书馆)更少;可能影响认知的疾病和对不可治疗的慢性病耐受更高。这是未来研究可以获得产出的领域,社区水平的干预促进社会资源可能为老年人认知和生理健康提供强大的效益。

小结

精神障碍负担。无论是在年轻人中还是在老年人中,日常生活方面的精神紊乱影响不应该被低估。无论是一个国家的生产力损失估计还是日常症状的报告,通过任何一种测量均会发现精神障碍像生理疾病一样令人虚弱。

生命晚期精神健康症状的表现和流行。精神健康症状随年龄增长而出现变化。在生命晚期,符合诊断标准的抑郁紊乱相对罕见,亚阈值紊乱更为常见。例如,亚阈值抑郁包括的抑郁症状可有不严重的、不常发生的或破坏性不足以被标为临床抑郁标签的。国家健康访谈调查中,65 岁及以上人群报告有严重心理焦虑的不足 2%,而 45～64 岁人群不足一半。然而,现在证据指出,亚阈值抑郁是健康结果不佳的一个风险因素,包括功能下降、失能增加、认知障碍和死亡。

失能老年人的精神健康。在女性健康和老龄化研究的女性亚样本中,精神健康与失能的严重程度有关,但整体健康维持良好。这再次提醒我们,针对生命晚期适应性和心理弹性而言,精神健康和生理健康是相互独立但又与整体相关的。

与精神健康相关的生命晚期结果。心脑血管健康研究显示,有明显抑郁症状的人死亡风险更高,是 23.9%(相比之下,抑郁症状少的人是 17.7%)。当控制其他增加死亡风险的因素后再进行分析时,结果维持不变。类似发现已经报道过,如抑郁、失能风险、认知下降、入住护理院、自杀和许多其他不良公共卫生结果。

生命晚期的抑郁治疗。相关证据指出,虽然老年人代谢慢、多药使用和其他慢性状态出现导致治疗复杂,但老年人对治疗的回应率与年轻人具有可比性。一个主要的阻碍是年龄歧视者认为情感痛苦是晚年脆弱的一部分。

忽视和虐待。定义这些领域很困难,现在自我忽视比公然虐待更常见,弱势老年人最常成为受害者,两种形式的虐待成为主要的公共卫生不良后果。

社会隔离。老年人比年轻人更少渴望新颖的社交生活,可能对更小范围的朋友圈感觉更舒服。可是社会隔离是一个公共卫生问题,在某种程度上和药物误用、营养状况差及抑郁与自杀风险更大有关。

更广泛地考虑环境对健康的影响。从热死风险到认知表现均显示,社会资本、与社会网络相关的健康利益、强大的社区均可能对老年健康风险产生积极影响。

第八章　老龄化、公共卫生和生命质量范例的应用

"生命质量"研究实际上包括两个不同的维度,但很多研究并没将其区分开来(Albert,1997;Albert & Teresi,2002;Spilker & Revicki,1999)。一个维度是**健康相关生命质量**,或者更简单地说是"健康状态评估",来自疾病影响指标,可用于各种临床试验和项目评价机构中。另一个维度不是健康指标,而是影响个人日常生活中资源或环境因素的指标,这可能被称为**非健康或环境相关生命质量**,通过识别社区层面的健康完好状态指标所形成,它们属于"社会指标"或"社会生态"的研究范畴。

保持这种差异很重要。健康相关生命质量维度(老年人自评的功能、不适、疼痛、精力水平、社会参与)追踪疾病状态会比非健康或环境相关生命质量维度更紧密,后者如建立友谊和欣赏大自然的能力或者寻找精神及信仰的满足感,均属于生命质量维度,且严重的健康受限最终也会影响它们,但与健康的临床指标关系较小。因此,健康相关生命质量会与临床指标相关,而非健康或环境相关生命质量指标可能与临床指标相关,也可能不相关。

识别这种差异在很大程度上可消除"特质化"的困惑或生命质量评定的不稳定性(Leplege & Hunt,1997)。我们在本章将简要地定义这两个生命质量相关维度,评估它们与公共卫生和老龄化研究的相关性。

这个探索很重要,因为生命质量的成就仍是《健康人群 2010》的关键目标。《健康人群 2010》关注健康状态和活动受限的改变如何影响美国人群健康水平。《健康人群 2010》使用的生命质量测量指标如下:由个体或其代理人评估的整体健康状况;综合测量,包括多维度健康;合并死亡率和健康的测量,如健康生命年数。

《健康人群 2010》中的其他生命质量测量指标包括"具有健康或更健康的预期寿命"和"无特定慢性病的预期寿命"。

首次回顾 2001—2002 年的相关指标发现,具有健康或更健康状态的美国人预期寿命为 68.6 岁,无活动受限的预期寿命为 65.5 岁,无特定慢性病的预期寿命为 47.5 岁。健康或更健康和无活动受限的预期寿命有所增加,但无特定慢性病的预期寿命有所下降(详见第四、五章)。

尽管这些测量在很多方面还不完美,但其作为人群健康指标可能会很重要,它们有助于追踪时间趋势和比较国家卫生体系。基于此,有必要分析这些指标的形成。

确定生命质量维度

健康相关生命质量包括健康的改变对生活某些方面所带来的直接影响。Jaeschke、

Singer 和 Guyatt(1989)通过一个很好的小型测试确定了是否可归入健康相关生命质量中的维度。他们提出,如果一名医生成功地治好了一名患者,患者的哪些生活维度可能会得到促进? 这就是健康相关生命质量维度。换言之,如果一名患者报告的状态改变会促使服务提供者寻找不同的药物治疗或改变服务环境,这些改变可能属于健康相关生命质量的范围(Berzon,Leplege,Lohr,Lenderking & Wu,1997)。

基于此,什么样的日常生活特征或状态的改变可能与医学相关,并因此记为健康相关生命质量? 明显的候选特征或状态包括功能状态(如失能患者是否能管理家庭、使用电话或独立穿衣服)、精神健康、情感状态或者良好的情绪(如抑郁症状、积极的情感)、社会参与(如与他人相处、参与活动)及症状状态(如疼痛、气短、视觉灵敏度、疲劳)。

相反,非健康或环境相关生命质量维度既包括自然特征和建立的环境(如经济资源、住房、空气和水的质量、社区稳定性、艺术和娱乐可及性),也包括个人资源(如建立友谊的能力、欣赏大自然的能力、寻求精神或信仰生活的满足感)。这些因素清楚地影响着生命质量,但与健康相关生命质量维度不一样,较少可能成为医疗服务目标。

两种生命质量的构成也不同。非健康或环境相关生命质量更具异质性,可纳入测量的维度范围一致性较弱。例如,考虑一种健康相关生命质量状态时,没人会表示严重腹痛比流鼻涕好。实际上,不同年龄和国家的健康状态严重程度评定研究具有惊人的一致性(Patrick,Sittampalam,Somerville,Carter & Bergner,1986),尽管患者自评健康相关生命质量略高于相同健康状态的非患者(Torrance,1987),但在精神、友谊或者艺术可及性上建立这种共识更难。

举例说明:"采用一个 1~100 分的量表自评你现在的健康状况。"我们中的一人(SA)选取来自 10 个以上班级且正在学习生命质量评估的学生来检验这个问题。每个班选取 12~15 名学生,平均年龄约 25 岁。不给学生健康的定义。令人惊讶的是,每个回答得出的均数和标准差几乎一致,为 85 分±8 分。范围通常在 65~99 分(给自己满分的同学非常少)。因为在一个健康的大学生样本中,我们的身体、症状和健康经历或多或少是一样的,致残症状质量的评估也是一样的。

获得健康和环境相关生命质量的双方面信息是很有价值的,但公共卫生对包括老年人在内的健康相关生命质量给予了更多的关注。原因如下:首先,老年人具有慢性病风险,大部分有效的疾病管理是探索治疗方法,从而使疾病对生命质量的影响降到最低;其次,健康相关生命质量的测量比非健康或环境相关生命质量的测量更为高级;最后,虽然住房、空气质量和其他环境因素是生命质量的重要特征,但这些因素很难由临床工作者阐述,而需要社区层面的关注。然而,认识二者间的相关性很重要。Lawton(1991)提示我们,两者有时是很难独立存在的,如有效医疗措施可能会促进某人的交友能力。

如前所述,作为一个探索领域,健康相关生命质量来自"健康状况"的研究。如疾病影响档案(Bergner,Bobbit,Pollard,Martin & Gleason,1976)这类早期测量试图探明受疾病影响的普遍维度,使得临床工作者可以测量不同临床水平的影响。这个目标也在很大程度上激励了新测量方法的发展,如医学结局研究、简版生命质量问卷(Stewart et al.,

1989)和癌症治疗的功能评估组合(Cella & Bonomi,1996)。

疾病影响档案的一个重要组成单元是患者自评的障碍程度,这与大部分生命质量测试相似。这个主观单元是健康相关生命质量的重要特征,因为谁能比患者更好地报告医疗状况对健康相关生命质量的影响呢(Gill & Feinstein,1994)? 实际上,健康相关生命质量有时被叫作"患者自评结局",是为了强调其主观性。疾病影响档案包含 12 个健康相关生命质量维度:步行、移动、身体照料和转移、交流、警示行为、情绪行为、社会交往、睡觉和休息、吃饭、工作、管理家务、娱乐。医学结局研究包含一组不同的维度:健康感知、疼痛、身体功能、社会功能、精神健康、身体原因所致的角色受限和精神健康引起的角色受限。此外,其他的如健康效用索引的维度也不同;基于此,评价健康状况的过程是与临床状况联系更紧密的维度。因此,健康效用索引标志的测量包括感觉、移动、情绪、认知、自理、疼痛和生育(Feeny,Furlong,Boyle & Torrance,1995)。

生命质量除了维度存在具体差异外,所采用的整体健康状态或健康相关生命质量得分测量方式也不同。例如,医学结局研究根据主要身体或精神健康基础将各维度进行分组,类似于建立因子分析。疼痛、身体功能和身体角色受限构成了"身体健康部分",精神健康和情绪相关角色受限构成了"精神健康部分"。然后,汇总每组维度内的得分。将二者分为不同的独立健康相关生命质量指标和维度是有据可循的,因为研究显示精神健康与身体健康的相关性为 0.5,仅中度相关。

其他测量将健康状态和自评整体报告相交叉,得出一个单独的分数。例如,欧洲生命质量(Dolan,Gudex,Kind & Williams,1996)包含 5 个维度(移动、自我照料、日常活动、疼痛与不适、焦虑与抑郁),每个维度有 3 个水平。如果 5 个维度的任意 1 个组合都是 1 个状态,虽然只有 5 个简单的维度,但是它们也会产生 35 种或 243 种组合状态。这些组合并不是都可能出现(如移动维度的"卧床"不可能和自我照料维度的"自我照料没问题"同时出现)。根据经验删除这些不可能的组合状态后,种类数相对更容易管理(但基数仍很大)。视觉模拟量表(得分范围为 0~100 分)用于评定患者自评的整体健康状态,每个状态有一个整体得分。基于生命质量维度的整体得分也可能更复杂。在健康效用索引中,给予每个维度 1 个权重,整体得分反映了维度权重和各维度自评水平的总和。其他方法通过直接自评获得整体得分,无须设置权重,如范围在 0~100 分的视觉模拟量表。

给健康相关生命质量的主观评价赋分的兴趣来自精神物理学的早期研究。心理学家在早期已注意到主观状态的评价(如疼痛)与刺激强度(如越来越冷的温度)有关。这些调查表明主观评价与客观状态间的相关性是可信的。因此,回到我们之前所说的例子,在评价因"严重的腹部疼痛"和"流鼻涕"造成的不适或对工作产生困扰时,人们一致认为腹部疼痛得分更低。挑战在于如何确定有多低。

事实上,研究者们已经可以通过大样本调查来评估一个状态与另一个状态间差距的程度。例如,假设我们设定两个数值:1.0 表示完全无症状/日常受限的状态,0.0 表示死亡(但是需要意识到,有些人认为某些特定状态比死亡更严重,如昏迷或顽固性疼痛)。Kaplan 健康完好状态/总体卫生政策模型(Kaplan & Anderson,1996)将"流鼻涕"的状态扣除 0.17，因此，某人仅有流鼻涕的问题是最佳健康状态的 83％。"胃部不适或翻搅、呕吐"扣除 0.29；因此，某人仅有这个问题是最佳健康状态的 71％。两种评分间的差异用来衡量"腹部疼痛"比"流鼻涕"严重多少。这些数值评分来自受访者对多种健康状态的评价描述，但亲身经历这些状态不是必需的。尽管如此，这些评分常被用于探索健康相关生命质量的两个健康状态间的影响作用。

　　这些评价矩阵是抽象的。相对于一种健康状态，对另一种有多"偏好"或"不偏好"的测量是很重要的，换句话说，即"效用"。生命质量测量的另一种传统方式是避免采用精确的数值评价基本维度。这个传统方式依赖患病或失能的指数指标。因此，Sullivan(1966)早期建立了基于失能的患病或健康状态指数。生活安排（护理院或社区）、移动障碍的严重程度、执行主要适龄角色的能力（学校、工作、家庭维系、个人自我维护）、常见日常生活活动受限，形成了一个失能的自然分级。这个互不相干的分类产生了五种健康影响或生命质量状态，从失能需要入住机构的一个极端状态到居住在社区且没有日常生活活动失能或受限的另一个极端状态。

　　两者间的另一个中间过程是探索一种单一的健康影响常用测量方法，它基于日常生活的其他维度。这些维度包括时间利用（Albert ＆ Logsdon，2001；Moss ＆ Lawton，1982）、情绪状态（Larson，Zuzanek ＆ Mannell，1993）或精神健康压力（Testa ＆ Simonson，1996）。疾病控制和预防中心使用的行为风险因素监测系统（Behavioral Risk Factors Surveillance System，BRFSS）采用了这个方式。它依赖来自"健康不佳天数"的报告，健康不佳是指健康维度受到负面影响（Hennessey，Moriarty，Scherr ＆ Brackbill，1994；疾病控制和预防中心，2000）。受访者被问到，"过去 30 天内，多少天感觉身体健康不佳？"采用同样的方式询问其他关于精神健康、睡眠、精力、焦虑等维度的信息。这个方式是对"健康天数"（30 天减去"身体健康不佳天数"和"精神健康不佳天数"之和）的综合测量（Hennessey et al.，1994），可用作一个整体健康相关生命质量的指标。因此，某人报告 3 天身体健康不佳和 4 天精神健康不佳，意味着有 7 天健康不佳天数或 23 天健康天数。依据行为风险因素监测系统，我们采用计算总和的保守方式，允许同一天出现身体和精神均"不佳"。例如，某人报告过去一个月的情况会得到 23/30 的生命质量总分，或77％的最佳健康相关生命质量。

　　疾病控制和预防中心通过行为风险因素监测系统评估了 1993—2007 年的健康天数。这些重复横断面调查显示在过去的 15 年内精神不佳天数略微增加，但身体健康和活动受限天数保持稳定。为了解老龄化相关生命质量影响（即慢性病和不断衰老累积的效应），我们可以比较 18～24 岁人群和 75 岁及以上人群。20％的 75 岁及以上人群在过去 30 天内报告有 14 天及以上身体健康"不佳"，18～24 岁人群有此健康状况的占 4％。精神健康状况与之相反；6％的老年人和 11％的年轻人报告有 14 天及以上精神健康不佳（详见第七章）。

　　不同的方法均面临一个普遍的规范性问题。我们能确定高水平健康比低水平健康的生活好多少吗？或者更直接来讲，受损健康状态比死亡好多少？Patrick 和 Erickson

(1993)在将健康相关生命质量定义为"障碍调整后的生命价值"时提出了这个问题。测量健康相关生命质量的目标首先是定义健康状态,即形成可以确定因变化对健康产生影响的测量工具。第二个目标是为这类变化确定貌似合理的数值指标。虽然第二个目标可能看起来很难,甚至不那么恰当,但人们已经表现出对不同健康状态的偏好,也据此对健康变化做出了数值判断。人们每天评价症状状态,判断治疗或不治疗带来的可能影响并做出治疗决定。生命质量范式试图将这个过程规范化。

同样值得注意的是,什么是生命质量范式没有评估的。健康相关生命质量测量不会告诉我们什么能提高生命质量。它们在确定健康改变对日常生活的影响方面的作用更为有限。生命质量测量也不会告诉我们任何有关生命价值的内容,或什么与某人的生活有关。我们知道很多生命质量测量得分很低的人对生活很满意且认为有意义。例如,尽管他们身体状况严重受限,他们的精神健康测量得分可能非常高。或者他们的身体和精神健康测量得分可能均很低,但仍然表现出对生活的强烈热爱。生命质量得分仅说明健康影响的具体程度,它不能测量人们对生活的热爱程度或主观感受到的生命价值。

作为与其他健康指标相关的生命质量维度地位的最终说明,比较临床结局与健康相关生命质量结果是有意义的。例如,以一项癌症治疗的随机临床试验为例,该试验的临床结果包括生存期、无疾病生存期、肿瘤反应,可能还有治疗相关毒性(可能同时用于产生一个没有症状或毒性期的"Q-扭转测量")。相反,该试验的生命质量结果会反映治疗和疾病对某人日常生活能力的影响,可能包括工作产出、自我照料任务的独立性、情绪稳定性和有价值的活动参与性。Ware 和 Stewart(1992)总结了这种方式的差异:临床功能评价不能代表人们功能完好,它们几乎不能代表个体日常生活能力如何,或某人感受如何,以及两者受疾病和治疗的影响。

测量生命质量的临床显著性

对我们而言,一个生命质量指标改变多少才能使我们相信一个干预对患者状态有显著的促进作用?Lydick 和 Epstein(1993)提醒我们,这个问题是所有临床研究而不仅是健康相关生命质量研究所面临的问题。他们描述了一项针对良性前列腺增生的治疗项目,发现干预组尿流量比安慰剂组增加了 3 mL/s。这个结果本身很难解释。这种程度的改变会在正常变化范围内吗?这个问题只有在流行病学研究显示尿流量下降率为每年 0.2~0.3 mL/s 时才能清楚。因此,3 mL/s 的改进等同于将"泌尿系统老化"延缓了 15 年。所以说,实际上 3 mL/s 的改进是有临床显著意义的。

建立临床显著性的另一个方式是询问尿流量减缓的男性排尿是否有障碍。尿流量减缓的男性发现排尿时更不舒适,需要更长时间,或更尴尬吗?尿流量存在 3 mL/s 及以上差异的男性更易出现这类问题吗?尽管尿流量存在年龄差异,也可能需要临床显著性的确切证据,但这也将是临床显著性的一个替代指标。

这些想法的提出基于"最小临床差异"的临床显著性观点(Jaeschke et al.,1989)。如我们之前所述,这个患者自评的变化可能使服务提供者探索不同的药物治疗或在服务环境中做出改变,否则这些改变会导致临床工作者改变对患者的管理方式(避免有麻烦的副作用和费用增高)。患者行为也具有很好的指导作用。如果患者向临床工作者报告这些变化,临床工作者未引起充分重视并未对管理做出改变,患者则会去其他地方。

我们依赖统计学检验分布或外部标准识别最小临床显著差异。评估临床差异的基本分布检验是效果大小。在干预实施前的基线阶段,通过一些指标测量组内改变幅度并分析比较改变的重要性。这个比率是正常改变及以上的评估指标。

基于评估的指标在构建生命质量临床显著性改变时可能更有用。最显著的指标是患者生命质量整体改变评定(Jaeschke et al.,1989)。患者在特定生命质量维度(如疼痛或疲劳)中是否报告了一个具体幅度的改进?是否也报告了整体生命质量或健康完好状态的改进?疼痛或疲劳测量的最小临床显著差异的得分改变与整体评定差异相关。第七章提到的认知改变整体评定与这个推论一致。

其他指标包括生活实践或精神健康压力。这些可能是很有用的精神健康测量。例如,一项精神健康测量存在3分的差异,等同于一个重大生活事件的影响,如丢掉一份工作。Testa和Simonson(1996)已将这个方式推广。

但评估生命质量改变最直接也是最有意义的指标可能是年龄。由于年龄与功能下降和慢性状态增加有关,因此,年龄为临床干预影响生命质量的评估提供了一个天然指标。如果我们知道一项干预既能促进5%的生命质量,也能在两个年龄组中观察到5%的差异(假设75岁和80岁),那么这个干预在年龄上与5年期的"减少"有关。建立临床显著性需要针对不同年龄组设置生命质量和临床标准,但这有时做不到。尽管如此,年龄仍然为这类调查提供了一个天然衡量依据。

老龄化生命质量范例

Katz(1963)和Lawton(Lawton & Brody,1969;Lawton,1991)首先开展了老龄化相关生命质量研究,他们关注功能状态和行为,现在广受老年学和老年病学关注。Lawton发现生命质量强调很好地服务老年人,他指出,"功能和行为决定是否应该提供服务,而非诊断"(Lawton & Brody,1969)。不同疾病普遍且最终的路径是它们对功能和生命质量其他维度的影响,因此,晚年生活的关注点应该是制定临床和环境方面的策略,从而使这些影响最小化,持续维持老年人的优势。

然而,所测量到的健康相关生命质量随年龄下降。随着年龄增长,慢性病和衰老带来的诸多生理维度的改变是不可避免的。正如我们所看到的,生物系统的各种衰老改变已被验证,如工作记忆下降及精神运动速度、感觉、视力和听力、骨骼肌肉和肌力的丧失、关节活动度的减小。这些改变影响健康相关生命质量,关节炎引起的疼痛导致日常活动选择范围减小,下肢虚弱意味着爬楼梯或长时间站立做饭困难,意识动力技能减缓可能意味着不能安全驾驶。老年人调整日常生活以适应这些下降,且调整策略可能可以减少类似下降对健康相关生命质量的影响。

横断面研究仍显示健康相关生命质量下降与年龄增长有强相关。年龄对健康天数的影响见表 8.1,由行为风险因素监测系统测得。过去 30 天受访者报告身体健康有问题的平均天数随年龄增长而增加,从 18～24 岁的 1.8 天到 75 岁及以上的 6.2 天。年轻年龄组间(1.8 天和 2.1 天,18～24 岁和 25～44 岁)差异较小。这些差异在晚年时增大,从 45～64 岁的 3.5 天增加到 65～74 岁的 4.7 天,最后到最高年龄组的 6.2 天。

表 8.1   行为风险因素监测系统测量的不同年龄组健康天数(1993 年)

年龄组/岁	总天数	极好健康天数	不好身体健康天数	不好精神健康天数
18～24	4,279	25.1	1.8	3.4
25～44	19,756	25.2	2.1	3.1
45～64	11,445	24.6	3.5	2.8
65～74	4,975	24.2	4.7	1.9
≥75	3,064	23.0	6.2	1.9

注:数据来自 21 个州和哥伦比亚特区。"不好天数"表示过去 30 天健康"不好"的平均天数。"好的天数"是 30 天减去不好身体健康天数和不好精神健康天数的差值,该值不可能是负数(《一种新公共卫生测量测得的当前生命质量趋势》,患病率和死亡率周报,1994)。

精神健康呈现相反的趋势,与第七章结果一致。最年轻年龄组报告的不好精神健康天数最多,过去 30 天有 3.4 天,随着年龄增长而降到最低,75 岁及以上人群组为 1.9 天。

极好健康天数测量结果从最年轻年龄组的 25.1 天下降到最高年龄组的 23 天。采用如上的传统测量方式,这些只代表整体健康相关生命质量的值,即在 0～100 分的量表中,其值为 83.7 分和 76.7 分,差异较小。作为临床显著性指标,整体水平上,因健康状况导致不能工作的人报告的平均健康天数为 10.7 天,或 0～100 分量表的 35.7 分。

年龄对健康相关生命质量影响的另一个指标是"健康完好年数",用于美国国家卫生统计中心追踪促进积极预期寿命的《健康人群 2000》目标完成情况(Erickson,Wilson & Shannon,1995)。这个测量采用国家健康访谈调查(National Health Interview Survey,NHIS)中的两个题目定义生命质量状态。健康自评(极好,非常好,好,一般,差)与自评活动受限(无受限,有些活动受限但不是主要活动,主要活动受限,不能从事主要活动,工具性日常生活活动受限,日常生活活动受限)进行交叉分组。健康自评用于测量主观整体健康状态,而自评活动受限是反映健康和表现得更清楚的行为指标。5×6 交叉分类得出 30 类生命质量状态,包括极好健康且无活动受限到健康差且日常生活活动受限。

这个方式有很多缺点,例如,测量不包括精神或认知部分(排除这个范围是因为它们的数据是整体健康评定),且不包括很多评定健康和活动参与维度的信息。虽然总体上测量较模糊,但其优势在于简洁、应用范围大、来一个大型国家调查。通过两个问题的答案就可以知道每个美国人是来自 30 个州中的哪一州。1990 年 30 个州美国人的生命质量状态分布见表 8.2。

表 8.2　基于活动受限和主观健康状态定义的不同健康状态的美国
非机构市民人群所占百分比(国家健康访谈调查,1990 年)

活动受限	主观健康状态				
	极好	非常好	好	一般	差
无受限	38.1%	26.3%	18.2%	3.3%	0.3%
受限:其他	0.6%	1.1%	1.8%	1.3%	0.4%
受限:主要	0.5%	0.7%	1.3%	0.7%	0.2%
失能:主要	0.1%	0.2%	0.5%	0.6%	0.5%
工具性日常生活活动受限	0.1%	0.2%	0.5%	0.6%	0.6%
日常生活活动受限	<0.1%	0.1%	0.2%	0.3%	0.5%

　　自评健康"极好"且无活动受限的美国人比例最大,占 38.1%。自评无活动受限但健康"非常好"和"好"的美国人分别占 26.3% 和 18.2%。下一个最大比例人群是无活动受限但健康"一般"的人群,占 3.3%。因此,这四种健康状态占美国总人口的 85.9%。就某种程度而言,这个受欢迎的分布结果表明大部分美国人健康相关生命质量高。然而,另一个由测量得出的观点则不那么受欢迎。各种健康自评人群中,活动无受限的人群比例很大。这表明活动受限维度出现了天花板效应,即"无活动受限"状态无差异。

　　注意在表 8.2 中,除无受限以外的其他状态中的每一类均少于 2%,大部分少于 1%。健康差且日常生活活动受限这类仅 0.5%。因为国家健康访谈调查排除了机构人口,可能低估了健康相关生命质量低人群的比例。还需注意非对角线单元格(表中最左和最右的单元格)。健康极好但报告有最大活动限制即日常生活活动受限的比例是一个非常小的数值,小于 0.1%;健康差但无活动受限占 0.3%。这些生命质量状态可能吗? 我们应该假设人们的回答是错误的吗? 我们可以假设这些答案可能不准确吗?

　　自评健康极好但活动受限最大的少部分人可能是包括严重失能但无进行性疾病的人,如依赖个人协助但在适应的环境中工作的四肢瘫痪者。另一方面,前文提到的四肢瘫患者可能也是报告无活动受限的人之一。报告健康差但无活动受限的人可能代表尽管健康差但被迫活跃的人,被称为"义务性活跃者"(Draper & Harpending,1990)。或者,这组人当前可能真的没有活动受限,但预计近期健康状态可能会变差,如近期被诊断为癌症。

　　再次分析表 8.2,将交叉分类限制在最高龄老年人中,我们可以评估年龄对这些分类的影响。表 8.3 显示了 85 岁及以上人群的类似结果。请记住,这些老年人也是社区居民,代表国家健康访谈调查的一般人群样本,因此不能代表最高龄老年人。

表 8.3　美国国家卫生统计中心：国家健康访谈调查（85 岁及以上人口，1990 年）

活动受限	主观健康状态				
	极好	非常好	好	一般	差
主要活动无受限	7.0％	11.7％	16.4％	6.3％	2.0％
受限：其他活动	1.9％	2.6％	4.7％	4.1％	1.0％
工具性日常生活活动受限	2.3％	3.1％	7.0％	6.8％	3.1％
日常生活活动受限	1.2％	1.6％	4.9％	5.8％	6.5％

注：各项为美国 85 岁及以上非机构老年人的比例，权重调整后代表美国人口。

我们发现表 8.3 中数据从左到右有很大改变，反映了较差健康相关生命质量流行率的增加。1990 年，85 岁及以上社区居民中，仅 7％处于极好健康状态且主要活动无受限。同样，6.5％处于另一个极端（健康差且有日常生活活动受限）。请注意，所有年龄组一致的天花板效应代表了最高龄老年人的自评报告：自评健康状况非常不同的人群仍然能代表"无活动受限"这一类。总而言之，85 岁及以上人群中，所有健康状态均具有很好的人群代表性。健康状态模式是"健康好且无活动受限"，而不是"健康极好且无活动受限"，整个人群均是这个模式。

通过给各州生命质量赋予分值或效用值，研究者将这个模式推广到了 30 个州，详见表 8.4。最健康的状态赋予 1.0 分，最差健康状态赋予 0.10 分，死亡赋予 0 分。取值方式如下。首先，应用一个统计方法确定自评健康和活动受限水平间的差异。在此，信函分析显示自评健康和活动受限水平间的差距不平均（如"非常好""好"和"一般"的分值分别为 0.85、0.7 和 0.3）。与效用估计方法一样，采用一个常用效用量表测量这些值，发现各州之间的差异能通过这些具体化数值体现，即某个州比另一个州好多少。其次，调查数据常用于给一个对角线单元格赋值（采用健康效用索引）。最后，采用一个多重模型将两组值合并，给每个关联州赋一个值。

表 8.4　根据活动受限和主观健康状态定义的健康状况分值

活动受限	主观健康状态				
	极好	非常好	好	一般	差
无受限	1.00	0.92	0.84	0.63	0.47
受限：其他	0.87	0.79	0.72	0.52	0.38
受限：主要	0.81	0.74	0.67	0.48	0.34
失能：主要	0.68	0.62	0.55	0.38	0.25
工具性日常生活活动受限	0.57	0.51	0.45	0.29	0.17
日常生活活动受限	0.47	0.41	0.36	0.21	0.10

最终结果显示健康极好且无活动受限的州（1.0）比健康非常好且无活动受限的州

(0.92)的分值高 0.08,比健康极好但主要活动受限的州的分值高 0.19。后者的差异表明主要生活活动受限降低了约 20%的健康相关生命质量。相反,报告健康好但主要活动受限的某人得分为 0.67,或比报告健康极好但有一项受限的人低 33%。

研究者试图通过一年中健康生活所占百分比进行解释,从而使概括性的值变得更具体。以健康极好且无活动受限的某人为例,赋予效用值为 1.0,表示一年中的每一天均健康。对于健康非常好且无活动受限的人,取值为 0.92,一年中的 0.92 年是健康的(Erickson et al. ,1995)。健康好但主要活动受限的某人一年中是健康状态的有 0.67 年。

30 个州每个年龄组的生命质量均存在一个分布,因此,也有一个健康相关生命质量平均分值。这些值描绘出了各年龄健康相关生命质量的趋势,相应也能计算生命表来估计健康预期寿命,类似于 Sullivan(1971)的无失能预期寿命计算方法。对于国家健康访谈调查覆盖的非机构人群,1990 年时 65~70 岁、70~75 岁、75~80 岁、80~85 岁和 85 岁及以上的生命质量州平均分值分别为 0.77、0.75、0.72、0.67 和 0.60。相反,40~45 岁的均值为 0.86(Erickson et al. ,1995)。

生成美国各年龄组人群健康相关生命质量得分时,必须包括机构人群,如监狱囚犯(均值为 0.74:健康非常好但主要活动受限)、护理院居住者(均值为 0.21:健康一般、日常生活活动受限)、长期住院患者(均值为 0.45:健康好、工具性日常生活活动受限)、住宿照料机构(0.72)和军人(1.0)。纳入这些人群(确保代表州平均水平的生命质量)会轻微降低各组的得分。对于覆盖 1990 年的全部美国人样本而言,65~70 岁、70~75 岁、75~80 岁、80~85 岁和 85 岁及以上的生命质量州平均分值分别为 0.76、0.74、0.70、0.63 和 0.51。

将这些值输入生命表模型中转化为等同特定年龄段“健康人年”的可生存人年。因此,1990 年出生的人活到 85 岁时,在死前将为这个出生队列的总生命年贡献 193,523 人年。然而,由于这个年龄组的生命质量平均分值为 0.51,193,523 人年等同于 98,697(193,523×0.51)个健康年。合计所有年龄组的质量调整年得出累积总数(T_x),详见第二章。如果我们将每个年龄段的累积总数除以进入这个年龄组的人数,结果就是健康预期寿命,即质量调整的模拟预期寿命。

1990 年美国健康预期寿命为 64.0 岁,预期寿命为 75.4 岁。1990 年出生且“预期寿命健康的比例”的人占 84.9%(64/75.4),即这个国家约有 85%的人是健康极好且无活动受限的。剩余寿命的比例随着年龄增长而降低:40~45 岁、65~70 岁和 85 岁及以上分别为 68.5%、57.2%和 37.3%。

因此,随着其他州人群比例的增高,慢性状态流行率增高和衰老改变使生命质量平均分值下降了,这表示健康生命的平均年数在晚年期减少,健康生命的剩余年数所占比例也降低。不同社会经济水平间的趋势各异。1990 年出生的人群健康预期寿命如下:美国白人为 65.0 岁,非裔美国人为 56.0 岁,西班牙裔美国人为 64.8 岁。三组不同人群预期寿命不同:美国白人 76.1 岁,非裔美国人 69.1 岁,西班牙裔美国人为 79.1 岁。各种族-民族人群个体中最佳健康总年数比例反映预期寿命和健康预期寿命。1990 年时美国白人、非裔美国人和西班牙裔美国人所占比例分别为85.4%、81.0%和81.9%。这些发现很重要,因为它们是消除健康不平等的重要公共卫生目标,也是促进各人群健康的需要。

这些结果基于生命表计算方法,不受样本人群实际年龄影响。实际上,很少有研究追踪年龄别生命质量的改变。老年人生命质量的追踪研究具有挑战性,因为死亡使那些生命质量大大下降的人退出了追踪。一项基于加拿大老年人群开展了10年的追踪研究(1994—1995年到2004—2005年)(Orpana et al.,2009),采用健康效用指标得分(Health Utilities Index,HUI-Mark3)评估了这个问题。在健康效用指标得分中,分值范围为−0.36到1.00,1.00分表示健康完好。0.03分或更高的改变考虑有临床显著意义。指标基于八个维度评定计算生命质量,并采用一个权重分值表示。八个维度分别为视力、听力、语言、步行、熟练、情绪、认知、疼痛-不舒适。1994—1995年近8000人的样本中,10年追踪期间年龄为40岁及以上的人群中约有1,600人死亡。1994—1995年的基线中,得分范围从90岁及以上的0.44到40~49岁的0.88。追踪10年间,70岁以前,男性和女性的健康效用指标得分均高且稳定。男性生命质量在75岁以后开始急剧下降,女性80岁以后开始加速下降。两个增长模型结果计算了死亡和入住护理院带来的影响。

质量调整范例的推广

我们看到,健康相关生命质量研究基于两个关键假设,假设的具体化和离散的健康状态,并对这些健康状态的数值赋值。第一个假设提示健康状态与计算特定健康状态存活情况的能力间存在清晰的界限。第二个假设提示一个健康状态恶化程度与另一个相关状态具有合理一致性。这些健康状态间的差异是很难描述的,它们既相似又充满不确定性。因此,如果回到表8.4,我们发现相邻的健康状况的效用有时仅存在小单位的差异。这些相似性可能可解释为健康状态间的"无差异",它们或多或少是相等的。

如果我们接受这些假设,那么效用或质量调整的生命年可作为公共卫生和老龄化研究的有用工具。让我们通过一个简单的例子进行分析。表8.5中A部分表示假设个体死亡年龄为80岁的数据。他一生中有4种健康状态。从出生到60岁时,他的生命质量状态得分为1.0。因此,60岁时的健康年为60年。60岁时他患上了心脏病,使他不能工作和参与主要活动。这个状态的生命质量状态得分为0.80。他的这个状态维持了5年,得出其健康年为4年(0.80×5)。66岁时他患上了第二种重大疾病,被诊断为帕金森病,需要服用很多药物,日常活动被改变(如限制其开车),同时他开始认为自己是一个健康相对差的老年人。这个状态的生命质量状态得分为0.60,持续了10年,健康年等于6年。最后,他76岁时被诊断为帕金森病继发痴呆。这个状态的生命质量状态得分为0.40,死前这个状态持续了5年,其健康年仅为2年。如果我们计算表8.5中A部分每行的综合得分,可以发现他活到了80岁,但健康生命年仅为72年。

表 8.5　健康生命年的计算

A. 没有干预				
年龄段	健康状态	持续年数	生命质量值	健康年
0～60 岁	1	60	1.00	60
61～65 岁	2	5	0.80	4
66～75 岁	3	10	0.60	6
76～80 岁	4	5	0.40	2
死亡				
				—
		80		72
B. 有干预				
年龄段	健康状态	持续年数	生命质量值	健康生命年
0～60 岁	1	60	1.00	60
61～65 岁	2	5	0.80	4
66～75 岁	3a	11	0.65	7.15
76～80 岁	4a	6	0.45	2.70
死亡				
		—		—
		82		73.85

在他 80 年的生命中,最高健康状态的生命占 90%(72/80)(替换为生命质量平均分值为 0.90)。但注意,开始于 66 岁的晚年生活非常不同。从 6 岁开始处于最高健康状态生命的比例为 100%到死前仅 53%(8/15),这期间他的生命质量平均分值为 0.53,如我们所见,十分低,等于 85 岁及以上老年人的平均状态。

如果现在再看表 8.5 的 B 部分,我们可以采用相同质量调整模型来证明健康干预的效果。在这个简单的模型中,一些健康干预可以有效管理他 66 岁开始的帕金森病(状态3a)。这个项目包括较好的药物治疗(药物副作用较少,剂量较容易遵从,依从性较好,震颤和缓慢的管理较好)。这个状态的生命质量得分为 0.65,而不是 0.60,且他在这个状态中获得了更多的生命年,因为药物治疗也能延缓帕金森病继发痴呆的发生。他在这个状态下生活了 11 年,等于 7.15 健康年(11×0.65)。他 77 岁时患上痴呆,但有极好的支持性照料,且痴呆进程可能被调整,因为他提前采用了药物治疗,生命质量状态得分为0.45,而不是 0.40。他在这个状态下生活了 6 年,健康年等于 2.7(6×0.45)。

通过这些干预,他活到 82 岁,等于 73.85 个生命年,占寿命的 90%(73.85/82),与前一个模型无差异。干预常能增加生命年,但必须考虑计算效益。真正的效益见于生命最后一年。当采用干预时,66 岁开始直到死亡,他活了 17 年,等于 9.85 个健康年。因此,从 66 岁开始的健康状态的生命占 58%(9.85/17),比无干预模型多 5% 以上。通过这个干预,我们假设个体可以在较高的生命质量平均分值水平上多活 2 年(0.58 比 0.53)。

这个差异大吗?生命质量平均分值提高 5% 令人印象深刻吗?这要谈到如上讨论的生命质量状态得分的临床相关改变问题。生命质量状态得分 0.05 的差异等于晚年 5 年生命的差异。例如,70～75 岁的生命质量平均分值是 0.74,75～80 岁的是 0.70。干预后,其改变约为 70～75 岁和 75～80 岁人群间生命质量差异变化的幅度。

尽管年龄量表已经测量到了这个效益,但仍有必要提出这个干预有多大价值的疑问。这个干预的效益与实施这类项目花费的成本相比如何?质量调整模型可被用于得出费用-效用比,从而有助于我们回答这类问题,如"增加一个健康生命年需要花费多少费用?"

为了回答这个问题,我们需要干预服务费用和常规服务费用信息。我们可以说,当前他不使用干预的服务费用是每年 5,000 美元,使用干预时是 7,000 美元。这个花费是干预期间产生的,可作为费用-效用比的分子。回到表 8.5(A 和 B)所示的例子,分子是 (7,000×17)减去(5,000×15),例如,有干预的 17 年生命(119,000 美元)减去无干预的 15 年生命(75,000 美元),即 44,000 美元。干预带来的增加健康生命年作为分母。干预后他的健康生命年是 9.85 年,没有干预时仅 8 年。这个差异是 1.85 年。基于这些值,费用-效用比可以计算为 44,000/1.85,或 23,784 美元。因此,这个有效疾病管理项目的健康生命年每增加一年,需要的费用是 23,784 美元(更复杂的计算会纳入一个贴现因素来控制长期通货膨胀的影响)。

这个干预是否值这个费用是伦理问题的一部分(详见第十一章)。但评价增长费用的一个方法是与其他干预进行比较。这个数据可能被视为合理的投入,因为其与高血压管理项目中所增加的健康生命年的花费是相当的。

老年健康相关和环境相关生命质量

与健康相关生命质量相反,尽管年龄增长了很多,但一生中的环境或非健康生命质量可能仍然很高。例如,老年人退休后仍有很多的休闲时间,孩子走后,卖掉房子和潜在的成功投资收益,他们可能仍有更大的可支配收入。因此,老年人发展兴趣和创造满意环境的机会增加了。这些自由和机会抵消了健康相关生命质量的下降,可能在老年人面临健康下降和死亡时起到了巨大的弹性作用。因为基于人和环境的生命质量不随年龄下降,老年人可能在建造促进生命质量的环境方面具有优势。

Lawton(1991)已经提出了老年人与非健康或环境相关生命质量的相关性非常好。他问到:"如果有一个相爱的配偶、充实的子女关系,尽管患病但有可用的某领域的专家,生活范围内仍能实现自治,疼痛、患病、生活或死亡方式的管理理想化,脆弱老年人也可以活得更好吗?"答案当然是肯定的。健康和健康相关生命质量开始下降时,这些因素可能变得更重要。它们成为与生活建立持续联系的基础,在有效调整健康受限和健康相关的生命质量最大化方面起作用。

小结

健康相关与非健康或环境相关生命质量间的差异。健康相关与非健康或环境相关生命质量必然各异。健康相关生命质量与年龄的相关性是确定的,且在一生中的下降趋势清晰,符合衰老进程和慢性病易感性的增加。非健康或环境相关生命质量不是一个健康反映指标,但受日常经历中个人资源或环境因素的影响。两者共同作用于老年人调整环境的能力,使差的健康对生命质量影响有限。

确定生命质量维度。判断一个领域是否属于健康相关生命质量的好方法,是了解如果患者被医生成功治愈时这个人各方面的生活可能有什么促进。这些健康相关生命质量维度通常包括生理、情感和社会功能几方面。

测量生命质量。我们能区分较高水平健康下的生命比低水平健康的好多少吗?Patrick & Erickson(1993)将健康相关生命质量定义为"一生中所分配的值会根据受限而调整"(重点是增加)。测量健康相关生命质量的目标是建立测量和发现改变健康的影响因素,并为这些改变分配合理的数值型指标。虽然第二个目标可能看起来很困难或甚至不恰当,但我们应该谨记人们已经为这些健康改变隐约分配了分值。人们每天评价症状状态,并基于它们对治疗或非治疗可能带来的影响,做出治疗决定的判断。

生命质量的"最小临床显著差异"。自评生命质量的临床显著性改变基于患者自评的状态,它可使服务提供者比较一个服务环境下药物治疗的差异和改变。否则,就像之前所提到的,这些改变会指导临床工作者改变对患者的管理。患者行为在这里有很好的指导作用。如果患者向临床工作者报告了这些改变,但临床工作者对这些改变不够重视而没有调整管理方式,患者可能会选择去其他地方。

年龄是评估健康相关生命质量改变的重要指标。因为衰老和慢性病增加,年龄对生命质量状态有渗透性的影响,年龄可作为评估临床干预对生命质量影响的天然指标。生命质量改变可作为不同年龄的参照标准,使某人健康相关生命质量维度的改变与年龄的相关性对等起来。因此,被诊断为前列腺肥大的男性尿流量每增加 3 mL/s 等于他的"泌尿系统年龄"减少 10～15 岁。

健康相关生命质量和健康年数。《健康人群 2000》中对"健康生命年"的测量将健康状态定义为自评健康和自评活动受限的交叉分类。这些状态分别赋予 0～1.0 分的生命质量值。基于某人的生命质量状态及其所得的值,在这种状态下生活的年数可转换为一个"健康年数",或代表健康极好且无受限的年数。这是一个质量调整的测量指标。因此,在分值为 0.80 的健康状态下生活 5 年等于 4 个健康年(5×0.8)。

覆盖 1990 年美国总人口的研究中,1990 年 65～70 岁、70～75 岁、75～80 岁、80～85 岁和 85 岁及以上的生命质量州平均分值分别为 0.76、0.74、0.70、0.63 和 0.51。晚年时慢性病增加和衰老改变使生命质量平均分值下降(健康状态较差的人群比例增加),这意味着晚年时期平均健康年数减少,所剩的健康年数比例减小。

不同社会经济水平的趋势各异。1990 年出生的人群健康预期寿命在白人、非裔美国人和西班牙裔美国人中分别为 65.0 岁、56.0 岁和 64.8 岁。三组不同人群预期寿命不同:白人是 76.1 岁,非裔美国人是 69.1 岁,西班牙裔美国人是 79.1 岁。这个差异表明减少健康不公平是一项重要的公共卫生目标,也需要改善所有年龄组的体验。

老年期健康相关与非健康或环境相关生命质量。与健康相关生命质量相反,非健康或环境相关生命质量不随年龄而下降。尽管出现慢性状态,老年人仍可以借助这个优势来改善环境以促进生命质量。

第九章 老龄化、公共卫生和长期照料

对公共卫生与老龄化而言,讨论长期照料这个主题合适吗?虽然一些调查者将公共卫生与老龄化研究局限为针对更健康、不需要使用支持性照料服务的老年人,但我们仍认为合适,出现局限性的原因有如下几个。首先,越来越多的老年人介于有能力和失能状态之间,他们有时可能需要一段时间的长期照料服务,之后功能得到康复。来自国家长期照料调查的早期研究显示,过去 5 年中,家务能力方面受限的老年人(如打扫、做饭、购物、洗衣服、药物管理、管理金钱、使用电话)或单个日常生活活动受限的老年人(如仅洗澡受限)更常表现为功能下降和促进的相互转变(Manton,1992)。更近期的研究已经显示老年失能状态的大量动态变化(Gill et al.,2002;Hardy & Gill,2004)。其次,人为地按老年人有无失能界定公共卫生研究范围,能全面解释该领域的一个主题是需要承认老年健康和功能的全生命谱影响,也需要认识到风险因素和干预潜在效果对全生命周期的一致性影响。最后,越来越多的研究显示,针对最脆弱的人群,其继发合并症的预防也是很重要的,基于该人群的预防措施所取得的潜在成效与其他人群一样显著。

由于关注点是允许失能人群入住最大化的整合机构(在前一个以"最少限制的机构"为目标的基础上向前迈出了一步),我们使用"长期"或"支持性"或"住宿"照料,而不是"监护",因为"监护"这个术语已经被排除到专业词汇外了。本章回顾了什么是长期照料,对当前的利用和花费趋势做了一个总体回顾,深入探讨了长期照料的主要类型,分别为居家和社区服务、个人协助服务、家庭照料、住宿照料机构。然后,我们将问题提升到公共卫生研究可能如何提高长期照料,并回顾了一些最近已经被关注的研究主题:识别老年人的照料喜好,提升居家访视者和护理助理的照料,扩大老年人支持性照料与住宿的选择。

什么是长期照料?

长期照料包括在一段较长的时期内,为满足健康和个人照料需要所进行的全部服务与支持范围。它有别于医疗保健,因为它是支持性的而不是治疗性的,是为健康受限人群日常生活最大化独立而设计的。它与急性或亚急性保健不同,它也不是康复性的。相反,长期照料提供的服务是老年人需要的自我维持(如洗澡、穿衣、如厕和其他日常生活活动,详见第六章),不期望接受长期照料的老年人的功能会得到促进(虽然这可能发生),事实上,接受长期照料的老年人可能需要更高水平的支持性照料,从最初的提供交通和家务

（如打扫或做饭）帮助，到提供药物管理和日常生活活动方面的帮助，最后为最基本的日常生活活动任务提供帮助，如如厕、转移和吃饭。后者是支持性照料需要，与专业护理机构的照料一致。

因此，长期照料覆盖一个很广泛的服务范围和机构范围，可能包括成人日间项目中的老年痴呆者活动规划、居家照料机构的日常生活活动支持、与当地老龄化机构签署合同的卖方提供的医疗用品或辅助器具、入住护理院、教堂送餐上门、生活协助机构的集体餐、保障这类服务的案例管理。

由于脆弱老年人偏好居家养老、卫生筹资系统偏好医疗而非支持性服务（详见第六章），家庭成员需要提供大量的长期照料服务。然而，随着居家和社区服务可及性的增加，现阶段家庭照料者更可能与有偿正式照料者分担长期照料。因此，家庭正与各种服务提供者和服务支付者接触，这些接触对象包括老年医疗保险、医疗救助、准专业或非正式的非家庭照料者、医疗救助豁免项目、老年医疗保险-医疗救助联合项目。老年医疗保险提供住院后康复相关的日常生活活动支持；医疗救助提供护理院照料；准专业或非正式非家庭照料者是自费雇佣的；医疗救助豁免项目允许向提供日常生活活动支持的家庭照料者支付费用；老年医疗保险-医疗救助联合项目提供综合的医疗和长期照料服务如老年人全方位照料。医疗救助豁免项目允许低收入老年人和年轻失能人群享受维度更广的捆绑式长期照料服务。

最后，需要强调的是，在某些情况下，很难说长期照料服务的起始和结束时间点。例如，护士访视和其他居家卫生保健康复服务常与出院后服务同时提供，老年医疗保险将服务周期限制在 90 天内。但很多情况下，这些服务就像是长期照料的一种补充，直到家庭意识到出院老年人在家中不再能独立生活到为其安排其他居家服务为止。同时，医疗与支持性服务相结合的项目使这些边界逐渐模糊。在有些城市中如纽约市，符合医疗救助范围的老年人能同时获得居家卫生保健护理服务和基于日常生活活动的准专业居家长期照料。虽然家庭成员能清楚他们何时开始提供日常生活活动支持（Albert & Brody，1996），但不总是能明确何时停止偶尔提供帮助而变成"照料者"。

概述：长期照料利用和花费趋势

2004 年美国在所有长期照料方面的花费约为 2,000 亿美元，医疗救助支付约一半金额，老年医疗保险支付约 20%，自费占 20%，其余的由健康保险（包括长期照料保险）和其他公共来源支付（Komisar & Thompson，2007）。1990—2004 年，国家长期照料支出年增长率为 7.4%，略高于全部个人卫生保健支出的年增长率（7.0%）。长期照料支付的两个重要趋势包括公共资金共摊增长和机构照料支付为主向居家和社区服务为主转变。这些趋势说明公共部门承担的长期照料责任增加，也说明公众在任何时候均偏好居家或社区照料。1995 年医疗救助支付的长期照料费用中，支付于照料机构的占 19%，但 2005 年达到 37%，且呈持续上升趋势（Komisar & Thompson，2007）。

65 岁及以上人群中，约 900 万人需要一种或多种个人自我维持活动协助，如洗澡或穿衣（日常生活活动）（美国国家长期照料清算所，www. longtermcare. gov/LTC/Main_Site/index. aspx）。我们通过更详细的分析发现（详见第六章），这 900 万人代表了约 25%的老年人。2005 年内，这些人中约 150 万人接受了专业护理院的照料（约 4.6%的 65 岁及以上老年人），其长期照料服务费用约占相关费用的一半。这再次指出长期照料的其他很多类型，老年人采用很多不同的方式管理他们最基本的需要。

很明显，利用专业护理院仅是长期照料的冰山一角，在日常生活活动受限的老年人中，接受专业护理院照料和社区长期照料的比例是 1∶7。当然，专业护理院照料主要留给较老和有较严重依赖的老年人，但专业护理院老年人入住率也在显著持续下降。入住率在 1985 年、1995 年、2004 年分别为 54/1,000、46.4/1,000、34.8/1,000（联邦跨部门论坛老龄化相关数据，2008）。长期照料需要仍然是老龄化的一个特征。约 70%的 65 岁以上个体在一生中都会需要某种类型的长期照料服务，其中 40%以上至少会有一段时间居住在专业护理院（Kemper，Komisar & Alecxih，2005）。2005 年相关研究显示，65 岁的个体在其余生中可能需要 3 年及以上的长期照料服务。

如前所述，家庭提供大量长期照料服务。有长期照料需要的老年人中，约 3/4 的照料者是家庭成员。一半家庭成员提供日常帮助，2/3 与被照料者同住。虽然投入的照料时间与老年人需要相关，但大部分非正式无偿照料者每天提供 1～5 小时的照料服务（Johnson，Toohey & Wiener，2007）。家庭照料方面呈现出来的重要趋势包括提供照料服务的丈夫和儿子比例增高，同时满足上下两代人照料需求的那代人比例在减低，他们被称为"三明治"人群。

居家和社区服务

为了估计有偿或"正式"居家和社区服务的可及性，首先应分析老年人居住安排，因为居住在支持性环境中的人可能获得一些与居住特征有关的服务。表 9.1 显示了 2005 年居住在各类住宿机构的老年人比例。"自然出现的退休社区"（Naturally Occurring Retirement Communities，NORC）可能也是一个长期照料服务场所，但很难获得居住在此的老年人数据，因为这个场所的定义不清晰，可提供的长期照料服务差异很大（Ormond，Black，Tilly & Thomas，2004）。表 9.1 中，传统社区、提供服务的社区公寓，以及长期照料机构是可提供 24 小时个人协助照料服务的老年医疗保险或医疗救助认证的实体。

表 9.1　老年人居住安排（2005 年）

居住类型/（%）	65 岁及以上	65～74 岁	75～84 岁	85 岁及以上
	33,394	16,116	12,703	4,575
传统社区	93.0	98.0	92.6	76.3
提供服务的社区公寓	2.4	0.7	3.1	6.8
长期照料机构	4.6	1.3	4.3	16.9

来源：《老年美国人 2008：健康完好状态的关键指标》，联邦跨部门论坛老龄化相关数据，2008 年。

与预期的一样，老年人年龄与支持性住宿类别存在清晰的相关性。然而，65～74 岁老年人几乎全部居住在传统社区中，仅约 3/4 的 85 岁及以上人群居住在传统社区。长期照料机构利用增加，从 65～74 岁的 1.3％增加到 85 岁及以上的 16.9％。

前面已经注意到，居住在支持性住宿机构之外的老年人的居家服务由老年医疗保险和医疗救助提供。2005 年老年医疗保险覆盖的居家卫生保健访视率为 2,770/1,000，或每位老年人接受约 2.8 次居家卫生保健，与老年人中高住院率一致（350/1,000）（联邦跨部门论坛老龄化相关数据，2008）。老年医疗保险覆盖的居家卫生保健使用也与年龄高度相关。2005 年年龄别比率分别如下：65～74 岁为 1,333/1,000，75～84 岁为 3,407/1,000，85 岁及以上为 6,549/1,000（联邦跨部门论坛老龄化相关数据，2008）。

医疗救助覆盖的居家和社区服务费用更为昂贵，且在不同情况下州县间差异显著。医疗救助通过一个可选择的州计划（名为 XIX）和更常见的豁免者计划提供个人保健服务。医疗救助服务相关的进一步信息见老年医疗保险和医疗救助服务中心网站（http://www.cms.hhs.gov/MedicaidStWaivProgDemoPGI/）。州负担的老年人和失能成年人的个人保健服务的责任差异十分大。2001 年，每州医疗救助个人保健参与率范围为（0.04～7.33）/1,000，人均支出为 0.02～91.21 美元（LeBlanc，Tonner & Harrington，2001）。

医疗救助覆盖的居家和社区服务差异令人印象深刻。纽约市有 10 个不同的项目。这些项目包括传统个人照料、消费者导向个人协助、长期居家卫生保健、医疗救助管理长期照料、老年人全方位照料项目、家庭健康代理认证服务、成人日间医疗卫生保健、创伤性脑损伤豁免者和医疗救助优势补充。2/3 的项目要求申请者达到需要专业护理院服务的水平。2007 年纽约市约有 166,000 人通过医疗救助项目接受了居家服务（相比而言，81,000 人接受了专业护理院或生活协助服务）。纽约市医疗救助支付的长期照料服务费用为 120 亿美元，其中，47％支付的是居家和社区服务费用（Hokenstad & Shineman，2009）。

在弗吉尼亚州，调查接受医疗救助豁免个人保健服务的老年人发现，该项目可满足接受者的需要，整体而言接受者对帮助和服务提供感到非常满意（Glass，Roberto，Brossoie，Teaster & Butler，2008—2009）。

个人协助服务和公共卫生

提供正式、有偿居家和社区服务的不同项目中,120万～140万美国人接受个人协助服务(LeBlanc et al.,2001)。个人协助服务接受者需要洗澡、穿衣和其他日常生活活动的长期帮助,接受来自非医学培训提供者的支持,否则会需要入住专业护理院来满足他们的需要(Kitchener,Carrillo & Harrington,2003;LeBlanc et al.,2001)。个人协助服务不是为管理客户临床需要而设计的,而是为管理失能和支持居家独立性而设计的。因此,个人协助服务不仅是一个专业照料干预,在强调康复性的医疗保健赦免的卫生保健情况中,它通过有效管理失能可能获得有利的健康结果,也可能会置人于不利风险中。我们已经发现,个人协助服务与潜在健康结果有关,尽管其主要目标是提供居家独立生活支持(Albert,Simone,Brassard,Stern & Mayeux,2005b)。因此,个人协助服务可能有重要的公共卫生影响。然而,很少有研究去评价有效个人协助服务及其对健康和生命质量的影响。

因为医疗救助项目覆盖更多的个人协助服务、人口老龄化、立法手段(如奥姆斯特德决定,它是1999年由最高法院通过的"失能美国人法案"条款,授权服务有长期照料需要人群的最大整合机构),个人协助服务的流行如预期一般增加。此外,老年人及其家庭逐渐开始负责雇佣和培训个人协助服务提供者,或在某种程度上他们自己作为有偿个人协助服务提供者,消费者导向的个人协助服务正成为一个流行选择。因此,分析与个人协助服务相关的结果对准确估计老年人及其家庭能从这个项目中获得的最大利益是很重要的。

研究个人协助服务结果的复杂性由两个关键因素决定。第一,老年人接受个人协助服务周小时数(服务强度)由失能严重程度(需要)决定。甚至当个人协助服务有效提供时,越严重的失能将与越差的结果相关。第二,非正式照料安排使个人协助服务结果评估变得复杂。家庭照料者可能作为不同程度的有偿个人协助服务补充(或发展不同类型的劳动部门),使对个人协助服务结果的有效评估变得困难。谨慎的设计将需要排除这些混杂因素。

这个领域中,最初一些可用证据来自"现金和咨询"示范项目。医疗救助已经批准了个人协助服务豁免项目,它鼓励消费者导向服务,在这些服务中,家庭成员可能雇佣(和开除)居家照料服务提供者。在这些项目中,居家照料认证机构可能审查居家访视者或工资发放和其他管理责任,家庭成员可以监督个人协助服务并与居家访视者一起安排工作时间。阿肯色州现金 & 咨询示范项目指出,个人协助服务提供的次优选择是个问题(Foster,Brown,Phillips,Schore & Carlson,2003)。

在这个示范项目中,符合医疗救助的老年人被随机分配到消费者导向组或标准代理照料组,消费者导向组能使用每月津贴购买个人协助服务(还有辅助器具)。可直接使用个人协助服务照料的老年人更可能报告提供者已完成任务且其家务和交通服务需要得到了满足。但这些简单的指标揭露了个人协助服务的有效提供存在巨大差异,甚至当家庭成员能雇佣亲戚或朋友作为个人协助服务提供者时也如此。例如,在消费者导向组中,65.8%的老年人报告个人协助服务提供者"总能"完成委托的照料计划任务,相比之下,标准代理照料组中比例是47.2%。因此,两组基于这个简单指标测量的有效提供个人协助服务仅发生在1/2~2/3案例中。

虽然个人协助服务提供仅部分有效,但消费导向组老年人报告他们"以这种方式度过这些天感到非常满意"的可能性更大(55.5%比37.0%)。同样,"治疗组成员在某种程度上相比对照组成员报告某些类型的健康问题的可能性更小,可能表明他们常获得质量差或不充分的个人协助"(Foster et al.,2003)。这些结果表明有效的个人协助服务提供可能与健康效益有关。

因此,在居家和社区服务方面,公共卫生调查的一个重要领域是直接调查个人协助服务促进期待性结果的特征。个人协助服务能满足老年人的基本供给、卫生、移动和营养需要吗? 其有效满足这些需要转而能促进期待性的短期健康和功能结果,如跌倒减少、皮肤完整性更好、维持体重和肢体肌力下降吗? 哪项可能影响全身健康呢?

个人协助服务显然不会在脱离现实的情况下出现。然而,无偿协助的家庭照料仍然是最常见的照料形式,家庭合并正式和非正式照料形式的比例已经增加到1/3(联邦跨部门论坛老龄化相关数据,2008)。因此,第二次调查应该分析家庭照料者与有偿提供者之间的关系,因为这可能影响个人协助服务提供和结果。

表9.2 显示了一个基于公共卫生方法的个人协助服务评估,并指出个人协助服务提供与健康和功能相关指标间的联系。

表 9.2　个人协助服务有效提供和结果的特定领域指标

个人协助服务	有效提供的指标	临床状态指标
个人协助服务提供者报告:日常生活活动		
洗澡:频率、任务实施的舒适度、困难程度	个人清洁	皮肤完整性
穿衣:穿着改变的频率、老年人喜好的启发	穿着舒适、多样性	
如厕:有如厕时间表、任务舒适度	可用的马桶、可以促进如厕和清洁的报告	
梳头:频率	外形满意度	
吃饭:饮食限制的认识和牙列导致的限制	适合老年人牙列的食物和吞咽状态、言语和物理鼓励、多样性和满意度报告	体重维持、脱水、食欲

续表

个人协助服务	有效提供的指标	临床状态指标
个人协助服务提供者报告：移动		
转移和移动支持：频率、困难	有辅助器具、提供者能将老年人扶起、在转移过程中报告有跌倒的恐惧、移动机会、房间之间移动的可及性	下肢肌力和平衡表现、改变环境的机会
个人协助服务提供者报告：工具性日常生活活动		
做饭：考虑老年人餐饮偏好和时间安排	进餐和吃零食规律性、家中有足够的食物、享受在社会和自然环境中进餐	随访中老年人的搬迁
洗衣服：频率	衣服和日用品的清洁度	
家务：频率	居家清洁度、杂乱度，物品维修设备，垃圾处理，生活区的舒适度、满意度	
购物、差事：频率	充足的食物和居家供给、及时补给	

家庭照料

　　家庭照料最广义的定义是指为慢性病、失能或老年家庭成员及朋友提供无偿家务和照料管理帮助。根据这个定义，每年有超过 5,000 万美国人可被视为照料者（美国国家家庭照料者协会，www.thefamilycaregiver.org）。其定义限定为提供无偿日常生活活动或工具性日常生活活动照料的人，年照料者人数（2004 年）下降到 4,440 万人（美国国家照料者联盟和美国退休人员协会，2004）。根据这些定义，美国有 15%～20% 的家庭有活跃的家庭照料者。注意，这些估计没有将老年和年轻失能者的照料者分开。

　　这些调查介绍了一个代表家庭照料者的案例：女性，46 岁，已婚，有工作，为不住在一起的丧偶母亲提供照料（美国国家照料者联盟和美国退休人员协会，2004）。这个案例与女性作为照料者的可能性更大（60%）、配偶照料可能性下降（30% 的家庭照料者是 65 岁及以上的人）保持一致。家庭照料的经济价值非常大，预计每年超过 3,000 亿美元，是正式长期照料部门有偿居家照料和长期照料机构总费用的近 2 倍（美国退休人员协会，2006）。由于 65 岁及以上人群不断增长（年跃升 2.3%），可能提供照料的年轻人增长率减缓（年 0.8%），预计家庭照料会不足，正式长期照料部门的费用负担会增大（Mack & Thompson，2001）。

这种照料的高流行率促使州卫生局、疾病控制和预防中心探索一种新的照料者模式，目的是建立一个持续行为风险因素监测系统（Behavioral Risk Factors Surveillance System，BRFSS）。在该监测系统中，用以下问题定义照料："人们可能会为有健康问题、长期疾病或失能的一位朋友及家庭成员提供一般照料或协助。在过去一个月内，你是否为一位朋友及家庭成员提供这样的照料或协助呢？"2009 年，这个模式将在全国实施，并用于预测州级水平的照料者的流行率。

北卡罗来纳州是第一个在州范围内使用该监测系统模式并开展调查的，其照料者流行率为 15.4%（DeFries，McGuire，Andresen，Brumback & Anderson，2009）。约 75% 的照料者为 60 岁及以上人群提供帮助。受访者自评中，41.5% 的被照料者有认知障碍。本调查中的照料者为有认知障碍的被照料者提供照料服务的时间为平均每周 20.2 小时，为其他被照料者提供 16.6 小时。认知障碍人群照料周期平均不到 4 年，其他不到 3 年。不足为奇的是，有认知障碍的被照料者和照料者均是老年人。

家庭照料与各种结果间的正负向相关性已得到充分记录。与家庭照料相关的负面结果包括失去工资、工作缺勤、工作产出降低、贫困风险增大（Schulz & Martire）。过度劳累的照料者面临死亡风险增加（Schulz & Beach，1999），以及抑郁、焦虑、物质滥用和其他慢性状态风险增加（Cannuscio et al.，2002）。与照料相关的正面结果包括获得自我超越、家庭联系及某些情况下获得老龄化和卫生服务新事业。

由于仅 17% 的家庭照料者提供每周 40 小时或更多照料（美国国家照料者联盟，2004），更低强度照料也能与多种负面结果相关，特别是照料者健康。来自一个大型公司的 1.7 万美国雇员样本完成了在岗健康风险评估问卷并表现出了这些相关性（美国国家照料者联盟和大都会保险公司市场中心）。在这个样本中，11.6% 的雇员报告为一位老年人提供照料。报告有老年人照料责任的雇员在很多维度的健康状况均比非照料者差。

■ 照料者自评健康一般或差的可能性更大。例如，在 50 岁及以上的女性雇员中，17% 的照料者自评健康一般或差，非照料者中是 9%。

■ 提供老年人照料服务的雇员抑郁症患病率和糖尿病、高血压和肺部疾病诊断率显然更高。例如，在调整了年龄、性别和工作类型的模型中，有 26% 的照料者诊断为糖尿病的可能性更大。

■ 不同年龄组中，有老年人照料责任的女性雇员均比非照料者更常报告有压力。家庭压力对年轻女性雇员的影响最大。照料者更常报告个人生活对工作的负面影响。

■ 老年照料需求与健康风险行为相关性更大。男性照料者吸烟率更高，尤其是在年轻男性中。在白领雇员中，照料者的吸烟率和饮酒率更高。

■ 雇员中，照料者发现他们比非照料者更难照顾好自己的健康。例如，在女性中，照料者报告的年乳房 X 线检查率低于非照料者。

■ 有老年人照料责任的雇员更可能有工作缺勤。总体而言，在过去两周中因为健康问题每周至少缺勤 1 天的非照料者占 8.5%，而照料者占 10.2%。差异主要由雇员中年轻照料者更高的缺勤所致。

此外,本研究发现照料者慢性病流行率更高,维持相关健康的费用也更高。计算一系列健康状况监测的平均费用,有老年人照料责任的雇员使雇主每年多花费 8% 的健康支出。在年轻、男性、蓝领雇员中,与老年人照料相关的超额雇员医疗保健费用最高。

最近一项研究提出了一些问题:这些相关性是否是因为照料者压力所致,或是因为有需要照顾的父母,而与某人为父母提供照料的角色无关(Amirkhanyan & Wolf,2006)。作者使用健康和退休研究的专题数据对 3,350 名男性和 3,659 名女性的精神症状建立了预测模型。他们发现,在父母需要照料的人群中,女性照料者出现了负面精神健康症状。然而,在父母需要照料的非照料者中,报告这些症状的概率也增高。换句话说,负面心理结果与是否有一位有照料需要的父母有关,这些照料需要可能影响这个家庭,而不仅是影响直接照料者。作者得出这样一个结论:仅关注照料者而非其他家庭成员可能会低估老年失能的社会负担。

对家庭照料的简要分析指出这是长期照料的一个核心公共卫生问题。首先,家庭可能为失能老年人提供所需要的 2/3 的支持性照料。在使用正式有偿照料时,如在专业护理院照料和居家卫生保健中,家庭照料也未结束。家庭成员几乎一直都是这些过程的合作者。家庭照料对老年健康的贡献虽然很难量化,但显然是重大的,如果其他家庭成员有一位老年亲属有照料需要,无论他们是否是照料者,都会受到影响。其次,家庭照料者面对大量的照料健康后果,健康和健康完好状态的每个维度均具体可见。最后,家庭照料影响这些照料者相关的人际网络——雇主、子女、配偶。

公共卫生与老龄化的一个产出性领域是能更好地协调正式服务和家庭照料。在一项出院脑卒中患者有偿居家卫生保健终点的研究中,我们发现大量家庭照料发生在这个时期,平均持续约 7 周。1/5~1/3 的家庭照料者没有完全做好结束家庭照料的准备。虽然临床工作者告知了患者和家庭照料者服务的有限性和短期性,但代理机构缺乏一个系统的或一致的方式为照料者提供结束服务后的社区转诊(Levine et al.,2006)。

长期住宿照料安排

2005 年,美国约有 1.6 万家认证的专业护理院和 3.5 万家生活协助机构(Alecxih,2006;美国国家长期照料票据交换所)。这些机构分别服务约 150 万人和 90 万人。两者之间的差别正在慢慢消失。尽管对新入住生活协助机构的要求是能够移动或不满足痴呆标准,但在生活协助机构老去和发展到失能的老年人也常被留下,而没有被转移到专业护理院。生活协助机构现在更像是提供特定痴呆服务的机构,如阿尔茨海默病专业照料机构。研究指出,两类机构中失能和认知障碍的流行率可能与预期的一致(Zimmerman et al.,2005)。专业护理院比生活协助机构更规范,服务与人群的趋同提示生活协助机构最终也会需要类似的监测与规范。

两类机构中的差异很重要。专业护理院可能独立存在或与医院系统相联系;国家和州立退伍军人管理部门甚至现在的监狱系统也管理专业护理院。医生可能基于这些机构提供服务。专业护理院可能提供临终病床和不同比例的"医疗救助病床"。现在几乎所有机构都包含亚急性康复服务和短期出院后服务单元，为不能回家甚至居家卫生保健的人群提供服务。

生活协助机构就像连续照料退休社区的情况一样，可能包含专业护理单元。由于失能增加和服务提供范围的影响，它们在社区整合、隐私、就地老龄化可能性方面存在差异。

对住宿式长期照料服务质量的考虑是一个长期的过程。20世纪80年代，产业的不足暴露后，医学中心提出了质量标准，随后纳入1987年专业护理院改革法案中。这个立法的目的是确保专业护理院入住者接受高质量的照料服务，以促进"最高可操作的"生理、精神和心理社会的健康完好状态。为了达到这个目标，要求专业护理院提供一致的和广泛的服务，包括护理、社会服务、康复、药物和营养。要求更大型的专业护理院雇佣全日制社会工作者，现在很多专业护理院雇佣有其他类型雇员，如活动治疗师。1987年专业护理院改革法案也要求开展定期评估，使每位入住者有一个综合照料计划。这些计划在入住者评估工具基础上形成一个小型数据集，现在所有专业护理院均收集这个数据，并通过电子信息系统分享给老年医疗保险和医疗救助服务中心。数据集信息用于生成入住者评估方案，提供个性化照料。数据集的最初版仅包括护士和治疗师的评定，理想的状况是在家庭成员（如果可能也包括入住者在内）的季度（有时是每个月）会议中整合和评价。现在最新版数据集（3.0）有机会收集来自入住者生命质量维度的关键信息。

一份2001年医学中心报告重新分析了长期照料机构的照料质量，并指出专业护理院的一些进步（如焦虑入住者化学和物理限制的减少），但仍面临疼痛治疗不足、压疮发生率高、营养不良或过剩及其他高质量支持性照料不足（Wunderlich & Kohler，2001）。生活协助机构在入住者隐私保护和人员配备方面缺乏重视。医学中心报告也强调了要提高消费者的信息获取尤其是长期照料机构分布情况的信息获取，使他们能做出明智的选择。

基于这个回顾，在2002年建立了专业护理院比较网站，使消费者能根据区域或其他检索标准分析任何认证专业护理院的质量和人员配置指标。这个网站将认证和报告系统在线调查数据整合起来，数据内容包括投诉、机构人员配置、数据集入住者个人信息。当前，专业护理院比较网站收集的护理院质量指标包括不满足具体要求的入住者比例，如注射流感疫苗、中重度疼痛、身体受限、抑郁或焦虑、使用留置导尿管、不能移动、尿路感染或体重显著下降。

随后，该模式也应用于居家健康比较网站中的老年医疗保险居家卫生保健机构。即使用居家卫生保健的消费者能通过一些质量指标分析特定机构的表现，如获得移动的客户比例、日常生活活动功能恢复的客户比例、再入院的客户比例。居家健康比较网站采用的是所有被老年医疗保险认证的居家卫生保健机构的结果与评估信息集收集的数据。

获得专业护理院和居家卫生保健机构的实时信息代表着向提高消费者权利和服务提供者义务迈进了重要的一步。有人可能质疑特定指标的合适性或数据的可信度，必须坚持探访机构或询问个体，或询问消费者是否能鉴别这些信息的局限性。参与该水平的长期照料选择与规划是一个重大的进步，可能在家庭获得长期照料服务的方式上产生重大的改变。我们可以看到这个方式应用于医疗救助服务以及老龄化服务，因为老龄化服务系统采用了一个常用的数据集（社会辅助管理软件，详见第三章），并新增了对结果和质量指标的关注。

最后，关注长期照料服务中的不平等也是很重要的。证据显示当前的护理院服务分两级（Mor，Zinn，Angelelli，Teno & Miller，2004）。托底那一级几乎完全由医疗救助资助的服务提供机构组成。15％的专业护理院护士更少、使用率更低、健康相关问题更多。因此，这些专业护理院面临被医疗救助-老年医疗保险项目撤销认证资格的风险更大。这些机构大部分分布在贫困县中，服务对象更可能是非裔美国人。在获得高质量医疗服务和要求适当调整财政资助和政策的不平等中，这个不平等只代表一小部分。

促进长期照料

Kane 和 Kane(2000)提出的具体目标针对不同人群，如阿尔茨海默病或严重精神障碍患者、依赖大量医疗技术的人群。针对这些人群，有时康复或治疗既不是一个合理目标，也不能延长其寿命。良好的支持性服务应该是使严重痴呆个体能接受正式的居家服务，或使老年患者能在专业护理院中使用呼吸机，而不是延长寿命或重获功能。那么，提高支持性服务的目标是什么？ 干预这些人群的合理结果是什么？ 表 9.3 显示了这些人群提高支持性服务的目标。

表 9.3 提高支持性服务的目标

- 安全和有序意识
- 享受
- 有意义的活动（有机会完成目标）
- 社会关系（互惠的机会）
- 尊严
- 隐私
- 个性化（对过去的认同）
- 自治性（有机会表达偏好）
- 精神完好状态
- 功能完好
- 身体舒适

来源：《对居家照料概念的延伸：弱化居家照料、机构照料和其他长期照料服务间的差异》，1995 年。

例如，这些目标包括尊严、隐私、安全感、参与有意义的活动或建立互助社交关系的机会，对任何人而言，它们均是重要的敏感治疗。这些目标与我们自己设定的目标和期待的日常活动一样。因此,从支持性服务人群的研究中得出一个重要结论,即使用一致的目标进行比较。隐私在专业护理院和其他地方一样重要。机构个体能像在家中一样使用个人物品或"记忆案例",会有利于维持他们的个性。"有意义的活动"是一个目标,甚至对有严重记忆障碍的人群而言也是,尽管他们在这些活动中会对观察者有非常原始的或不满的攻击意图。

事实上,根据 Kane 的研究还能归纳出一个结论,即在没有详细调查严重痴呆人群的行为效价时我们不能假设已知。研究者几乎一致地对焦躁不安这个负面行为(患者出现痛苦、有伤害自己的风险、由照料者和其他患者引出的负面反应)表示出持续的担忧。同时,患者展示出的喜好、对过去持续的肯定、活动中有清晰的乐趣,很容易被视为正面行为(以面部快乐、满意或感兴趣的表情为指示)(Lawton et al.,2001)。但其他行为的价值不够清楚(详见第七章)。沉思、喋喋不休、妄想、发声会扰乱观察者,但这些表现代表了严重痴呆者的快乐或参与(Albert,1997)。

最近如下领域已经成为支持性照料人群的研究主题:识别老年人照料偏好和设计基于尊重偏好的照料计划;提升居家访视者和助理照料者的照料服务;为阿尔茨海默病患者发展专科照料单元;扩大支持性公寓的选择;支持家庭照料者。下文我们对其进行逐项分析。

严肃地认识和对待老年人照料偏好

家庭照料者每天与痴呆患者接触时,能很好地判断患者的偏好吗? 我们有理由怀疑照料者感知的准确性,Logsdon 的研究结果证实照料者精神健康尤其是抑郁与照料者对患者生命质量的评定间存在高度相关性(Logsdon,Gibbons,McCurry & Teri,2001)。照料者的抑郁症状与患者生命质量评分低有关,表明照料者并不是准确的报告者,而是将他们自己的负面感受转移到了患者身上。

图 9.1 显示了患者的抑郁症状分别与患者在活动中获得的享受和照料者主观感知的患者在活动中获得的享受间的相关性。该图基于一项轻度痴呆的阿尔茨海默病患者临床队列研究中的 161 对患者-照料者的报告绘制而成。患者在活动中获得的享受与患者抑郁症状有关。照料者感知的患者在活动中得到的享受显然与患者抑郁症状不十分相关。因此,至少在活动中获得享受这点上,患者的报告可能比照料者更准确。

这个情况与患者经历的其他方面相反,实际上,照料者报告可能比患者报告更准确。例如,在哥伦比亚临床队列中,照料者报告的患者活动频率与患者的简明精神状态评价量表得分显著相关。患者报告的活动频率与患者认知水平不相关。因此,对于轻度痴呆的老年患者,情感经历(乐于参与活动)的报告可能比行为或症状发生频率的报告更准确。

分析社区老年患者照料和更常见的心理社会偏好已经成为研究的重要焦点。Carpenter 和同事指出,"就像人们对他们所接受的医疗服务有特定期许一样,他们可能对他们接受的个人照料也有特定期许,因为他们变得更依赖他人"(Carpenter,van Haitsma,

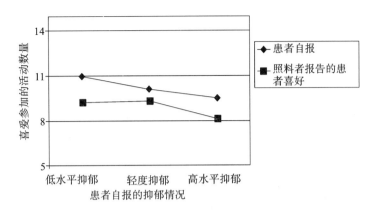

图 9.1　轻度痴呆患者报告的享受活动与患者报告的抑郁间的相关性

注:$n=161$,来自轻度痴呆患者和照料者的评定。

Ruckdeschel & Lawton,2000)。记录这些偏好有助于提供及时照料服务,但也可能有助于形成一个"高级心理社会指导",当某人不再能表达偏好时,这些受偏好的服务提供和生活状态声明有助于提供参考。这个过程可能会促进个性化服务计划,而非现有的标准化服务计划。

在一项社会心理偏好的概念归纳过程预试验中,Carpenter 及其同事(2000)发现服务和照料偏好有别于其他方面,形成了一个被定义好的概念(如"成长活动""休闲娱乐"或"自治")。一个 1～5 分的量表显示,这个维度的偏好重要性得分在 1.90("照料者应该能叫出我的名字")到 4.35("照料者应该知道我的医疗状况和治疗情况")之间。中等偏好包括"有朋友参与我的照料""使用替代医疗服务提供者""照料者对我有特定的称呼"和"接受与我的安全相关的限制"。调查者已经设计了用于评估日常偏好的日常生活偏好问题库,并将其用于不同照料机构的大样本老年人中。

有人使用调整版偏好问题库分析了家庭成员与正式照料者针对痴呆人群主观偏好所采取的特定活动间的和谐性。这项研究纳入了成人日间照料项目中的轻中度痴呆患者,明确了主要家庭照料者(确保患者需要被满足的那个人不是直接服务人员或服务安排者)。正式照料者是为患者提供居家服务并陪同参与成人日间项目的居家访视者。本研究的家庭成员和居家访视者使用西班牙语。两类照料者之间的一致性被认为是轻中度痴呆患者交流偏好的指标(即使他们不能回应访谈或研究问卷)。要求每类照料者对患者特定行为或活动的严重程度做出 0～4 分的评定(非常、有些、一点及不重要)。

家庭照料者与正式照料者间的一致性非常好。家庭照料者和居家访视者一致性较差的患者比例(例如,一人说活动"非常重要",另一人说"不重要")非常低。以低频活动为例,不一致的比例低于 15％。这些偏好包括愿意独自离开、从事一项挑战性任务、谈论担忧的事情和保持一个特定的行为范式。以更偏好的活动为例,如选择穿什么衣服、听新闻、在户外和接受探视者,不一致性也相对不普遍,约为 15％。不同类型照料者一致性研究显示,花时间与这些老年人相处的人所识别出的偏好证据是一样的,轻中度痴呆患者能表达偏好。

提升居家访视者和护理助理照料

如我们所见,居家照料准专业人员是长期照料服务中的重要成员。他们为有日常生活活动需要且严重程度足够进入专业护理院水平的老年人提供居家支持。这些准专业人员未接受过医学培训,也没有处方药或医疗设备检查的处方权。在纽约市居家服务项目中,一项医疗救助豁免项目在 2005 年纳入了 65,000 名接受日常生活活动支持的低收入老年人,每年人数不断增加。纽约市的医疗救助受益人接受居家照料服务的比例和在这些服务上的花费持续维持最高的比例,其在医疗救助服务方面的州费用也最高(老年医疗保险和医疗救助服务中心研究、发展和信息办公室,2008)。

纽约市项目中接受居家照料服务的老年人中,约 1/3 有中重度痴呆和某种程度的认知障碍(Hokenstad,Ramirez,Haslanger & Finneran,1997)。实际上,一项社区阿尔茨海默病老年人研究中,超过一半的人接受了来自准专业居家访视者的日常生活活动支持。此外,1/4 的人接受了这些准专业人员的全部日常生活活动照料服务(Albert et al.,1998)。

居家准专业照料人员常被称为"居家访视者"。根据纽约市健康资源管理局的算法,失能老年人收入水平符合要求时,根据其日常生活活动受限程度、医疗状况、非正式照料可用性确定可获得的访视时间。居家访视时间按照每周访视 4 小时、8 小时、12 小时或 24 小时划分,由访视护士提供服务,合同分包的居家照料机构每季度对老年人进行再评估。这些机构的照料协调员监管访视小组,并要求访视者符合常规的在岗服务要求。

维持访视者和客户间关系的困难表现在以下几个方面:访视者是否是家庭成员;访视者承担家庭成员的典型角色,但又将其作为一项工作从事;在某一个时刻可能照料一名以上客户,有时是"一组照料";访视者常被要求承担责任之外的任务;访视者必须与其他家庭成员相处;访视者一天中的一大块时间被依赖他们又有权支配他们的人孤立。

Albert 访谈了来自两个居家卫生服务机构的 70 名居家访视者,这些居家访视者提供了他们所处状况的信息。他们是经验丰富的准专业人员,纳入标准包括他们至少有一年经验。访谈显示,纽约市访视者几乎全是女性,是少数族群,大部分是移民。年龄中位数为 49 岁,来美国的年数中位数是 17 年,这些女性是他们家庭的经济支柱。他们从事访视者的年数中位数为 9.5 年,大部分是全职。照看客户人数中位数为 12 人,每 4 名客户中有 1 人患有痴呆。

他们的现状是照看 1 名客户的时间中位数是每周 4 天,共 55 小时,最多为每天 24 小时,每周 3~4 天(最近,管理该项目的纽约市人力资源机构已经开始减少 24 小时轮班)。每名访视者的最长工作小时反映了该工作工资水平低、要求女性工作极长时间。事实上,44% 的访视者有另一名客户需要访视,第二名客户的访视时间中位数是每周 12 小时。

客户年龄中位数是 82 岁,86% 是女性。访视者报告超过半数的老年人有抑郁症状,约 40% 的老年人有阿尔茨海默病或脑卒中。健康差的症状流行率高,约有 1/3 的老年人报告有呼吸困难、吞咽困难或严重疼痛。认知症状流行率也很高:62%的人报告有记忆问题,32%的人有定向力困难,5%的人有营养问题。访视者几乎为每位客户提供洗澡、穿衣和出门帮助,大部分客户需要如厕、室内移动、床/椅转移帮助。一半客户有尿失禁,1/3上下床或椅子有限制,16%不能出门。因此,这些老年人接受与专业护理院照料一样的支持性服务。

居家访视者也对客户照料困难程度做出评定,用于分析哪些因素与他们的评定相关。主观感觉"容易"的最强相关因素是客户情绪状况。"容易的"客户比其他客户更常表现积极的情感($r=0.40$,$p<0.01$)。他们也对访视者提供的照料满意度更高($r=0.30$,$p<0.05$)。出现的日常医疗症状与提供照料的困难有更强的相关性($r=-0.27$),但未发现其他功能差或一般健康状况的指标差异有统计学意义。功能缺陷的严重程度与访视者判定的客户照料困难程度没有高度相关性,表示访视者将其看作"一项工作",家庭照料者从事这些照料时不掺杂情绪。

几乎所有提供给居家访视者的培训单元("在岗服务")均强调照料的物理需求,且对可能缓解居家照料更情绪化挑战的实践操作没有帮助。Albert 和同事在他们访谈居家访视者的基础上制作了一个手册,能弥补这个不足(Albert,2002)。表 9.4 摘录了部分手册内容。

表 9.4　摘录:居家访视者谈论居家照料

你做什么? 你何时感到不可能完成工作但不会放弃工作?

有时有些家庭或特定客户就是让人难以接受。你可以向代理机构抱怨,或放弃这个工作。但由于安排一个新的长期客户需要等待,你可能就不愿抱怨或离开了。

一名居家访视者因为承担不起放弃工作的后果,忍受着一个非常恶劣的家庭工作环境,在那里甚至不让他使用厕所。另一名居家访视者提到他未将被客户虐待上报给代理机构也是出于同一原因。他们害怕因为代理机构打电话给那个家庭而被解雇。正如他说的,"你不可能告诉他们。你每天必须走进那间房子。你不知道他们会对你做什么。"

但其他居家访视者持有不同观点。"如果你感到这个家庭可能威胁你或其他什么,你不想在那儿,你就不会再回去那里。"或者,像另一个人所说,"我不会把自己置于那种困境中,我会告诉代理机构最好把我从那里换出来。"甚至那些因为感到需要一份工作而在过去将自己置于那种恶劣情况下的居家访视者现在也认为这种策略不好。放弃工作比面对虐待更好。

然而,对被忽略或被虐待的客户而言,还需要考虑一个复杂情况。"如果我看到像这样的一些事情,我不会继续这个工作,但我会对这个客户感到抱歉。"如果你对忽视或虐待的情况保持沉默,这对你和客户均不利。客户要求你将问题报告给代理机构,使代理机构能安排适当的干预。

如何让代理机构知道客户或其家中的问题呢? 使用家庭电话可能存在隐私问题,客户和家庭成员可能偷听。一个解决办法是当你出去时再打电话。"我总是在客户要求我去商店时给代理机构协调员打电话,因此我到街上才打电话"

来源:居家访视者谈论居家照料(Albert,2002)。

　　针对居家照料困难的操作方式所设计的培训能很大程度地提高居家访视者和服务接受者的经验。另一个方式是"学分化"的准专业照料，即通过针对护理学位的标准化培训、执照和继续教育机会，使其更专业化。这可能会促使工资上涨和工作环境的提升。

　　正如我们已经看到的，专业护理院中提供大量照料服务的认证护理助理在工作中也面临类似的挑战。他们为入住者提供几乎全部的"卧床和身体工作"，结果是他们与入住者有最多的日常接触。新的尝试正在利用认证护理助理与入住者的频繁接触促进住院照料的优势，尤其是在有阿尔茨海默病患者专业照料单元的机构中。

　　认证护理助理像护士或护士管理者一样看待入住者吗？或者他们与入住者更多的接触导致他们对入住者的评定有差异吗？Albert 和同事通过一个试点研究对该问题进行了分析。40 位认证护理助理被要求列出"困难"和"容易"照料的入住者。然后，他们从专业护理院最小数据集表中得出了关于这些入住者行为的问题。同一个月中，比较认证护理助理和护士对数据集记录的评定。

　　整体而言，认证护理助理评定和数据集评分间的一致性很低。例如，在语言虐待的案例中，认证护理助理报告的入住者语言虐待为 24/40，同一组入住者数据集表中仅记录了1 例。几乎每个指标，认证护理助理报告的症状（抑郁情绪、记忆问题、日常任务依赖和身体虐待）均比数据集记得多。这些发现需要进一步调查。这可能是因为认证护理助理使用不同的评定标准回答数据集的问题，更大可能是因为每天与入住者接触使他们能识别更多的缺陷。如果将认证护理助理评定整合到数据集记录中，会纳入不同的入住者评估方案，启动更精准的照料计划。

　　Schnelle 和同事（2009）建立了标准化培训和观察方案，以论证常被专业护理院忽视的服务提供反而更有效，以及针对专业护理院工作人员日常生活活动照料、移动和心理社会支持的特定培训能改善结局。标准化的观察方案也显示，工作人员记录的数据集未完全包含入住者经历。例如，在一项日常生活活动照料的标准化观察研究中，纳入研究的全部 20 家专业护理院的工作人员均未向入住者提供 3 项照料活动选择的任意 1 项。关于清晨的日常生活活动照料，工作人员没有为入住者提供何时起床（11%）、穿什么（25%）、早餐放在哪里（39%）的选择。在正式调查中，20 家专业护理院中仅 2 家提到存在这些缺陷（Schnelle et al.，2009）。一项培训方案设计严谨的随机试验以认证护理助理为照料提供者，所提供的协助进餐干预增加了卡路里摄入和体重（Simmons et al.，2008）。类似的改善还表现在排尿控制、移动和疼痛识别干预，有时也表现在家庭成员方面（Cadogan et al.，2004；Levy-Storms，Schnelle & Simmons，2007）。相关活动显示，认证护理助理的行为管理技术培训可能减少日常生活活动照料过程中的不安事件（Burgio el al.，2002）。这些干预要求仔细关注行为流，以建立入住者和协助行为间的关系（Roth，Stevens，Burgio & Burgio，2002）。专业护理院中关系建立与"文化改变"的尝试尤其相关，这个文化改变是更重视护理院服务质量和入住者生命质量的提升，而不是之前的将服务关注的重点放在满足入住者和工作人员需求的单一反映上。

阿尔茨海默病患者的专科照料单元

Freiman 和 Brown(1996)指出：今天入住护理院的人中，功能和认知失能者比以前任何时候都多，需要更多的专业和/或专科照料。为满足该需要，建立了阿尔茨海默病专科照料单元。1996 年医疗支出专题研究发现，美国的 2,000 余家专业护理院中，10％以上有阿尔茨海默病专科照料单元，共设有床位 73,400 个。专科照料单元倾向于相对小的规模，其特征是服务时间更长和服务更专业。医疗支出专题研究调查发现阿尔茨海默病专科照料单元的平均床位数为 34 张(Freiman & Brown,2001)。

尽管专科照料单元中阿尔茨海默病专业照料增加，但仍缺乏一个标准定义。专科照料单元在环境设计、与专业护理院其他单元的物理分区、对工作人员专科痴呆照料的培训、工作人员配置比、活动项目设计方面均有很大差异(Morris & Emerson-Lombardo,1994；Teresi,Holmes,Ramirez & Kong,1998)，这些差异给专科照料单元评估带来了难度。专科照料单元是一个最优的阿尔茨海默病照料途径。

结局研究没有发现专科照料单元有利于延缓功能或认知下降轨迹(McCann,Bienas & Evans,2000；Phillips et al.,1997)，但设置专科照料单元可能有利于促进活动参与(用于描述实时行为趋势)和入住者健康完好状态(用于评定入住者情感表现)(Holmes,Teresi & Ory,2000)。专科照料单元与非专科照料单元对相似认知水平入住者的照料方式存在显著但无法预料的差别。一项研究显示，专科照料单元入住者接受鼻饲管喂食的可能性不大，获得延伸照料计划的可能性更大；实际上获得精神药物的可能性更大，虽然身体限制无差异(Gruneir,Lapane,Miller & Mor,2008)。

虽然专科照料单元评价基于最新研究结果，但既往评价已对关注与入住者健康相关的环境和人员配置特征起到了有效作用。一个积极的研究发现显示，阿尔茨海默病入住者的环境简化、人员配置无增加，可能有负面效果(van Haitsma,Lawton & Kleban,2000)。此外，改变照明可能影响睡眠模式，从而引起不安行为(Kutner & Bliwise,2000)。低水平照明、过度强光和噪声可能是造成阿尔茨海默病患者患病率增高的环境因素，这些因素较易干预(Sloan,Mitchell,Calkins & Zimmerman,2000)。改变人员配置、使特定的认证护理助理服务于特定的入住者也可能促进入住者机构活动参与(Lindeman,Arnsberger & Owens,2000)。

专业护理院工作人员尤其是认证护理助理在入住者健康完好状态中发挥的作用直到现在才得到充分认可。专业护理院照料提供方式正在革新，其目的是评价工作人员照料提供方式改变空间增大是否有利于入住者。例如，纽约市的一个劳动-管理合作关系中，特定示范单元的工作人员基于他们对入住者需要和单元动态的了解，自由分配更多时间在特定活动上(如洗澡或吃饭)。在另一家专业护理院中，鼓励认证护理助理提升临床技能，交流入住者健康信息、参与入住者综合照料计划会议。这些在劳动-管理合作关系的角色方面的努力很重要。

扩大支持性照料和住宿的选择

Kane(1995)发现了居家照料的一系列政策挑战,这些发现会充分展现居家(非机构)脆弱老年人的偏好,也为服务提供者区分当前和至固有服务类别提供了更大的灵活性。这促使政策制定者结合特定生活环境,将思路突破至固有服务类型之外,如居家照料、寄宿和照料或生活协助照料、护理院照料。

这个改变已经开始。居家照料准专业人员为客户提供家居场所之外的协助,如出行、购物、看医生、使用成人日间照料、简单的户外锻炼或娱乐。居家照料准专业人员也为不能居住在传统概念的"家中",为居住在群体机构中的脆弱老年人提供日常生活活动照料和家务支持,如寄宿和照料之家、低收入公寓、单间住宿酒店(已经变成长期照料的实际场所)。这个发展方向受人欢迎,即使有严重的日常生活活动需要的人们也能待在"家中",提供日常生活活动支持能使这些人灵活地选择不同的住宿场所和偏好的个人生活方式。

居家照料概念的延伸含义指出专业护理院几乎是一个住宿场所而非一个医疗或护理服务场所。24小时不间断的专业护理院照料是个传说。正如Kane(1995)指出:这些被定义的机构显然提供很少的护理服务。Kane的一项专业护理院照料研究指出,39%的入住者24小时内没有接受任何来自注册护士的照料。24小时内护理服务平均持续时间很短:注册护士提供7.9分钟的服务,临床护士提供15.5分钟,认证护理助理提供76.9分钟。由此可见,护理院主要是一个住宿场所,这种类型或程度的照料可以在家中提供,虽然从成本角度而言不必要。等量等价的照料不可能在家中被复制,因为专业护理院提供有效的备用协助,可以满足随时发生的紧急需要(Kane,1995)。然而,全方位照料得出的模型允许成本效益好的居家照料服务代替护理院服务,将更容易服务的老年人组成小组,为他们提供居家服务。

在对已知的居家照料概念进行延伸时,也值得考虑对"服务提供"方式的灵活拓展。目前已采取了一些行动。第一个延伸服务的发展是扩大居家照料机构护理技术授权范围。传统上,仅护士能管理药物、护理伤口、监测生命体征、执行导尿或造口护理、为使用呼吸机的患者吸痰。Kane(1995)指出,家庭成员一直以来向护士学习这些技术并执行相应的任务。没理由说像居家照料准专业人员一样的低水平正式照料者不能执行这些任务。这将意味着他们专业技能的提升能够方便家庭成员和显著节省费用。

第二个延伸服务的发展是居家照料提供者和家庭成员间权利平衡的转变。如前所述,向"消费者为导向的照料"的转移允许老年人及其家庭使用专项居家照料经费(如医疗救助的个人协助居家照料金)雇佣、培训他们认为最好的居家照料协调员。实际上,居家照料代理机构在这个过程中为家庭成员提供帮助。居家照料代理机构列出可雇佣的工作人员名单,培训家庭成员如何成为一名雇主并提供咨询,通常也管理资金的支付。

最后,在出院或居家卫生保健服务结束的计划中,正在要求家庭成员承担更多积极的角色。"照料者导航项目"的新网址和更多地强调家庭成员在出院计划中的融入更能强调和促进照料的转变,这已经是长期照料中的较大挑战之一。

小结

什么是长期照料? 长期照料包括在一段较长的时期内,为满足健康和个人照料需要所进行的全部服务与支持范围。长期照料主要提供满足老年人个人自我维持需要的服务,如洗澡、穿衣、如厕和其他日常生活活动。

长期照料利用和花费趋势。长期照料服务需要最好基于日常生活活动受限且有个人协助服务需要的老年人所占比例而定。这些服务由不同机构提供,服务人员范围从专业护理机构的认证护理助理到无偿家庭照料者。在美国,长期照料服务主要由医疗救助支付,其费用约占 900 万日常生活活动受限的老年人和 150 万接受有偿个人协助服务相关费用的一半。

居家和社区服务。在专业护理院和家庭照料中,老年人需要的支持性照料服务和服务者范围很广,包括居家卫生保健、个人协助照料、家居改造。各州不断探索新的长期照料服务,以供医疗救助豁免者选择和使用。

个人协助服务和公共卫生。个人协助服务可能通过有效管理失能而促进健康结局,但也会引起风险。居家和社区服务的公共卫生问卷中,一个重要维度是直接调查个人协助服务提供对预期健康和功能的促进。个人协助服务能满足老年人基本供给、卫生、移动和营养需要吗? 有效满足这些需要能减少跌倒,确保皮肤完整性更好,维持体重,增强下肢肌力吗? 最终影响健康完好状态吗?

家庭照料。15%~20%的美国家庭提供家庭照料支持。家庭照料者在工作和其他生活的压力下,其自身健康和健康完好状态的维持面临巨大挑战。可是家庭成员对老年人支持性照料的贡献是老年人健康的关键,是美国长期照料提供的支柱。

长期住宿照料安排。2004—2005 年,美国约有 1.6 万家认证的专业护理院和 3.5 万家生活协助机构,他们分别服务约 150 万人和 90 万人。专业护理院的数据记录和质量保障有一个国家标准,需要选择专业护理院照料的消费者可以使用这些信息。居家照料服务也有了类似的标准和可及性,以后还可能会延伸到其他老龄化服务中。

促进长期照料。对于接受正式居家照料服务的严重痴呆个体或接受专业护理院照料的老年人而言,尊严、隐私、安全感、参与有意义活动或建立社会关系的机会是敏感性治疗的精髓。为了达到这个目标,我们需要严肃地考虑老年人照料偏好,提升居家访视者和认证护理助理照料水平,持续调整照料环境(例如阿尔茨海默病人群专科照料单元),介绍更灵活可变的居家照料和服务提供,尽可能使家庭成员成为合作伙伴。

第十章　死亡率和临终照料

前面章节已经提到死亡率的概念,其为老龄化的五个表现之一,也是驱动人口老龄化的一个关键因素,更是人口年龄结构的关键因素。同时,前面章节也分析了死亡年龄分布、预期寿命和死因分布的历史改变趋势。但死亡率仍然需要更具体的分析。显然,死亡率在人口老龄化与公共卫生中是一个核心结局,但比通常人们的认知更复杂。生命晚期临终情况几乎总伴随着脆弱、多种疾病和其他医疗干预事件。我们在计算这一段时期内各种事件引起的死亡率时,不能简单地以总的或特定原因的死亡率来表示,必须意识到临终起始时间和个体具体死因是很难确定的。

Lynn 和 Adamson(2003)讨论了 18 世纪美国人的临终经历已经发生变化,有五个主要变化需要强调。第一,1900 年,预期寿命仅 47 岁,活到 70 岁、80 岁或更久的人的比例很小。2000 年的预期寿命为 75 岁(目前已超过 77 岁)。第二,1900 年,大部分人死于家中。今天,普遍的死亡场所是医疗机构或其他机构,虽然近些年观察到的死于其他机构的趋势略有下滑。第三,1900 年,生命最后一年的大部分医疗支出由家庭支付,目前大部分由老年医疗保险支付。第四,个体死亡的情况已经从 1900 年以急性情况为主转为目前的以三类慢性情况为主——心脏病、癌症和脑卒中。第五,1900 年,死亡前的失能周期一般非常短,合计为几周或最多几个月,而目前死亡前个体活动受限平均年限一般为 2 年。这些宏观的改变促使我们思考,目前美国人是如何死去的,应如何改变公共卫生的角色才能为个体尤其是老年人善终创造条件。

死因

人们的死因大都记录在死亡证明上。例如,很多州已经开始采用最新版(2003)死亡证明,关于这些死因的术语在过去 10 年中已发生转变。现在根据直接原因、根本原因和导致死亡的其他重要情况区分死亡证明。直接原因是导致立即死亡的最接近状况,而根本原因是一系列导致直接死亡事件链上的部分状况。相反,其他重要情况比直接原因和根本原因更表面,(如长期慢性状态使恢复复杂化),因此其在死亡中扮演一个其他重要情况的角色。2003 年以前,死亡证明仅区别主要原因(最接近死亡,与直接原因相似)和促使原因(更远端的,可能是根本原因和其他重要情况的集合)。因此,为了按疾病归类死因并追踪死亡率的变化,公共卫生死亡监测既使用直接原因和根本原因术语,也使用主要原因和促使原因。

修改版死亡证明也包括年龄、种族、是否为西班牙后裔、性别和居民类别的信息。年

龄信息很少缺失,不足 1％的死亡证明上缺失死亡年龄的信息(Pickle,Mungiole,Jones &
White,1996)。每一例死亡病例都有死亡证明,这些证明记录将被报给地方卫生局和国家
卫生统计中心。例如,美国 2006 年记录的死亡人口是 240 万人(美国国家卫生统计中心,
2009)。心脏病(占比 25％)、癌症(24％)、和脑卒中(6％)是主要死因,共占全部死亡人口
的 55％(美国国家卫生统计中心,2007)。慢性病是影响老年人死亡的主要原因,与外部
死因的影响相反,如伤害(包括机动车交通事故)、自杀和凶杀。外部死因相关的年死亡率
仅7.2％(分别为 5％、1.4％、0.8％)。

死亡证明上的死因信息质量较好,但仍有一些问题。当前,所有报告的医疗状况均利
用世界卫生组织代码进行编码,并采用计算机计算。死因信息质量指标指出,这个编码系
统运行得相当好。专家对医疗信息的编码与计算机计算的编码呈现高度一致性。死因未
分类的死亡证明(国际疾病分类目录的其余或非特定类别)所占比例已显著下降,而死亡
证明上报告的医疗状况数量增加,表明死因更为具体化。

当死亡证明上的根本原因信息与医院病历上的具有较好的一致性时,死因信息不能
有效代表医疗机构之外的死因(Pickle et al.,1996),2004 年时这样的情况约占 54％(美
国国家卫生统计中心,2006)。更为常见的是当填写死因信息的人不了解详细的医疗状况
时,根本原因和促使原因可能令其困惑。Pickle 等(1996)以长期糖尿病为例来解释了这
个问题。糖尿病人群有来自脑卒中和心脏病的高死亡风险,这些可能出现在他们的死亡
证明上。然而,死于脑卒中或心脏病人群的死亡报告中报告糖尿病的较少,低估了糖尿病
死亡负担。

Hadley(1992)指出,很难区分老年人死亡的根本原因和促使原因。老年人通常患有
多种慢性病,且多病种间相互作用,因此区分这些慢性病是老年人死亡的根本原因还是促
使原因很困难。一个人长期患有糖尿病和骨质疏松,且最近患有脑卒中,当他死于跌倒或
肺炎时,他死亡的根本原因是什么? 促使原因又是什么? 更重要的问题是确定这些慢性
状态如何导致跌倒或肺炎,或这些状态如何导致致命性跌倒或肺炎。

更普遍的问题是为什么长期慢性状态最终成为老年人致死原因。死亡仅是疾病连续
发展的结果吗? 或者死亡是由于脆弱或一些其他慢性状态所致的严重致命性病理变化所
致。或者死亡实际上是由于个人慢性状态所致的新病理变化所致。很难从死亡证明中将
这些原因区分清楚,传统的死亡证明没有将慢性状态记为死亡的促使原因,或在尸检报告
中没有报告全部的死因。

以阿尔茨海默病为例,可以很好地解释这种情况。阿尔茨海默病潜伏期长,脑病变发
展期可为 20~40 年。这些病变是特征性神经炎斑块和神经原纤维结阻碍淀粉样蛋白的
清除,并得到神经病理学研究验证(尸检确认疾病)。这些神经病理学改变在疾病发展的
某些节点开始影响认知和活动功能。特异性认知改变包括短期记忆和语言缺陷,典型活
动症状包括锥体外系症状(迟缓、严肃、震颤等)。当这些症状足够严重并影响日常任务的
执行时,如工作、家务维持或购物,患者便进展到了疾病新阶段。可以认为患者已经从亚
临床阶段过渡到了临床疾病阶段;实际上,患者在这个阶段才会被转诊给内科医生或神经

科医生并做出诊断,在神经心理学测试和脑成像检查之后可能排除其他导致痴呆的原因。患者回家后平均存活 7～8 年,其间会进展为更严重的失能(Stern et al.,1994)。最后,患者从专业护理院被转到医院,并在住院期间死去。他可能因为口服抗生素已经不能控制肺炎后被转诊到医院,但此时可能已经出现消耗综合征、下肢严重虚弱、皮肤完整性差和心脏病并发症恶化。

这名患者是死于肺炎还是死于消耗综合征、阿尔茨海默病或心脏病、与老龄化相关疾病的一些更广泛的并发症?回答尚不清楚。

死亡率:主要趋势和模式

美国国家卫生统计中心(National Center for Health Statistics,NCHS)年死亡率的死亡数据——《最终数据和死亡:致死原因》(国家核心统计报告)是理解美国死亡率的主要文件。美国国家卫生统计中心将多来源核心统计数据进行合并,它们分别来自估计人口规模的死亡证明、人口普查、为与人口普查局合作而准备的人口普查后估计。普查后估计通过多种人口变化指标估计新的居民人口,这些指标包括出生和死亡、移民、美国国内流动。

年龄别和性别死亡率趋势

图 10.1 展示了 1995—2005 年分年龄和性别的死亡率。图中显示几乎所有年龄组每10 万人口死亡率在下降。不仅婴儿死亡率(1 岁以下)的下降趋势十分惊人,65～74 岁、75～84 岁甚至 85 岁及以上年龄组死亡率也连续下降。

如果以 x 轴代表年龄、y 轴代表每 10 万人死亡率重新绘制 2005 年的图,年龄别死亡率的曲线会显示一个清楚的"勾选标记符"或"j"形。那时,围产期和生命第一年的死亡率高,在约 10 岁时达到最低点,然后稳步上升。当前,每 10 万人死亡率在 5～14 岁时小于20 人,85 岁及以上时增加到将近 2 万人。当然,性别和种族间存在巨大的差别,白人女性最低,黑人男性最高;但年龄和死亡风险之间的关系具有一致性。

很多特定死亡原因图明确地定义了"j"形模式。心脏病、很多癌症(如肺癌、前列腺癌和乳腺癌)、脑卒中、肺炎/流行性感冒,可能还有肝病或慢性阻塞性肺疾病,均属于这种模式。这些疾病所致的死亡(发病率)与年龄高度相关,在整个生命周期中不断增加。来自某些癌症和肝部的死亡证据与这个模式不同。来自这些原因的死亡率在 60 岁之前呈现平稳水平,甚至在年老时可能会下降。最后,外部、意外原因的死亡模式非常不同,尤其是自杀案例非常突出。来自意外伤害、机动车交通事故、凶杀和自杀的死亡率在年轻人中较高,在约 20 岁时达到最高点。这些原因所致的死亡可能在一生中持续增加(意外伤害),也可能或多或少持平(机动车交通事故、自杀、持枪自杀)或下降(凶杀、持枪凶杀)。这些广泛的模式再一次确定了慢性病死亡以年龄为中心。

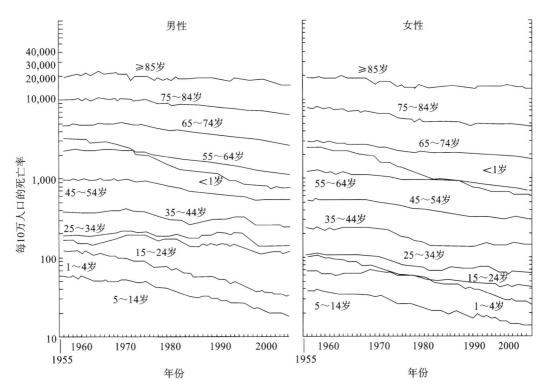

图 10.1　年龄别和性别死亡率（美国，1995—2005 年）

注："1 岁以下"死亡率（基于人口估计）与婴儿死亡率（基于新生儿）不同。来源：美国国家核心统计系统，http://www.cdc.gov/nchs/deaths.htm.

粗死亡率与年龄调整死亡率的趋势

图 10.2 显示了 1960—2005 年的粗死亡率和年龄调整死亡率的趋势。粗死亡率呈下降趋势，自 20 世纪 60 年代起，美国死亡率的下降被大大低估了。因为美国人口在一个世纪内快速变老（年龄是死亡的风险因素），在比较相似年龄结构的人口时，需要将各年龄人口标准化。年龄调整的死亡率包括这个校正因素，并显示年死亡率在过去半个世纪已经从 1960 年的每 10 万人约 1,300 人下降到了 2005 年的每 10 万人约 800 人。

由于死亡率下降存在死因别差异，一个测量死亡率下降的替代方式是看疾病损失生命年的下降。75 岁以前潜在损失生命年是过早死亡的一个指标。来自 8 个不同年龄组（<1 岁，1～14 岁，15～24 岁，以及 5 个从 25～34 岁到 65～74 岁的 10 年间隔的年龄组）的信息用于计算该指标。每个年龄组的死亡人数乘以 75 岁与年龄组中点间的差异。例如，某人在 65～74 岁死去，记作 75－69.5 或 5.5 年的损失生命年。潜在损失生命总年数是各年龄组损失生命年的总和。

由于死因别死亡率下降，疾病损失生命年也应该下降。年龄调整的疾病损失生命年

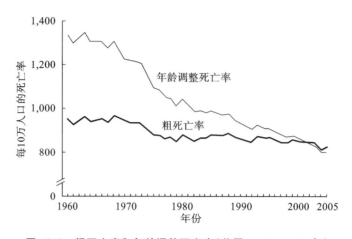

图 10.2　粗死亡率和年龄调整死亡率（美国，1960—2005 年）

来源：《死亡：2005 最终数据》(H. C. Kung, D. L. Hoyert, J. Xu & S. L. Murray, 2008)。

在 1980 年、1990 年、2005 年分别为 10,448 年、9,086 年、7,300 年（美国，2008）。

　　75 岁前疾病别潜在损失生命年的下降一致，包括意外伤害、自杀和凶杀。整个生命周期健康和环境的促进显然已经将疾病带来的死亡风险推迟，从而导致死亡率下降，疾病损失生命年减少。安全标准（安全带、交通形式、执法、职业健康行动）的改变可能减少了意外伤害带来的损失生命年。最后，自杀死亡率负担下降（1980—2005 年，每 10 万损失生命年从 392 年下降到了 347 年），可能原因是精神健康服务的促进和帮助-寻找模式的更广泛改变，至少部分原因如此。

老年人死因趋势

　　1980 年，65 岁及以上死亡人数为 1,341,848 人。前 10 位死因是心脏病、癌症、脑卒中、肺炎、流行性感冒、动脉粥样硬化、糖尿病、意外伤害、肾病和肝病。心脏病、癌症和脑卒中死亡人数共占总死亡人数的 74.5%。

　　2005 年，65 岁及以上死亡人数为 1,788,189 人（需要注意的是，2005 年 65 岁及以上老年人比 1980 年多，以至于增长的绝对数实际上只代表一小部分 65 岁及以上人群的比例）。如图 10.3 所示，前 10 位死因非常相似，心脏病、癌症和脑卒中所占比例远比之前少，但仍然占最大一部分（57.6%）。然而，动脉粥样硬化和肝病不再出现在 1999 年的主要致死因素中。它们被阿尔茨海默病（第七位）和败血症（第十位）所代替。

　　我们很难知道是什么导致了这些变化。可以肯定的是，1980 年时就有人患有并死于阿尔茨海默病。部分改变可以归因于修订了编码（1980—1999 年，从 ICD-9 转变为 ICD-10 编码）（ICD 是国际疾病分类），还有部分改变可以归因于公众对阿尔茨海默病的认识，将其本身视为一种死亡因素。在解释重要统计数据时，这些非医学因素必须被考虑进去。然而，正如 Lynn 和 Adamson（2003）所指出的，在更长一段时期内，死因从急性到慢性状

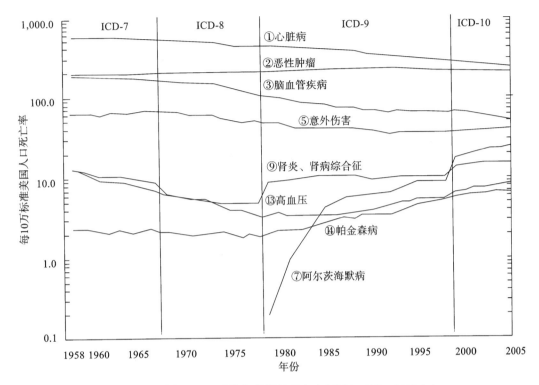

图 10.3　某些死因导致的年龄调整死亡率（美国，1958—2005 年）

来源：《死亡：2004 最终数据》（A. M. Minifio, M. Heron, B. L. Smith & K. D. Kochanek, 2004）。

注：圆圈中数字表示的健康状况排名代表 2005 年致死原因。

况的转变已经改变了美国对死亡的认识。

Manton（1992）对来自一个连续出生队列的出生证明信息进行分析并得出了类似结论，分析不管是与根本原因还是总体数据挂钩，疾病别死亡率在某种程度上均已下降，甚至在超高龄时也如此。6 个白人男性队列在 1884—1888 年和 1909—1913 年出生，按年龄组绘制其死亡率，并分析了不同出生时间的同龄死亡率差异。在这些出生队列中，晚年死亡率下降可能表明早年风险因素暴露的改变。Manton（1992）指出，这些改变可能也表明基本疾病过程的改变，如进程延缓。

图 10.4(a)绘制了 Manton 队列中的心脑血管疾病总发生率图形，图 10.4(b)是根本原因发生率。这些图形显示了在连续出生队列中年龄别心脑血管疾病死亡率的下降，出生于 1899—1903 年和 1904—1908 年的人分别在 1974—1978 年和 1979—1983 年活到了75～79 岁。如图所示，最近的队列中心脑血管疾病死亡率低得多，其他达到可比较年龄的相邻出生队列也具有这个趋势。

这些结果指出，特定原因的死亡率在生命晚期的某些（当然不是全部）主要疾病中的确在下降。结果表明这些状况引起的死亡被推迟到更晚，既可能是因为人们更晚患有疾病，又可能是因为他们带病活得更久。或者，可能是人们因为其他原因而处于临终状态，

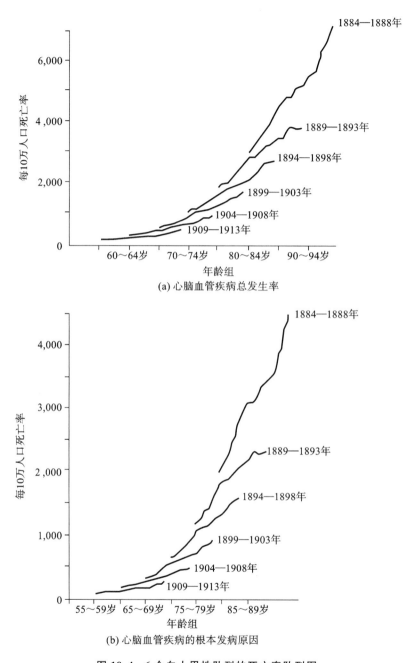

(a) 心脑血管疾病总发生率

(b) 心脑血管疾病的根本发病原因

图 10.4　6 个白人男性队列的死亡率队列图

来源:《超高龄老年人》(Suzman,Willis & Maton,1992)。

但这些原因所致的死亡又被推迟到了更高年龄,因为在相邻出生队列中,大部分主要疾病均显示了相似的死亡率下降。

当然,疾病推迟到更高年龄有利于带病活得更久。两个结果均与生命晚期死亡率下降和更长的预期寿命一致。关于这个问题的调查需要仔细研究失能和积极预期寿命,正如我们第五章所谈到的。

老年人死前的流动和所在地

就某种程度而言,死亡场所很重要,它可能影响临终生命质量(包括服务的获得等)。图 10.5 绘制了老年人从社区公寓向医院或护理院移动到最后死亡在卫生保健体系中的流动情况,并指明了 1990 年每种死亡路径的规模。

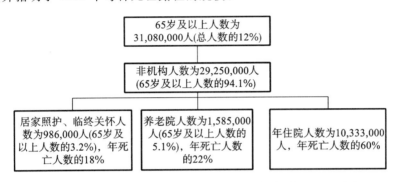

图 10.5　死亡为终点的老年人的流动和所在地(美国,1990 年)

来源:美国国家卫生统计中心(1990 年)。

1990 年非机构老年人死亡人数为 1,966,000 人(占非机构人口总数的 6.7%),约 60%死于医院(约 50%死于加护病房),另外 22%死于专业护理院,剩下的人无论是否有临终关怀均死于家中。图 10.5 简单描绘了老年人的流动情况,因为他们有多种途径走向死亡。首先,统计专业护理院死亡有两种路径。第一种路径包括来自社区的死亡案例,无论其是否有住院史。1990 年,697,000 名老年人(2.4%)直接从社区进入专业护理院,而另一种途径是从医院进入专业护理院,有 1,334,000 人(4.6%)。一年内通过两种途径进入专业护理院的总人数为 2,031,000 人。然而,这些入住专业护理院的老年人中,约 1/4 是暂时的,他们会回到社区,或在此短期停留喘息或康复后独立生活。

第二个简化方式是住院率。一年内非机构住院人数约有 10,333,000 人,总门诊人次数为 159,490,000 人。因此,约 6.5%或 1/20 的门诊患者转为住院患者。在这些住院患者中,1,180,000 人死于医院,即每 10 位住院患者中有 1 位死于医院。如果将从专业护理院转诊到医院中的患者加到死亡人数中,人数显然会更多。

另外,分析图 10.5 描述的补充信息能更好地呈现事实。超过 93%的非机构老年人在这一年内没有死亡。避免增加专业护理院入住天数的人数比例与之相似。巨大的门诊诊疗人次数没有使住院人数上升,大量的住院人数使出院后回到社区的人数上升。

合并 1990 年的数据不容易,我们参照了 10 个不同数据来源的部分数据并整合到之前的部分段落中。然而,没有其他办法能了解人们死前在不同机构间的复杂流动情况。为了促进这些数据的更新或至少是合并,我们分析了美国国家卫生统计中心 2004 年的死亡率数据。65 岁以上的 170 万死亡人群中,约有 76 万人死于医院,50 万人死于专业护理院,40 万人死于家中,1 万人死于临终关怀机构,少于 10 万人死于其他机构。

如果我们比较 1990 年和 2004 年的死亡数据,可以看到死于医院的比例下降(从 60% 下降到 45%),死于专业护理院的比例上升(从 22% 上升到 29%),临终在家的比例上升。2004 年临终关怀机构的临终老年人比例很低,由于太低,所以值得探讨。例如,2004 年,在 85 岁及以上死亡人群中,每千人中死于临终关怀机构的不足 3 人。这个数字无疑比死前接受过临终关怀的老年人人数低,因为很多临终关怀服务在医院、专业护理院和通过居家照料代理机构在家中提供,而不是在独立的临终关怀机构中提供。不能通过死亡证明数据知晓到底有多少老年人死亡时正在接受临终关怀服务,然而,老年医疗保险项目统计指出,2004 年,约有 80 万受益人使用了临终关怀服务,且正在稳定上升(老年医疗保险和医疗救助服务中心,2007)。

死亡风险的不平等

教育获得是代表某人早年已经完成了多少年学校教育的一个指标。它与其他社会经济状态指标(收入、财富、职业)一样,是晚年失能、健康状况、死亡风险不平等的显著预测因素。教育的真实情况如何也适用于其他的社会经济学指标。

早期教育获得与死亡率之间的关系能从美国国家卫生统计中心 25～64 岁人群所报告的统计数据中收集到。美国死亡率年报不提供 65 岁及以上人群的情况,因为这个年龄组死亡证明上关于教育的报告有误。每 10 万人的全因死亡率按教育程度划分:没有完成高中教育(<12 年)、完成高中教育(12 年)、完成高中教育以上(13 年及以上)。最近这些年提供按死亡证明类型分层的某一州数据,因此,我们使用 2002 年的数据发现,65 岁以下死亡率与教育获得高度相关。完成 1 年或更多年高中后教育的人死亡率约为 209/100,000,而完成高中教育的死亡率为 516/100,000,没有完成高中教育的人群死亡率甚至更高(616/100,000)。简而言之,超过高中教育水平的人的死亡风险是低于高中教育水平的 1/3。我们以前报道的这个比例在 1998 年时是 1/2,表明更高教育水平个体与更低教育水平个体间的不平等增大了。

这个风险差异在三个死因别指标中均有出现(图 10.6)。基于死亡证明来源不同,这个风险差异表明,一般情况下教育可降低死亡率。它与三个死亡来源引起的风险行为(如吸烟、多个性伴侣、醉驾)的减少有关,还与一旦疾病变得明显时采取更有效的求医行为、更多的财富保障、更可及的医疗保健有关。尽管美国人死亡率普遍下降,但不同教育获得的死亡风险差异不变。实际上,三个教育组的死亡率均已经下降,但它们之间的差距并没有缩小。

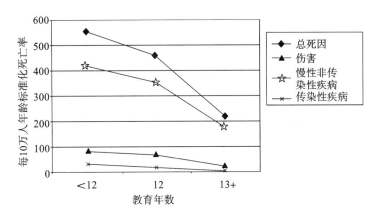

图 10.6　教育与死因别死亡率（1998 年，年龄为 25～64 岁）

来源：《美国死亡 2000》（美国疾病控制和预防中心，2000 年）

Elo 和 Preston（1996）发现，这个相关性的程度虽有所减弱，但在晚年时仍相关。他们分析了 1979—1985 年的每千人死亡率，分别分析了年龄别（25～64 岁、65～89 岁）和性别的死亡风险。他们比其他研究者更认真对待教育这个因素。老年组的曲线图见图10.7，它显示了年龄标准化调整后的死亡风险。

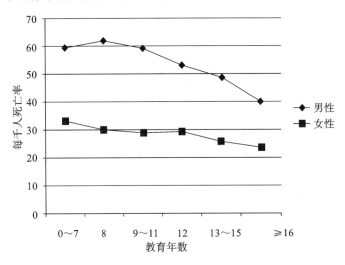

图 10.7　死亡风险（美国，年龄为 65～89 岁，1979—1985 年）

来源：《死亡率间的教育差异：美国，1979—1985 年》（I. T. Elo & S. H. Preston，1996）。

这些结果清楚地显示了早年教育对晚年死亡的保护作用。在每个教育水平上，女性均占优势，但随教育年数的增加，男性和女性均面临更低的死亡风险。教育梯度应用于教育的整个区间，但在完成高中及以上教育时变得最显著。

图 10.7 中未比较 25～64 岁人群。然而，年轻时教育的影响甚至更强，正如预期的那样，因为教育对死亡率的影响范围更大（整体而言，死亡率要低得多）。与完成高中教育的

男性相比,完成 16 年及以上学校教育的年轻男性面临的死亡风险是 0.67,老年组是 0.76。对女性而言,死亡风险分别为 0.84 和 0.80。这些数据表明教育的保护作用在生命晚期实际上有所减弱。

教育对死亡风险仍有重大影响,随着受教育老年人的增多,暂且抛开医疗保健的促进因素,仅假设教育因素对死亡的推迟作用也很有趣。图 10.8 显示,出生队列中,完成高中教育的女性比例增高。如图 10.8 所示,过去 30 年(出生在 1916—1925 年与 1946—1955 年的女性相比),完成高中教育的比例从 55% 增加到了 85%。我们可以预测受教育老年人的增多能对未来几十年健康和临终带来非常不同的经历。

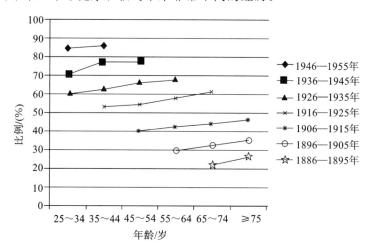

图 10.8　出生队列中美国女性完成高中教育的比例(Spain & Bianchi,1996)

老年人不仅受教育水平增高,而且在种族和民族间的差异也变大,并将在未来继续像这样转变。因此,必须考虑种族和民族间的死亡不平等。

图 10.9 显示了 1960—2006 年黑人和白人的死亡率,以及 1997—2006 年有西班牙裔个体的死亡率。这些是年龄调整后的死亡率,因此假定人群年龄结构是一致的。值得一提的是,三组死亡率均随时间而下降,但黑人死亡率仍然是最高的,差距并没有随时间而出现明显的变化。

Markides 和 Eschback(2005)就这个主题做了一个非常好的回顾,他们比较不同数据库的结果来研究这个现象:生命统计、基于国家死亡索引的国家社区调查、基于社会安全卡申请的老年医疗保险记录和区域死亡随访研究。如图 10.9 所示,生命统计研究指出了对老年人最有利的最大死亡率优势。实际上,研究者达成了一个共识:与人口普查分母有关的生命统计死亡数据的计算用处最小(对西班牙悖论规模的估计),因为这两个数据来源在伦理分类一致性上存在明确的不确定性。为了避免生命统计数据的问题,依赖有关记录如老年医疗保险社会保障研究有这样一个优势,但比生命统计数据的优势更小。

在黑人、西班牙裔和白人中,2006 年常见的死因主要是心脑血管疾病(包括脑卒中)和癌症。除此之外,其他方面也出现差异。白人第三位常见死因是慢性下呼吸道疾病,而

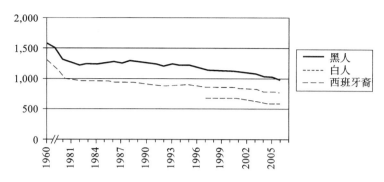

图 10.9 以种族为分类标准的年龄调整死亡率（1960—2006 年）

黑人和西班牙裔第三位的常见死因是事故。白人第四位常见死因是事故，而黑人和西班牙裔第四位的常见死因是糖尿病。白人第五位常见死因是阿尔茨海默病，而黑人是袭击，西班牙裔是慢性肝病和肝硬化。了解这些因素是否是社会、环境或生物的，可降低更低社会经济水平人群的死亡率和死因差异，最终可能实现促进所有人健康和减少死亡。

临终高花费

一般认为，老年人的医疗保健费用比青年人的更贵，因为老年人慢性病负担更重。然而，如前所示，老年人慢性病的医疗管理给老年医疗保险带来的负担比临终医疗管理小。全部医疗支出中约 30% 花费在人们死亡那年，也就是说在生命的最后一年（Lubitz & Riley，1993；Miller，2001）。过去 10 余年老年医疗保险总支出有巨额增加，但令人印象深刻的是老年医疗保险花费的比例持续不变。1976—1988 年，每位死者在生命最后一年的花费平均从 3,488 美元增加到了 13,316 美元。未死亡者同一时期每年的花费从 492 美元增加到了 1,924美元。因此，在过去 15 年中，两组费用均增加了近 4 倍，相应地，临终照料在老年医疗保险总预算中的比例改变非常小（Lubitz & Riley，1993）。Lubitz 和 Riley（1993）也注意到，1976—1988 年，最后 60 天产生的老年医疗保险支付比例实际上也是一致的，表明全力延缓死亡（可能是不合理的）并没有起到作用。

生命最后一年老年医疗保险支出变化不大（Hogan，Lunney，Gabel & Lynn，2001）。每年约有 5% 的老年医疗保险登记者死去。毫无疑问的是，死者比活着的人更老、更脆弱、失能更严重、疾病更多。基于老年医疗保险的记录，老年医疗保险登记的死者在死亡时通常患有四种主要疾病，相比之下，活着的人只患有一种疾病。3/4 的死者有心脏病，1/3 的死者有癌症、脑卒中、慢性阻塞性肺疾病、肺炎/流行性感冒，超过 1/4 的死者有痴呆。

假设我们现在将死者和活着的人按同一疾病进行匹配。Hogan 和同事（2001）分析得出，在匹配了队列年龄和疾病诊断后，死者的花费比活着的人约高出 50%，匹配了队列年龄、诊断和一年中的住院情况,死者的花费比活着的人约高出 30%。这个重要的发现表明,生命最后一年的高花费主要是由于靠近死亡时的高疾病负担所致。临终高费用,仅是用于照料严重疾病和功能障碍的费用。简言之,死者与有相似复杂医疗需求的其他人的花费差别不大(Hogan et al. ,2001)。这个分析也表明这类老年医疗保险数据可能对鉴别高临终风险人群有用。

死者在专业护理院被照料的可能性更大,因此产生高昂的医疗救助费用。约 40% 的死者在最后一年使用过专业护理院照料。实际上,22% 的死者死于专业护理院,其余的死者短期或死前一年内的部分时间居住在专业护理院(Hogan et al. ,2001)。

Hogan 和同事(2001)也指出生命最后一年中老年医疗保险支出的重大种族差异。少数族群和生活在高度贫困地区的人们临终关怀花费更高。少数族群死者老年医疗保险人均花费比非少数族群高 28%,高度贫穷地区比低度贫穷地区的高 43%。部分差异可归咎于少数族群和低收入者临终健康状况更差。例如,7% 的少数族群死者有晚期肾病,死者的临终花费更高,相比而言,其余老年医疗保险登记的死者仅占 2%。但在排除了晚期肾病的死者后,少数族群最后一年的花费仍高出约 20%。

少数族群临终花费更高的理由仍然不清楚。也有报道指出,少数族群和低收入死者的家庭成员更可能需要生命支持技术。他们生命早期没有医疗保险可能在这里起作用,文化和对医疗保险的期待的巨大差别也可能起作用。这个问题值得进一步研究。

年龄也与医疗支出有关。死于较小年龄(65～74 岁)的死者更可能是男性,死于癌症,花费更高。高龄死亡与痴呆和专业护理院使用较多、医疗救助支出较高有关,且女性更多。

虽然年龄和医疗保险费用间的关系有据可查,但死亡时间而非年龄可能是健康状况和生物年龄更好的指标(Evans,2002),相比年龄,死亡时间也是医疗保险费用更好的预测指标。Miller(2001)已经指出,当同时考虑死亡时间和年龄时,医疗保险费用与前者高度相关,与后者的相关性很弱。例如,Miller 使用 1990 年的数据研究发现,5 年生存期的 75 岁人群年医疗保险花费为 3,000 美元。75 岁是最后一年生命的人群中,这个费用增长到 13,500 美元。这个模式在各年龄组中表现一致,因此,死亡时间在很大程度上解释了年龄和医疗保险费用间的相关性。因此,年龄不能很好地衡量健康状况,也不能被当作一个可信的预测基础(Miller,2001)。

Miller 也发现医疗保险费用随年龄的增长而下降,尤其在生命最后一年。1990 年时,75 岁登记者生命最后一年医疗保险费用为 13,500 美元,85 岁者费用为 10,700 美元,95 岁者费用为 7,000 美元。事实上,最老年龄组的医疗保险费用在死前 3～4 年甚至在下降。例如,死前 3 年中,每位登记者年医疗保险费用如下:75 岁者费用是 4,200 美元,85 岁者费用是 4,000 美元,95 岁者费用是 3,200 美元。隐性配置很可能导致费用下降,例如,针对高龄人群限制手术或诊断程序的决定,也可能导致老年人更脆弱,使他们在接近死亡时储备越来越少。结果是他们临终期更短,使用昂贵干预的时间和机会更少。

Miller(2001)指出,实际上从这些趋势中可以看出,长寿可能减少医疗保险支出。如果伴随晚年患病和失能的延迟,应该会延迟与临终相关的高卫生保健花费的时期。证据毋庸置疑地支持:长寿增加,失能减少,虽然这些最近可能已经稳定(详见第五章);很多情况下(虽然可能是更轻微的和更早确定的形式)死亡率增高(详见第四章)。因此,虽然没有确切意义,但使人们能活得更久的过程可能会使生命最后一年主要由医疗保险支出的医疗保险费用下降。

临终生命质量

上文的死亡率统计将死亡当作重要事件,仅考虑与其相关的年龄、原因和事件花费。可是,研究者们也开始对个体临死前的生命质量感兴趣。基于社区的研究很难研究临终经历。当一个研究参与者病得非常严重且家庭成员太忙而不能代为接受采访时,访谈者会令其反感。所以,研究者借助死亡证明或讣告寻找已经死去的个体样本,并与他们活着的亲属交谈,"追访"这些死者的过去。正如我们所看到的,这个方法与研究临终经历十分不同,但这些研究的确为家庭成员追忆他们亲属最后一年或几个月的生命开启了一扇窗。

一项关键的病例对照研究将临终老年人生命最后一年与存活时老年人的正常生命年进行了比较(Lawton,Moss & Glicksman,1993)。这个回顾性研究先从讣告中鉴别临终老年人。然后从死亡证明上联系死者的亲属,并访谈他们死者在死前 12 个月、3 个月和 1个月的临终经历。Lawton 等发现,与生存组相比,除了家人和朋友的访视增加,所有生命质量指标在过去 12 个月内总体是下降的。他们也注意到,在很多不同的生命质量指标中,大部分临终老年人的大部分指标得分较好,表明大部分临终老年人的生命质量相对较好。

国家死亡情况回访调查的结果指出,人们临终期生命质量也可能得到促进(Liao,McGee,Cao & Cooper,2000)。在回访调查中,先从死亡证明中抽取一个随机样本,并与样本的亲属取得联系,然后进行访谈,了解死者最后一年的生命质量。1986 年和 1993 年调查的结果比较显示,临终生命质量取得了重要的进步。例如,在 65～84 岁的死者中,男性没有住院的比例从 21.6% 增加到了 25.1%,女性从 19.6% 增加到了 24.9%。85 岁及以上死者的进步更大,男性没有住院的比例从 22.3% 增加到了 29.1%,女性从 30.7% 增加到了40.6%。除了较年轻的男性外,各年龄性别组没有入住专业护理院的比例也上升了。这是个可喜的发现,因为这表明更多的人能在生命最后一年居住在家中,这个结果与同时期临终关怀使用的大幅度增加一致。

这个比较也揭示了死者在 10 余年中有了更好的身体和认知状态,尤其是在超高龄老年人中趋势明显。各组最严重的失能比例下降。基于在医院或专业护理院的时间、日常活动受限和认知状态的生命质量综合测量显示超高龄老年人有所促进。1986—1993 年老年人生命最后一年活动受限下降,因此作者推断,医院和专业护理院使用的减少至少部分与老年人生命最后一年更健康有关。

公共卫生和临终目标的匹配

这些研究提供了对生命最后一年的初步认识,但真实的临终经历是什么样的呢?1997年医学会发布的《接近死亡:促进临终照料报告》发现了许多相互关联的主题。报告强调太多临终者经受着可以预防或缓解的疼痛和痛苦,以及发现可补救的健康阻碍(包括机构的、经济的、立法的和教育的阻碍)。报告发现在促进临终关怀方面缺乏科学知识,也发现临终结果评估工具存在不足。

临终目标

我们所知道的关于临终经历的很多内容来自针对治疗结果和风险的预后、偏好认识研究及住院老年人纵向项目的补充研究。偏好认识研究监测了5个不同地点的9,105名严重疾病住院患者,其中4,274人死于6个月内。补充研究监测了1,286名80岁及以上老年人,他们来自5家偏好认识研究医院中的4家,25%死于6个月内。这些研究旨在描述严重疾病患者做决策的影响因素,也为死亡过程提供了重要依据。研究数据指出,未得到治疗的症状较严重,提前规划较少,死亡和治疗地点均与患者偏好相冲突,给家庭成员带来了很大的负担。Lynn等(1997)发现,大部分研究参与者突然死于医院,最后几天普遍经受疼痛。受访的家庭成员最常报告(59%)患者喜欢舒适的治疗,但生命维持治疗很常见(11%最后尝试过复苏,25%使用过呼吸机,4%使用过饲管)。

医学中心报告也对好的健康提出了一个定义:患者、家庭和照料者没有痛苦;一般能遵从患者和家人的希望;符合临床、文化与伦理标准。起草这份报告的委员会声称美国每一位临终者均应获得善终。然而,当前公共政策目标没有清楚地对准这样一个临终目标。实际上,某些情况下,当前的政策环境可能阻碍了善终。

临终系统:临终关怀

正如第四章所讨论的,美国老年医疗保险覆盖老年人紧急卫生保健费用。1982年第一次在生命终期费用中覆盖临终关怀。以下两种健康状况的患者可以享受此项服务覆盖:第一,医生必须证明他将死于6个月以内;第二,如果疾病按照"正常"轨迹进展,患者愿意放弃寿命延长治疗。

临终关怀模式设置为治疗选择和临终照料:一名患者接受治疗服务,直到他决定停止治疗服务而开始临终照料。一旦使用临终关怀照料利益包,患者将有资格使用多种服务,包括医生服务、护理、医疗设备和用品、症状管理和缓解疼痛的药物、短期住院和临时照料、家政员和居家卫生保健协调员服务、咨询和社会工作服务、精神服务与丧亲服务。老年医疗保险的临终关怀照料利益包支付按每日利率结算,覆盖所有晚期疾病相关费用(每日 120 美元)。这些服务受益人自付非常少。

Hogan 等(2001)报道了临终关怀的使用从 1994 年的 11％增加到了 1998 年的 19％。1998 年的自费比例也增加到了 25％,管理服务增加到了 34％(MedPac,2004)。现在死于癌症的大多数人使用临终关怀,但无癌症诊断的患者及专业护理院患者的临终关怀使用增长巨大。

分析临终关怀的研究已经证明,临终关怀的患者比其他患者获得更多的支持,更可能获得疼痛管理(Miller,Gozalo & Mor,2000)。然而,有关费用的研究指出,临终关怀照料利益包节省的费用很少。例如,一项研究指出,使用临终关怀照料利益包的受益人比无临终关怀照料利益包的受益人平均多花费 4％的老年医疗保险基金(Campbell,Lynn,Louis & Shugarman,2004)。然而,这个发现掩盖了轨迹的重要差异。在癌症死者中,生命最后一年选择临终关怀的人所花费的老年医疗保险费用比没有选择临终关怀的人少 10％。在其他所有诊断的死者中,临终关怀的使用与老年医疗保险支出高度相关,尤其在痴呆患者中。

同时,是选择延长生命还是关注生命质量是临终关怀照料利益包的核心,会致使不及时选择临终关怀照料利益包的人生命延长治疗无效和经受可预防的痛苦。实际上,即使转诊到临终关怀的好处也不确定,这与老年人中不确定的预后有关。例如,Christakas 和 Lamont(2000)相关研究表明,医生不能精确判断疾病晚期患者的预后,常常对其预测过度乐观。

基于临终轨迹确定目标

临终关怀模式越来越多,最有利于死于癌症的患者,但这仅是生命晚期经历的诸多典型死亡路径之一。Lynn(2001)已经区分出三种临终轨迹:一种是相对集中的失能时期,紧接着死于癌症;一种是较长的功能衰退、恢复、再复发的时期,最后死于脏器衰竭;另一种是更长的缓慢衰退及身体和认知脆弱增加的典型衰退时期(如痴呆)。Lunney 和同事(2002)对死者老年医疗保险申述进行定量分析时发现了这些轨迹,并提出了一个略有不同的分类。他们基于三个标准(医疗支出、疾病周期、诊断类别)提出了四种轨迹:第一种轨迹以短期但昂贵的死亡为特征,这种临终是典型的死于癌症,约占美国人死亡的 1/4,在生命最后一年平均花费 3.1 万美元;第二种轨迹总结为死于痴呆和身体脆弱,这是老年人的一般死亡轨迹,在生命最后一年平均花费 2.5 万美元;第三种典型的死亡轨迹是脏器衰竭,约 20％的人死于这种形式,生命最后一年平均花费 3.7 万美元;第四种轨迹归结为暴毙和生命最后一年几乎没有接触医疗保健,这个轨迹所占死亡比例最小,约 7％,也是最便宜的,在生命的最后一年,这类临终所花费的老年医疗保险基金约为 2000 美元。

Lynn 和 Adamson(2003)提出了一个使卫生保健系统的服务提供更好地满足疾病轨

迹进程中的临终需要的方式。他们认为,卫生保健系统在很大程度上是依据轨迹早期个体需要而建立的,此时个体尚无慢性照料需要。他们指出,在慢性病发病前的健康时期,提供所需的管理服务、预防服务和急性服务是合适的。然而,他们建议针对其他三种轨迹(癌症、脏器衰竭、痴呆/脆弱)提供一系列特定的服务。例如,针对癌症患者,建议建立早期治疗的高级保健计划,针对症状提供姑息治疗,针对失能提供康复,提供一些积极治疗来提升生命质量,提供机构间畅通的周转,满足家庭需要和患者精神/情绪的需要。为脏器衰竭患者提供一个不同的服务包(提供主要疾病管理教育):如何识别需要医疗保健的症状;确保药物的可及性;做好面对突发死亡的计划;为居家患者提供早期干预;提供居家适应服务和设备,确保舒适度和功能最大化;制订个性化照料计划以满足家庭和患者的需要。对痴呆/脆弱患者而言,Lynn 和 Adamson 提出关注家庭照料者的培训、支持、利益和喘息机会;确保长期照料机构的照料质量、高质量居家健康协助、居家与社区服务的可用性,灵活的临终计划,强调姑息治疗。

最后一项服务值得推广,因为这个术语未曾使用过。姑息治疗是一个替代性照料模式,很晚才得到关注,但不是老年医疗保险项目的一个利益包。姑息治疗强调通过症状管理预防和缓解痛苦,也强调关注患者和家庭的精神与情绪需要。理想情况下,一直从患者疾病早期提供到疾病末期。姑息治疗不是与临终关怀相关的"非此即彼"的选择,它可能包括治疗和延长寿命的服务,如果有用,它可能随着时间而增加,同时尝试逐渐减少治疗。评价姑息治疗效果的研究指出,其有助于提高生命末期的生命质量,但迄今为止的研究仍存在研究设计欠佳的缺陷,包括样本量小和缺乏大型随机试验。今后需进一步研究姑息治疗的理念是否能整合到老年医疗保险项目中,从而促使更多的美国临终老年人得到善终。

消逝的终点

哪种类型的改变标志着走向死亡呢? 如果回顾性分析死者死前的健康改变,能发现衰退的起始点吗? 我们会看到在生命晚期有多少负面健康改变最终能归因为死前的衰退呢?

这个领域的调查指出了死前"消逝的终点"的时期(Kleinmeier,1962)。然而,实际上很难确定衰退末期的起点,因为这需要在死者中进行一个前瞻性随访。Wilson 和同事(2002)的一项队列研究确定了认知下降开始时间约死前 4 年。这个队列是一个宗教教派队列,包括受过高水平教育的修女和牧师,队列中的存活者在同时期认知表现无变化。

更普遍的是,很少有研究去了解生命最后一年之前的改变。这个重要研究领域被忽视了。

小结

死因。死亡证明将根本或直接原因与促使原因相区别。根本原因表明导致死亡的相近或直接的状况,而促使原因表明更远或疏远的原因,即可能是在死亡中存在的长期慢性状态。心脏病(占比为 25％)、癌症(24％)和脑卒中(6％)是主要致死原因,共占总死亡的 55％。有多种慢性状态和症状的老年人的死因总是不明显。

死亡率。过去 50 年中,年龄调整的死亡率和粗死亡率像特定年龄的死亡率一样,均已下降。特定年龄的死亡率曲线像一个“勾选标记符”或“j”形,很多常见的死因也是这种类型。过去 100 年中,急性状态所致死亡已逐渐被慢性状态所致死亡代替。过去 25 年中,阿尔茨海默病和败血病代替动脉粥样硬化和肝病成了前 10 位致死原因。这些改变可能是医疗(治疗相关的)和非医疗(编码改变)合并作用的结果。

死亡风险的不平等。高于高中教育水平的人的死亡风险是低于高中教育水平的人的 1/3,从 10 年前的 1/2 下降到了 1/3。虽然该相关性在晚年时有所减弱,但仍存在。死亡率在不同种族/民族间已经呈现了一致性的下降。

临终花费和生命质量。约 30％的老年医疗保险支出发生在人们死去那年,即生命的最后一年。这些花费主要是因高照料需要所致,花在临终之前,而非临终之时。虽然死亡时间能比年龄更好地预测医疗花费,死于老年的人们在生命最后一年的医疗平均花费低于死于青年者。这表明寿命延长可能将降低生命最后一年的医疗保险费用。最后一年生命质量的研究指出,生命质量的确在个体走近死亡时下降,然而,一些证据显示,最近个体在临终生命质量中已经有了一些收获。

公共卫生和临终目标的匹配。当前公共卫生系统未将确保所有美国人都有善终设定为目标。相反,很多患者因使用生命维持治疗而在可避免的疼痛中死去,而不是在舒适的照料中死去。当前的老年医疗保险临终关怀照料利益包提供给那些有医生证明仅剩 6 个月生命的人,以及那些愿意放弃生命延长治疗的人。越来越多的人使用这个利益包,但在延长生命和关注生命质量间做选择时仍倾向于选择无效的生命延长治疗和可预防的痛苦。关注老年人临终生活的不同轨迹将有益于调整卫生保健系统的临终目标。关注通过症状管理预防和缓解痛苦的姑息治疗,关注任何疾病阶段患者及家庭的精神和情绪需要,可能也是促进临终关怀的一条有益路径,但需要在这个方面开展更多的研究。

第十一章　公共卫生与老龄化的伦理问题

热门杂志标题指出全球老龄化是一个新的热点。然而，提及它时，常常是一个带有悲剧结局的问题。《商业周刊》提示我们：不仅是欧洲——中国和其他开始走市场经济的国家老龄化进程也很快，解决办法是有的，但需要加紧实施（Engardio & Matlack, 2005）。我们对国外建立的政策既感兴趣，也同样感到担忧。这些听起来像是"巨大力量的老龄化"警钟（Jackson & Howe, 2007）。2050 年将会发生什么？当欧美发达国家 20% 的人口、日本1/3的人口超过 60 岁时，社会能承担得起照料负担吗？有足够的年轻人为老年人提供照料吗？老龄化国家将能与兴起的年轻化国家竞争并可能有更好的经济活力吗？

人口老龄化是不可否认的，但值得认真思考，全球老龄化真的是一个问题吗？生存更久、功能更好并维持到晚年仿佛像是人类社会和科技的最高成就。谁会对更大机会的健康长寿提出质疑呢？国家寻求从低预期寿命的"死亡陷阱"（预期寿命盘旋在 40～50 岁）跳到高预期寿命的人口谱（Bloom & Canning, 2007）。至少有一些研究指出老龄化国家比年轻化国家更可能产出财富和实现更高水平的生活（Bloom & Canning, 2007）。然而，为什么一个老龄化社会进程会成为担忧的来源呢？害怕最新版"人口炸弹"的经济学家和国外政策理论家没有被老龄化世界带来的利益所动摇。

1999—2004 年，尽管老年失能的年下降率接近 2.2%（详见第五章），寿命连续增长（详见第二章），老年人社会和工作活动参与增加，但老龄化仍然令人害怕和不受欢迎。尽管确定有越来越多的人寿命可以更长且更丰富，但"声音受损、大脑短路、双下巴、你的每一个部分都显得过时和老派"等老年印象使老年人不可避免地被贴上了衰退和生命终结的标签。针对寿命更长和更有发展机会带来的更大潜力，批评者仍然指出老年人不再具有年轻时所具有的美好特性，如不再有指导能力且丧失了相应的敏锐力、灵活性、生殖能力、力量和速度。

此外，有研究者认为，在经历一个生活良好的时期后，在老年期丧失这些特性是公道的。正如某研究者所提到的，他从没听说过任何人记得痛苦或对有一个完整生命且长寿老年人的死去感到遗憾痛心（Callahan, 2001）。在世界日渐老龄化的恐惧背后，是我们对过度使用科学和医学延长寿命的担忧。我们是否已经到达一个极端，使我们从一件好事上得到太多？这是流行病学家对老龄化的早期恐惧，他们指出降低失能率和提供更好的慢性照料必然使更多人生活在疾病中，因此导致与慢性病和失能相关的精神紊乱流行率上升（Kramer, 1980）。公共卫生取得的成功能导致一类新的问题吗？老年人照料正与其他同等的或更紧迫的需要相竞争吗？

因此，公共卫生与老龄化的第一个伦理挑战是"老年本身是否可以成为一个采用不同方式看待医疗保健的理由"（Callahan, 2001）。Callahan 提出，年龄是限制医疗保健的一个合理标准。我们首先接受这个挑战。但我们也可以从另一个角度看待这个问题,思考老年是否足够成为一个采用不同方式看待寿命的理由。作为人类学的题外话,我们分析不同文化下老年照料伦理可能采用何种不同方式看待寿命。这可能提出不同方式来思考代际间和父母与子女间的联系,可能预示着伦理考量。

另一个伦理挑战是由健康水平下降尤其是认知功能丧失引起的(Ravitsky,Fiester & Caplan,2009)。生物伦理委员会主席提出,照料老年痴呆患者的目标是给予最大化照料,而不仅仅是使痛苦最小化。我们分析这个差别有何用,它暗示着什么?认知能力的丧失也暗示着需重新看待自主性,也可能需要认识到我们的模式可能偏理想化,因为这个模式是让有能力的、被充分告知的患者与被当作照料合作者的医生一起解决问题。最后,我们对晚年不同形式的医疗保健得出结论,再生医学与“配件”医学相比,两者间的不同如何影响公共卫生与老龄化所做出的努力。

年龄是确定医疗保健配额的标准

如前文所述,美国预期寿命大幅度持续延长。大部分评论者注意到了连续出生队列中生存年数增加,因此累积预期寿命年数也有所增加。例如,从 76 岁增加到了 78.5 岁。另一种演进方式见表 11.1。表 11.1 中再次显示美国过去 50 年的预期寿命是如何增加的,以及通过出生队列估计的美国人能活到最高龄的比例。例如,在 1959—1961 年出生的美国人中,约有 7% 活到了 90 岁。相比之下,最近的出生队列中(2004 年),22% 能活到这个年龄。不到 50 年的时间里,能活到 90 岁的人口比例翻了 3 倍。

表 11.1　美国某一时期的生命表(单位:人)

年龄组	2004 年	1989—1991 年	1979—1981 年	1969—1971 年	1959—1961 年
0	100,000	100,000	100,000	100,000	100,000
1	99,320	99,064	98,740	97,998	97,407
5	99,202	98,877	98,495	97,668	96,998
10	99,129	98,766	98,347	97,460	96,765
15	99,036	98,635	98,196	97,261	96,551
20	98,709	98,215	97,741	96,716	96,111
25	98,246	97,671	97,110	96,000	95,517
30	97,776	97,070	96,477	95,307	94,905
35	97,250	96,322	95,808	94,482	94,144
40	96,517	95,373	94,926	93,322	93,064
45	95,406	94,154	93,599	91,587	91,378

年龄组	2004 年	1989—1991 年	1979—1981 年	1969—1971 年	1959—1961 年
50	93,735	92,370	91,526	88,972	88,756
55	91,357	89,658	88,348	85,110	84,711
60	88,038	85,537	83,726	79,529	79,067
65	83,114	79,519	77,107	71,933	71,147
70	76,191	71,357	68,248	61,984	60,857
75	66,605	60,449	56,799	49,705	48,170
80	53,925	47,084	43,180	35,285	33,576
85	38,329	31,770	27,960	20,908	18,542
90	22,219	17,046	14,154	9,297	7,080
95	9,419	6,282	5,043	2,786	1,524
100	2,510	1,424	1,150	542	183

很多人认为高龄老年人比例的增加意味着慢性状态、身体和认知受限、医疗与支持性服务需要增加。积极预期寿命趋势分析（见第六章）所显示的结论不一定是这样的。但是，在最老年龄组中照料需要高必然是肯定的。85 岁及以上人群痴呆流行率超过 1/3，移动和日常生活活动受限比例甚至更高，可能达到 50%。Daniel Callahan 在《机构限制：老龄化社会的医疗目标》中提到，是否给达到这些年龄的人们提供高强度医疗保健是具有道德意义的。他认为既不是因为费用，也不是因为医学科学不够发达，而是因为高龄人群已有一个完整的人生（或已有了这样的机会）。他的相关论述归纳如下。

（1）人们的生命谱自然且恰巧使人在一生中能发展一份事业、拥有家庭、旅行、学习和获取养分。到约 80 岁时，这个生物学寿命完成，没有新的事业或生命成就是未实现的。

（2）现代生物学和侵入性医疗保健的时代已经能使人们的寿命超过生物学的寿命。

（3）对超高龄老年人而言，医疗保健水平有限是可以理解的；我们不应该致力于探寻治疗或治愈老年人的方法，可能更应该治疗那些没有一个完整生命的年轻人。

公共卫生与老龄化相关专业学者（包括研究老龄化的研究人员和治疗老年人的临床工作者）显然发现这个论述非常令人不安。在课堂汇报中很难找到学生愿意对此观点进行辩护。学生通常开始就说，老年人的生命很重要，如果他们像其他人一样值得被治疗，他们自己也不会希望仅因为年龄就被排除在医疗保健之外。在更仔细地分析这个论述后，他们很快发现了这个小假设是个很难的挑战。正如我们已经看到的，医学已经延长了老年人的寿命，甚至延长了那些超高龄老年人的寿命。加护病房或急诊室的诊疗均显示，防止侵入性治疗对家人而言常是一个巨大的挑战，甚至在家人临终之时也如此，他们自己在很多情况下也不确定医疗干预实施有什么限制（Kaufman，2005）。"缓慢医学"的轮转是对医学轮转的回应（McCullough，2008）。

Callahan 提出的主要假设的理由不充分。毕竟,高龄老年人也可以旅行和学习。虽然他们已经完成了一些事业,如工作、婚姻或养育子女,但为什么要假设他们已经完成了人生经历呢？ 如果健康允许,他们对家庭、社区和社会的贡献不应该结束。Callahan 在某种程度上是一个年龄歧视者,他仅用生命更早阶段的标准来定义一个完整的人生经历。Callahan 也未全面描述其论述的含义。如果医疗保健的可及性由所处的"人生经历的寿命"阶段决定,不能完成人生经历(如发育紊乱、早年患病或脑损伤)的人也应该被拒绝给予完全可及的医疗保健吗？ 尽管他没有得出这个结论,但其论述导致了这个在道德上难以被接受的结论。

当 Callahan 试图阐述到底谁应该接受特定类型的医疗服务时,年龄作为医疗保健配额标准的不足显得更清楚。一个人在高龄时处于一个特定的健康状态,他认为在道德上是合理的(表 11.2)。

表 11.2　Callahan 的服务限制(机构限制)

项目	急诊救生技术	ICU & 高级生命支持	一般医疗保健	护理,姑息治疗
身体上精力充沛,精神上思维敏捷	×	×	×	×
身体上脆弱,精神上思维敏捷	×	—	×	×
患有严重疾病,精神上思维敏捷	—	—	仅缓解痛苦	×
轻中度认知缺陷	—	—	×	×
严重痴呆	—	—	仅给予人工水合作用 & 营养	×
持续性植物状态脑死亡	—	—	—	—

来源:《机构限制:老龄化社会的医疗目标》(D. Callahan,2001)。

奇怪的是,Callahan 收回了基于年龄标准限制服务的声明,转而从道德角度声称健康状况与医疗保健之间的关系。他指出健康的老年人(身体上精力充沛,精神上思维敏捷)可获得无限医疗保健(包括急诊救生技术和高级生命支持照料)。对于健康状况差尤其是有痴呆的老年人,提出不断限制他们的医疗保健,最后缩小到护理服务和临终关怀。这些建议看起来十分武断,如对于痴呆人群给予鼻饲喂食,事实上这个做法被证明是无益处的(Casarett et al. ,2005)。同样地,他认为生理疾病的诊疗应优先于认知紊乱,即身体脆弱但精神敏捷的老年人比轻中度认知缺陷的老年人更有资格获得更多的医疗保健。

Callahan 意识到他收回了基于年龄的严格标准。"如果一个人活到自然寿命以后,我们说所有治疗形式均是恰当的,岂不与我的年龄标准相矛盾了吗？是的,但是,这种情况下大众共识可能不接受其他标准。"(2001)他在脚注处补充说,"我在原版中对这类人的论述做了修改。"

Callahan 的论述更像是主观精神上的争论,我们在此很难总结归纳。收回基于年龄的标准并试图明确一个基于健康状况的配额,仍表明 Callahan 自己也认识到年龄不足以作为一个标准，回到年龄标准仅是一个应急措施，借此限制科技对寿命的非理性延长。他不相信医生能在现有科学技术的压力及全社会范围对晚年可适时死去的否定下做出理性的判断。实际上，他声称"'医疗需要'太不确定，且本身的概念非常灵活（在有限服务中）"，因此"有时会需要使用年龄来判断是否终止老年人照料"（2001）。

Callahan 可从前面章节展现的各种分析中得到帮助。为什么不以从事的工作和一个社会能够提供的帮助为标准，确定高级医疗保健或技术的可及基础呢？即基于最大化功能和健康完好状态的潜在利益。这个更合理的过程得到了很多支持：它为人们提供可能有利的利益，允许向临终之人提供有限的照料，在适当的时候使临终关怀理性化，能够被一致地实施。我们之前分析临终是一个公共卫生问题时讨论过这个情况。

生命历程的其他概念和临终关怀伦理

Callahan 提出了"人生经历的寿命"的问题，它是指一段完整的生命历程，可能与考虑限制生命晚期的医疗保健有关。我们都熟悉西方生命历程模式：婴儿期，抱怨学校的男孩……赖在地上不愿上学，爱人，军人（追求虚名，甚至在炮口上），法官或管理者，脆弱而退休（"具有男子气概的大嗓门又回到了稚气的童声"），最终"返老还童和全然遗忘……没有牙齿，没有眼睛，没有味觉，没有任何东西"。但是想象一下，在一个社会中衰弱不是后半生的主要主题。在社会中，在看待后半生时，转型或超越至少与衰退一样重要。

在一些非洲社会，有影响力的老者被视为祖先，他们衰退到脆弱和死亡所经历的路径与被视为精神力量和活动的路径相平行（Cattell & Albert，2009）。高龄老年人和祖先间的边界可能是模糊的，如坦桑尼亚苏库马的农牧人，他们的高龄人群生活在生与死、老年与祖先间模棱两可的领域中，在这种情况下，死亡不是一个明显的分界线，老年人逐渐退化到一个祖先的状态，给仍有高质量生活的年轻人灌输祖先的精神力量（Stroeken，2002）。在撒哈拉沙漠以南非洲的社会观念中，衰退和死亡开启了祖先之门，在那里，祖先可能在后代生命中扮演着一个积极的角色。

例如，在 20 世纪中期的加纳塔伦西人中，死去的宗族长老转型成有强大力量和权威的祖先（Fortes，1961）。在墓地或重要时刻均供奉着祖先，且为后代提供日常咨询。当农作物歉收或某人生病时，或当一个宗族的财富减少时，会向他们祈祷。祖先的回应可以是诅咒或祝福，会带来更大的灾难或好运。后辈宗族成员通过与代表祖宗的老年人住在一起而成为宗族祖先候选人。活着的老年人与祖先交流和对话，利用祖先的权威提升自己。

当 Meyer Fortes 与加纳塔伦西人一起工作时，一位名为 Teezien 的男士给了他一个即时激活账号，使他能直接联系加纳塔伦西人并能观察他们和他们的祖先。"我们向他们进贡……和祈求庄稼……如果我们拒绝他（祖先），他不会回应我们，他不会给我们妻子或孩子。那就是他通知我们，以至于我们可以活着……如果我们什么都不给他，他会给我们什么呢？他主宰一切。我们为他酿啤酒和杀鸡，使他可能吃得满意，然后他会为我们保护高粱和栗子。"(Fortes,1961)Fortes 向 Teezien 发问:"祖先……是死的;他们如何能吃和做这些事情,如何使庄稼茁壮生长?"Teezien 沉重地回应:"祖先的确与我们同在。"

老年人衰弱(或甚至死亡)的这种状态可能为老年注入一个完全不同的意义。例如,肯尼亚的撒米亚将其视为是围着篝火进贡的时间,而完全不会不受欢迎(Albert & Cattell,1994)。纳米比亚的霍安西人为老年人的权利辩护,甚至当他们被照顾得很好时仍抱怨不够,这是高龄的奖励(Rosenberg,2009)。这些村庄以脆弱衰退的老年人为中心,令人惊讶的是整个社区和任何初到村庄的访客都为他们提供服务。这个老年人与家庭和社区的联系可能在其他不同老龄化过程的社会中更加显著。因此,随着年龄变老,南亚老年人必须将自己与成年子女分开,且用一个复杂的仪式循环来标记这种分离(Lamb,2009)。

通过这个简短的题外话可得出一个结论,即在不同文化中,生命历程和人们临终的姿态各异。通过分析生命历程中的文化差异,我们可能学到了一些关于老年服务的伦理。

痛苦最小化还是服务最大化?

生物伦理委员会主席(2005)提出伦理照料和医疗保健的可及性与年龄完全无关,这与 Callahan 使用年龄限制服务形成惊人对比。对生物伦理委员会而言,年龄及与其相关的脆弱提供了"艰难案例",并帮助定义医疗保健中的道德清晰度。生物伦理委员会强调,最好的服务由爱的智慧指导。这类服务的指导原则是"从不基于某人的死亡决定某人的服务"(2005)。该指令取决于识别到的需要,甚至是最脆弱痴呆老年人的人性化需要,被称为是获得合理服务的人性化结果。生物伦理委员会将这个框架用到一系列逐渐更具有挑战性的假设案例中,包括认知障碍老年人。案例的总结和提出的伦理分析见表 11.3。

表 11.3 生物伦理委员会提供的"艰难案例"

医 疗 状 况	治 疗 困 境	伦 理 推 荐
轻度认知障碍;意识到即将患阿尔茨海默病的患者	由于血管栓塞而准备做心脏搭桥手术的人;衰弱而决定停止服用心脏药物的患者	因为患者可能出现以下情况:①由于害怕成为负担,面临轻微的自我强迫;②来自无法治疗的心脏病的消极影响;③加速死亡对家属的消极影响;④未认识到尽管患有阿尔茨海默病也可以持续健康生活若干年的可能性,无须停止服药或治疗
	非强制性决定,且合理告知患者治疗益处和风险;患者无抑郁	

医 疗 状 况	治 疗 困 境	伦 理 推 荐
严重痴呆；严重日常生活活动依赖；几乎不认识人；平静且顺从；日常交往能带来一些快乐	决定是否治疗家庭成员间通过手部感染引起的细菌性肺炎	①她不一定会死去；②治疗不是一种负担；③对这个人而言，治疗是最好的选择，因为她还活着且否定这类服务的公平可及会违背原则，没有理由不治疗
中等水平痴呆；有侵犯和暴力倾向，需要镇静剂；偶尔需要限制其身体	由于心脏病可能导致意识短暂丧失，因此需要决定是否植入起搏器	①不治疗也有风险（如髋关节骨折）；②未到临终阶段；③对他们自己而言，不治疗意味着阿尔茨海默病障碍是导致死亡的合法理由，而不是安装起搏器的不可抗拒的原因
	有精神障碍症状，对一些药物已有了耐药性	
中等水平痴呆；严重日常生活活动依赖；洗澡有困难；合理的日常事务	肾衰竭；透析；患者拒绝透析，家庭也处于耗竭状态	①治疗是个严重的负担；②做出决定后，其他替代方式（如在家透析）不能改善情况，决定停止治疗在道德上是可接受的
	决定是否停止透析	

  如上述案例所示，通过一直尽可能在各种环境下为生活在我们身边的患者寻找最好的服务，我们服务患者的义务在大部分情况不会基于道德做决定。表11.3所显示的四个案例中，仅一个透析案例发生在一个高耐受患者中，且不允许停止治疗，尽管这个决定在很大程度上取决于第一次所考虑的替代治疗。治疗的侵入性、肾衰竭所致死亡、患者和家庭的负担使其做出停止治疗决定，在伦理上均是可接受的。但其他决定不能通过这项测试，因为他们均暗示无治疗所致的死亡优于失能或痛苦地活着，且生物伦理委员会从一开始就认为人类价值不能依靠其特有的能力价值来判定。

  这个原则表明，脆弱老年人的痛苦最小化和服务最大化可能相互冲突。治疗肺炎和植入一个心脏起搏器达到了最大化服务，但可能增加了患者的痛苦，在某种程度上患者活得更久，但失能逐渐增加直到痴呆。生物伦理委员会质问我们错误地选择了最大化服务，因为这表明我们将某人只视为一个人，承认其人的价值，但也必须认识到这类服务的费用。"通常，我们必须遗憾和痛苦地确定，直到死去时，什么可能是可悲的或没有尊严的生活。"（2005）。

  就此而言，公共卫生的含义也值得探讨。这个过程有助于说明老年痴呆患者及其家庭所需的充足的休息、老龄化服务和长期照料。生物伦理委员会还强调正确看待临终关怀和晚年的虚弱。我们不可能缓解痛苦，但必须简化行为。

重新思考自主性

心理学和老龄化研究指出了一生中在猎奇（更少）、利他主义（更多）、社会选择性（更多）、谨慎做决定（更多）、规避风险（更多）、情感范围（更少）、情绪控制（更多）和很多其他方面的重大改变。这些类型的改变可能与道德理论的一个关键因素有关，即自主性。

老年人比年轻人更倾向于选择或选项更少。例如，当要求其选择药物计划和医生，或选择购买汽车或果酱的最优选项数量时，老年人倾向的选项数量是大学生提到的约一半（Reed，Mikels & Simon，2008）。在老年人中，年龄越大，倾向的选择越少。为什么会这样呢？限制选择范围为老年人提供了一些帮助。例如，当某人意识到做复杂决定的能力下降时，做决定时减少信息量可能使其更容易做决定。同样，如果一个决定被证明是错误的，在更少的选择中做决定可能意味着遗憾或自责更少，因为选择很多可能提高了做出更好决定的期待。最后，老年人寻找更少的选择与更广的自我调控策略一致。相比年轻人，老年人的目标更多的可能是满意度和避免负面影响，更多的选择意味着更可能得到负面结果。

因此，老年人比年轻人可能更少寻找第二医疗保健意见（Zwahr，Park & Shifren，1999），或他们对医生更恭敬，对决策的责任更少（Finucane et al.，2002）。如前文所述，自主性作为一个衡量晚年医疗决策的标准合适吗？

研究者关于老年人如何寻找医疗保健的经验研究提出了一些疑问。在高龄人群中，医患关系通常处在医-患-配偶照料者或成年子女的三方关系中（Silliman，2000）。医生需要进入这个家庭来设置服务和做决策。当患者65岁的时候，约1/3的慢性病患者看医生时有家人陪伴（Silliman，Bhatti，Khan，Dukes & Sullivan，1996）。

当老年人开始丧失做复杂医疗决定所需要的认知能力时，应优先考虑自主性问题。治疗的知情同意能力，尤其是其相关研究，已成为一个活跃的研究领域。一系列研究使用了临床研究中所用的MacArthur胜任力评估工具，临床试验场所中将MacCAT-CR（Appelbaum & Grisso，2000）用于认知障碍人群（及家庭代理人）来确定有能力理解知情同意的比例。MacCAT-CR通过表达选择、理解信息、领会决定相关的事实和推理行动有关的结果来评估能力。在一个阿尔茨海默病的临床试验中，参与者和代理人阅读知情同意表和MacCAT-CR指标，以至于能评估参与者的选择能力、理解力、推理能力和信息领会能力。在决策能力方面有经验的临床工作者回顾磁带录音的每个部分。以简明精神状态评价量表得分在12～26分，有轻度和中度痴呆的人群作为样本，临床工作者发现约50%的样本能提供知情同意。值得注意的是，在没有痴呆的照料者中，超过85%的人在胜任力的四个维度均得到了最高分（Karlawish et al.，2008）。

假设认知紊乱的老年人有能力为医疗服务或研究提供知情同意显然是不可能的（更多的文献也指出，甚至当获得知情同意时他们也常不知道自己被纳入了研究）。由于他们不能提供知情同意，有认知紊乱的人就应该被排除在临床研究之外吗？我们不愿意得出这个结论，因为大部分人将被排除在参与研究的利益之外（包括得到代表这类试验的更广泛的服务和医疗关注），从而很难检验疾病的治疗。另一个办法是代理知情同意。整体而言，美国人支持这类老年人研究的知情同意（Kim et al.,2009）。但是代理人应该是谁呢？因为家庭成员获得了法律授权，所以是有授权委任书的他们吗？家庭成员能更好地判断老年人的可能需要和兴趣，但尚无确切指南可用。

这些问题使他们开始再次思索临终照料的高级指导口令。高级指导口令可以没有，也可以是完整的，但在加护病房或急诊医疗服务中，或口令完整但不具有指向性，或口令完整但被家庭成员否决时，不能应用。老年人和其他临终之人靠这些高级指导口令确保他们在不能交流时的偏好仍能得到尊重。但一系列研究充分证明，当患者接受急诊服务时，这些信息不一定有用，并且与现代医院以治疗为中心的环境不匹配。

至少对于专业护理院、临终关怀机构和最近的急诊服务而言，这些高级指导口令的一个新范式——生命维持治疗的医嘱——可用于一些州。在临终治疗重要选择的标准化上，生命维持治疗的医嘱与高级指导口令或生前遗嘱不同，更重要的是与医生签署的且包含在患者医疗表中的要求不同（Schmidt,Hickman,Tolle & Brooks,2004b）。例如，证据显示生命维持治疗的医嘱中表达的患者偏好比专业护理院、临终关怀机构中的标准化高级指导口令更具有执行性。此外，将其用于专业护理院的最早报告提出一些问题，即谁来完成这些问题（家庭成员、医生、社会工作者），这些问题是否有被更新，居民或家庭是否理解它的特征。生命维持治疗的医嘱培训和实施的范式试图控制临终高级指导口令，包括限制其用于生命可能只有一年的人（不假设有严重衰弱和慢性病的人会改变偏好）、引导临终偏好和表格填写的标准化、培训专业护理院工作人员开展与入住者和家庭的生命维持治疗的医嘱对话。

实际上，生命维持治疗的医嘱似乎正在被全国所采用。但将其向专业护理院和临终关怀机构推广仍需谨慎。姑息治疗医生和更有经验的临床工作者仍认为，高级指导口令或生命维持治疗的医嘱中重要的部分不是签署的文件，而是让患者和医生了解患者的真正偏好的探讨。这样的探讨显然很重要，但可能需要如生命维持治疗的医嘱一样的文件作为补充，这在医生不能为患者提供建议时可用于指导服务。

超出配件医学之外

人们继承而来的是一个缺乏完美的维护和修复系统的身体，且不能长期使用或永久健康，因此因出现健康问题而受到指责是非常不公平的。

——Olshansky,Carnes & Butler

Olshansky和同事提出重新设计一个身体，从而符合活得久、老得好的期望。表11.4中显示了我们现在的身体在实现这个期望时所表现出的一些缺陷（很大程度上是由进化压力所致,这些压力仅有利于生殖期的生存)和一些修复。表11.4中显示了我们为了延长生命是如何重新设计骨头、关节和肌肉组织的。因此,我们在老年期面临骨量流失,身材矮小成了优势。作者也展现了其他人体方面的修复,但显然不是为超高龄期的人体功能所设计的。

表11.4　人体的缺陷和修复:骨质和肌肉组织

缺　陷	修　复
骨量丢失	身材矮小
椎间盘错位	躯干上端前倾;颈椎后弯;椎间盘更厚
肌肉丢失	额外的肌肉与脂肪
静脉曲张	检查腿部静脉
肋骨短	多出的肋骨
关节退化	膝盖后弯;更大的筋和腱

重构身体是一种夸张的表达。我们显然不可能期待身材变小、颈部曲度改变或腿部脉管重构。虽然关节置换已很成熟,但神经和肌肉再生可能还在地平线阶段,被Butler(2008)称为配件医学的缺陷器官置换只能走这么远。Butler和他的同事认为,保障更好老龄化的真实结果有赖于基础科学,其决定基因突变对年龄别率的影响。设计延缓衰老的治疗是目标。这些治疗的收获将会非常大。减缓衰老会降低所有年龄段死亡和失能风险,也会使超高龄的形式发生转变。

如Daniel Callahan一样鼓吹有限自然寿命的人不愿意听到这个推断,他们认为投入相关经费研究也是不合适的。可是,与衰老有关的基因机制知识看起来有可能会帮助我们减少年龄相关疾病的发生,如糖尿病、骨质疏松、心力衰竭和肾衰竭、帕金森病与阿尔茨海默病等。但这可能会削弱医疗进步对任何年龄段人群健康的促进作用。

因此,公共卫生与老龄化留下的很多重大问题均与伦理结果有关。控制衰老本身的进程是最大的问题,回顾秀丽隐杆线虫可能有用,线虫教会我们很多老龄化的知识。图11.1显示了线虫C的移动轨迹,其寿命较短,在第12天时进入老年期。Herndon和同事(2002)巧妙地测量了线虫的运动表型并定义了三个阶段的移动。一半线虫在第12天进入老年期且移动性很好,但另一半移动变慢。每过一天,移动状态好的数量减少。一些线虫在第22天时仍维持很好的移动性,但向最差移动状态转变,且与死亡时间高度相关。第38天时,没有存活线虫。没有线虫颠覆移动性变化的轨迹,但结果显示维持高水平移动性越久,失能的比例越小、寿命越长。

我们也是这种情况,因此应该听起来很熟悉。可能有一种例外情况,医学和公共卫生与老龄化使这个轨迹被逆转,至少是在某种程度上逆转,因为人们通过治疗重获功能。我们能将移动变慢推迟到什么时候?多久和多少能被我们储备下来?公共卫生与老龄化提出的这个核心问题可能可以简单地确定我们在老年功能与健康完好状态的轨迹上与这个简单器官生物有何不同。

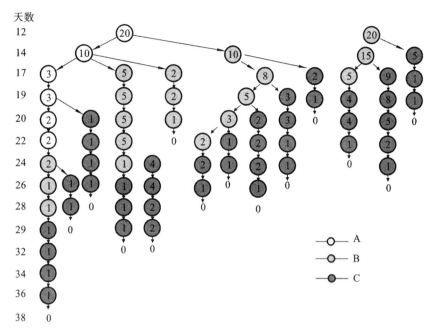

图 11.1　线虫 C 的移动轨迹
注:基于移动速度和幅度的线虫 C 的三种运动表型:A,最快;B,中等;C,最慢。

小结

年龄是确定医疗保健配额的标准。 当一个人经历了完整长寿的生命而死去时,人们不会痛心悲伤。从这个重要的认识出发,Daniel 和 Callahan 建立了一个基于年龄的医疗保健分配标准。很多情况下这个标准显得不充分,其结论在伦理上难以被接受。如果需要一个分配原则,一个更简单且公平的标准是基于职业和社会可负担性,简而言之是基于循证的医学效果。

生命历程的其他概念和临终关怀伦理。 有些社会中,至少考虑后半生时,认为转型或超越与衰退一样重要。老年人衰退的(或甚至死去的)状态在晚年可能具有完全不同的意义。通过分析生命历程中的文化差异,我们可能可以从老年照料的伦理中学到一些知识。

痛苦最小化还是服务最大化? 与 Callahan 使用年龄限制服务形成鲜明对比,生物伦理委员会主席(2005)提出了一个想法,认为伦理照料和医疗保健可及性完全不受年龄影响。他们从基本原理开始,探讨人类价值不依赖所具备的特定能力。这个原理严重限制了服务,因为这些服务限制常暗示不治而死优于带病痛活着。生物伦理委员会认为我们在服务最大化而非痛苦最小化方面犯了错误。

重新思考自主性。 老年人比年轻人渴望更少的选择,得到的健康决策信息更少,对决策的责任更少。如前文所述，在衡量晚年医疗决策时，自主性是一个合适的标准吗？实际上，其他家庭成员对老年人做决定的自主性也感到困惑，但仍缺乏指南的充分指导。

超出配件医学之外。与衰老有关的基因机制知识会帮助我们减少年龄相关疾病的发病，如糖尿病、骨质疏松、心力衰竭和肾衰竭、帕金森病与阿尔茨海默病等。这可能会削弱医疗进步对任何年龄段人群健康的促进作用。当我们从配件医学转向更好地控制衰老速度时，公共卫生为老龄化带来的机会将发生转变。

参 考 文 献

AARP. (2006). Valuing the invaluable：A new look at the economic value of family caregiving (Issue Brief). Retrieved September 29, 2009, from http://assets. aarp. org/rgcenter/il/ib82_caregiving. pdf.

Abrams, R. C., Lachs, M., McAvay, G., Keohane, D. J., & Bruce, M. L. (2002). Predictors of self-neglect in community-dwelling elders. *American Journal of Psychiatry*, 159, 1724-1730.

Ackermann, R. T., Cheadle, A., Sandhu, N., Madsen, L., Wagner, E. H., & LoGerfo, J. P. (2003). Community exercise program use and changes in healthcare costs for older adults. *American Journal of Preventive Medicine*, 25(3), 232-237.

Agree, E. M., & Freedman, V. A. (2003). A comparison of assistive technology and personal care in alleviating disability and unmet need. *Gerontologist*, 43(3), 335-344.

Ahronheim, J. C., Morrison, R. S., Baskin, S. A., Morris, J., & Meier, D. E. (1996). Treatment of the dying in the acute care hospital. Advanced dementia and metastatic cancer. *Archives of Internal Medicine*, 156(18), 2094-2100.

Aizenstein, H. J., Nebes, R. D., Saxton, J. A., Price, J. C., Mathis, C. A., Tsopelas, N. D., et al. (2008). Frequent amyloid deposition without significant cognitive impairment among the elderly. *Archives of Neurology*, 65(11), 1509-1517.

Albert, S. M. (1997). Assessing health-related quality of life in elderly chronic care populations. In J. A. Teresi, M. P. Lawton, D. Holmes, & M. Ory (Eds.), *Measurement in elderly chronic care populations* (pp. 210-227). New York：Springer.

Albert, S. M. (1998). Defining and measuring quality of life in medicine. *Journal of the American Medical Association*, 279(6), 429.

Albert, S. M. (2002). Speaking from experience：*Home attendants speak about home care*. New York, Fan Fox & Leslie R. Samuels Foundation.

Albert, S. M. (2004). Beyond ADL-IADL："Recognizing the full scope of family caregiving. "In C. Levine(Ed.), *Family caregivers on the job：Moving beyond ADLs and IADLs*. New York, United Hospital Fund.

Albert, S. M., Bear-Lehman, J., & Burkhardt, A. (2009, in press). Lifestyle-adjusted function：Variation beyond BADL and IADL competencies. *The Gerontologist*.

Albert, S. M., Bear-Lehman, J., Burkhardt, A., Merete-Roa, B., & Noboa-Lemonier, R.

(2006). Variation in sources of clinician- and self-rated IADL disability. *Journal of Gerontology:Medical Sciences*,61A, 826-831.

Albert,S. M. , & Brody, E. M. (1996). When elder care is viewed as child care. Significance of elder's cognitive impairment and caregiver burden. *American Journal of Geriatric Psychiatry*,4,121-130.

Albert,S. M. ,Castillo-Castaneda,C. ,Jacobs,D. M. ,Sano,M. ,Bell,K. ,Merchant,C. ,et al. (1999a). Proxy-reported quality of life in Alzheimer's patients:Comparison of clinical and population-based samples. *Journal of Mental Health and Aging*,5(1), 49-58.

Albert,S. M. , & Cattell,M. G. (1994). *Old age in global perspective*. New York:GK Hall/McMillan.

Albert, S. M. , Colombi, A. , & Hanlon, J. (in press). Potentially inappropriate medications and risk of hospitalization in retirees. *Drugs and Aging*.

Albert,S. M. ,Dienstag,A. ,Tabert,M. H. ,Pelton,G. , & Devanand,D. P. (2002a). The impact of mild cognitive impairment on functional abilities in the elderly. *Current Psychiatry Reports*,4(1),64-68.

Albert,S. M. ,Glied,S. , Andrews,H. ,Stern,Y. , & Mayeux,R. (2002b). Primary care expenditures before the onset of Alzheimer's disease. *Neurology*,59(4),573-578.

Albert,S. M. ,Im,A. , & Raveis,V(2002c). Public health and the second 50 years of life. *American Journal of Public Health*,92,1214-1216.

Albert,S. M. , & Logsdon,R. G. ,Eds. (2001). *Assessing quality of life in Alzheimer's disease*. New York:Springer Publishing.

Albert, S. M. , Michaels, K. , Padilla, M. , Pelton, G. , Bell, K. , Marder, K. , et al. (1999c). Functional significance of mild cognitive impairment in elderly patients without a dementia diagnosis. *American Journal of Geriatric Psychiatry*, 7, 213-220.

Albert, S. M. , Musa, D. , Kwoh, K. , & Silverman, M. (2008). Defining optimal self-management in osteoarthritis:Racial differences in a population-based sample. *Journal of Cross-Cultural Gerontology*,23,349-360.

Albert,S. M. ,O'Neil,M. ,Muller,C. , & Butler,R. (2002d). *When does old age begin? Results from a national survey*. New York,International Longevity Center.

Albert,S. M. ,Rabkin,J. G. ,Del Bene,M. L. ,Tider,T. ,O'Sullivan,I. ,Rowland,L. P. , et al. (2005a). Wish to die in end-stage ALS. *Neurology*,65(1),68-74.

Albert,S. M. ,Sano,M. ,Bell,K. ,Merchant,C. ,Small,S. , & Stern,Y. (1998). Hourly care received by people with Alzheimer's disease:Results from an urban, community-based survey. *The Gerontologist*,38(6),704-714.

Albert,S. M. ,Simone,B. ,Brassard,A. ,Stern,Y. , & Mayeux,R. (2005b). Medicaid homecare services and survival in New York City. *The Gerontologist*,45(5), 609-616.

Albert,S. M. , & Teresi,J. A. (1999). Reading ability,education,and cognitive status assessment among older adults in Harlem,New York City,*American Journal of Public Health*,89,95-97.

Albert,S. M. , & Teresi,J. A. (2002). Quality of life,definition and measurement. In D. J. Eckert (Ed.),*Encyclopedia of aging* (Vol. 4,pp. 1158-1161). New York: MacMillian.

Alecxih,L. (2006). *Long term care financing in the U. S.* The Lewin Group. Retrieved June 1,2009,from http://www. allhealth. org/BriefingMaterials/Alecxih-443. pdf.

Alecxih,L. M. B. ,Zeruld,S. , & Olearczyk,B. (2000). *Characteristics of caregivers based on the survey of income and program participation.* Washington,D. C. ,The Lewin Group.

Alexopoulos,G. S. ,Borson,S. ,Cuthbert,B. N. ,Devanand,D. P. ,Mulsant,B. H. ,Olin, J. T. ,et al. (2002). Assessment of late life depression. *Biological Psychiatry*,52 (3),164-174.

Alexopoulos,G. S. ,Katz,I. R. ,Bruce,M. L. ,Heo,M. ,Ten Have,T. ,Raue,P. ,et al. (2005). Remission in depressed geriatric primary care patients:A report from the PROSPECT Study. *American Journal of Psychiatry*,162(4),718-724.

Allen,S. , & Mor,V(1998). Unmet need and its consequences:Contrasts between older and younger adults with disability. *Medical Care*,35(11),1132-1148.

Alzheimer's Association. (2009). Alzheimer's disease facts and figures. *Alzheimers & Dementia:The Journal of the Alzheimer's Association*,5(3),234-270.

American Psychiatlic Association. (2000). *Diagnostic and statistical manual of mental disorders*(4th ed.). Washington,DC:Author.

Amirkhanyan,A. A. , & Wolf,D. A:(2006). Parent care and the stress process:Findings from panel data. *The Journals of Gerontology. Series B ,Psychological Sciences and Social Sciences*,61(5),248-255.

Anderson,R. N. , & Smith,B. L. (2005). Deaths:Leading causes for 2002. *National Vital Statistics Reports*,53(17),1-89.

Appelbaum,P. S. , & Grisso,T. (2000). *The MacArthur competence assessment tool — Clinical research.* Sarasota,FL:Professional Resources.

Arias,E. (2007). United States life tables,2004. *National Vital Statistics Reports*(Vol. 56). Hyattsville,MD:National Center for Health Statistics. Retrieved May 15,2009, from http://www. cdc. gov/nchs/data/nvsr/nvsr56/nvsr56_09. pdf.

Arno,P. S. ,Levine,C. , & Memmott,M. M. (1999). The economic value of informal caregiving. *Health Affairs(Project Hope)*,18,182-188.

Asthana,S. , Brinton, R. D. , Henderson, V. W. , McEwen, B. S. , Morrison, J. H. , & Schmidt,P. J. (2009). Frontiers proposal,National Institute on Aging"bench to bedside:Estrogen as a case study. "*Age(Dordr)*31, 199-210.

Balfour,J. L. , & Kaplan,G. A. (2002). Neighborhood environment and loss of physical function in older adults: Evidence from the Alameda County Study. *American Journal of Epidemiology*,155(6),507-515.

Ball,K. ,Berch,D. B. , Helmers, K. F. ,Jobe,J. B. , Leveck, M. D. , Marsiske, M. , et al. (2002). Effects of cognitive training interventions with older adults:A randomized controlled trial. *Journal of the American Medical Association*,288(18),2271-2281.

Baltes,M. , & Carstensen, L. (1996). The process of successful ageing. *Ageing and Society*,16, 397-422.

Baltes, P. B. , & Baltes, M. M. (1990). *Successful aging: Perspective from the behavioral sciences*(pp. 1-34). New York:Cambridge University Press.

Baltes,P. B. , & Smith,J. (2003). New frontiers in the future of aging:From successful aging of the young old to the dilemmas of the fourth age. *Gerontology*,49(2), 123-135.

Bayles,C. N. ,Milas,C. N. ,Kuller,L. H. ,Newnan, A. B. ,McTigue,K. , & Williams,K. (2008). *The 10 keys to healthy aging*. Pittsburgh,PA:Center for Healthy Aging, University of Pittsburgh.

Beekman,A. T. ,Geerlings,S. W. ,Deeg,D. J. ,Smit,J. H. ,Schoevers,R. S. ,de Beurs, E. ,et al. (2002). The natural history of late-life depression:a 6-year prospective study in the community. *Archives of General Psychiatry*,59(7),605-611.

Beers,M. H. ,Ouslander,J. G. ,Fingold,S. F. ,Morgenstern,H. ,Reuben,D. B. ,Rogers, W. ,et al. (1992). Inappropriate medication prescribing in skilled-nursing facilities. *Annals of Internal Medicine*,117(8),684-689.

Belle,S. H. ,Burgio,L,Burns,R. ,Coon,D. ,Czaja,S. J. ,Gallagher-Thompson,D. ,et al. (2006). Enhancing the quality of life of dementia caregivers from different ethnic or racial groups:A randomized,controlled trial. *Annals of Internal Medicine*,145(10), 727-738.

Benton,A. L. (1955). *The Benton visual retention test*. New York:The Psychological Corporation.

Benton,A. L. (1967). *FAS Test*. Victoria,BC,Canada:University of Victoria.

Bergner,M. ,Bobbitt,R. A. ,Pollard,W. E. ,Martin,D. P. , & Gilson,B. S. (1976). The sickness impact profile:Validation of a health status measure. *Medical Care*,14(1),

57-67.

Berzon, R. A., Leplege, A. P., Lohr, K. N., Lenderking, W. R., & Wu, A. (1997). Summary and recommendations for future research. *Quality of Life Research: An International Journal of Quality of Life Aspects of Treatment, Care and Rehabilitation*, 6, 601-605.

Beswick, A. D., Rees, K., Dieppe, P., Ayis, S., Gooberman-Hill, R., Horwood, J., et al. (2008). Complex interventions to improve physical function and maintain independent living in elderly people: A systematic review and meta-analysis. *Lancet*, 371(9614), 725-735.

Bhalla, R. K., Butters, M. A., Becker, J. T., Houck, P. R., Snitz, B. E., Lopez, O. L., et al. (2009). Patterns of mild cognitive impairment after treatment of depression in the elderly. *American Journal of Geriatric Psychiatry*, 17(4), 308-316.

Bhattacharya, J., & Bundorf, M. K. (2009). The incidence of the healthcare costs of obesity. *Journal of Health Economics*, 28, 649-658.

Bhattacharya, J., Choudhry, K., & Lakdawalla, D. (2006). Appendix F: Chronic disease and trends in severe disability in working-age populations. In M. J. Field, A. Jette, & L. M. Martin(Eds.), *Workshop on disability in America*. Washington, DC: National Academies Press.

Blazer, D. G. (2002). The prevalence of depressive symptoms. *The Journals of Gerontology. Series A, Biological Sciences and Medical Sciences*, 57(3), 150-151.

Bloom, D. E., & Canning, D. (2007). Mortality traps and the dynamics of health transitions. *Proceedings of the National Academy of Sciences of the United States of America*, 104(41), 16044-16049.

Bloom, D. E., Canning, D., & Fink, G. (2008). Urbanization and the wealth of nations. *Science*, 319(5864), 772-775.

Borson, S., Barnes, R. A., Kukull, W. A., Okimoto, J. T., Veith, R. C., Inui, T. S., et al. (1986). Symptomatic depression in elderly medical outpatients. I. Prevalence, demography, and health service utilization. *Journal of the American Geriatrics Society*, 34(5), 341-347.

Boult, C., & Pacala, J. T. (1999). Care of older people at risk. In E. Calkins, C. Boult, E. H. Wagner, & J. T. Pacala(Eds.), *New ways to care for older people: Building systems based on evidence*(pp. 65-81). New York: Springer Press.

Breitner, J. C., Haneuse, S. J., Walker, R., Dublin, S., Crane, P. K., Gray, S. L., et al. (2009). Risk of dementia and AD with prior exposure to NSAIDs in an elderly community-based cohort. *Neurology*, 72, 1899-1905.

Brod, M., Stewart, A. L., & Sands, L. (2001). Conceptualization of quality of life in dementia. In S. M. Albert, & R. G. Logsdon (Eds.), *Assessing quality of life in Alzheimer's disease* (pp. 3-16). New York: Springer Publishing.

Brookmeyer, R., Corrada, N. M., Curriero, F. C., & Kawas, C. (2002). Survival following diagnosis of Alzheimer's disease. *Archives of Neurology*, 59(11), 1764-1767.

Brookmeyer, R., Gray, S., & Kawas, C. (1998). Projections of Alzheimer's disease in the United States and the public health impact of delaying disease onset. *American Journal of Public Health*, 88(9), 1337-1342.

Bruce, M. L., Seeman, T. E., Merrill, S. S., & Blazer, D. G. (1994). The impact of depressive symptomatology on physical disability: MacArthur Studies of Successful Aging. *American Journal of Public Health*, 84, 1796-1799.

Bruce, M. L., Ten Have, T. R., Reynolds, C. F., Ⅲ, Katz, I. I., Schulberg, H. C., Mulsant, B. H., et al. (2004). Reducing suicidal ideation and depressive symptoms in depressed older primary care patients: A randomized controlled trial. *Journal of the American Medical Association*, 291(9), 1081-1091.

Buchner, D. M. (1999). Prevention of frailty. In E. Calkins, C. Boult, E. H. Wagner, & J. T. Pacala (Eds.), *New ways to care for older people: Building systems based on evidence* (pp. 3-19). New York: Springer Publishing.

Buchner, D. M., Cress, E., de LaTour, B. J., Essleman, P. C., et al. (1997). The effect of strength and endurance training on gait, balance, fall risk, and health services use in community-living older adults. *The Journals of Gerontology. Series A, Biological Sciences and Medical Sciences*, 52A, 218-224.

Buchner, D. M., Larson, E. B., Wagner, E. H., Koepsell, T. D., & de Lateur, B. J. (1996). Evidence for a non-linear relationship between leg strength and gait speed. *Age and Aging*, 25, 386-391.

Burgio, L. D., Stevens, A., Burgio, K. L., Roth, D. L., Paul, P., & Gerstle, J. (2002). Teaching and maintaining behavior management skills in the nursing home. *Gerontologist*, 42(4), 487-496.

Bureau of Labor Statistics 2007. (2008). *Volunteering in the United States*, USDL 09-0078. Retrieved October 15, 2009, from http://www.bls.gov/news.release/pdf/volun.pdf.

Buszewicz, M., Rait, G., Griffin., M., Nazareth, I., Patel, A., Atkinson, A., et al. (2006). Self management of arthritis in primary care: Randomised controlled trial. *British Medical Journal*, 333(7574), 879.

Butler, R. (2008). The careers of people with dementia. *British Medical Journal*, 336(7656), 1260-1261.

Butler,R. N. (1969). Age-ism:Another form of bigotry. *Gerontologist*,9,243-246.

Cadogan,M. P. ,Schnelle, J. F. , Yamamoto-Mitani, N. , et al. (2004). A minimum data set prevalence of pain quality indicator:Is it accurate and does it reflect differences in care processes? *The Journals of Gerontology. Series A ,Biological Sciences and Medical Sciences* ,59, 281-285.

Cai,L. ,& Lubitz,J. (2007). Was there compression of disability for older Americans from 1992 to 2003? *Demography*,44(3),479-495.

Callahan,D. (2001). *Setting limits:Medical goals in an aging society*. Washington,DC: Georgetown University Press.

Campbell,D. E. ,Lynn,J. ,Louis,T. A. ,& Shugarnan,L. R. (2004). Medicare program expenditures associated with hospice use. *Annals of Internal Medicine* ,140(4),269-277.

Cannuscio,C. C. , Jones, C. , Kawachi, I. , Colditz, G. A. , Berkman, L. , & Rimm, E. (2002). Reverberations of family illness:A longitudinal assessment of informal caregiving and mental health status in the Nurses' Health Study. *American Journal of Public Health* ,92(8),1305-1311.

Carpenter,B. D. , Van Haitsma, K. , Ruckdeschel, K. , & Lawton, M. P. (2000). The psychosocial preferences of older adults:A pilot examination of content and structure. *Gerontologist*,40(3),335-348.

Carstensen,L. L. (1992). Social and emotional patterns in adulthood:Support for socio-emotional selectivity theory. *Psychology of Aging* ,7(3),331-338.

Casarett,D. , Karlawish, J. , Morales, K. , Crowley, R. , Mirsch, T. , & Asch, D. A. (2005). Improving the use of hospice services in nursing homes. A randomized controlled trial. *Journal of the American Medical Association* ,294, 211-217.

Cattell,M. G. ,& Albert,S. M. (2009). Elders,ancients,ancestors and the modern life course. In J. Sokolovsky (Ed.), *The cultural context of aging:Worldwide perspectives*(3rd ed. ,pp. 115-133). New York:Garvey.

Cella,D. F. , & Bonomi, A. E. (1996). The functional assessment of cancer therapy (FACT) and functional assessment of HIV infection (FAHI) quality of life measurement system. In B. Spilker(Ed.), *Quality of life and pharmacoeconomics in clinical trials* (pp. 203-225). Philadelphia:Lippincott-Raven.

Centers for Disease Control and Prevention. (2000a,July 24). Deaths, United States, 2000. *National Vital Statistics Reports* ,48(11). Hyattsville, MD:National Center for Health Statistics.

Centers for Disease Control and Prevention. (2000b). *Measuring healthy days. Population assessment of health-related quality of life*. National Center for

Chronic Disease Prevention and Health Promotion. Division of Adult and Community Health. Retrieved May 15, 2009, from www. cdc. gov/hrqol/pdfs/ mhd. pdf.

Centers for Disease Control and Prevention. (2003). Trends in aging—United States and worldwide. *Morbidity and Mortality Weekly Report*, 53, 102-106.

Centers for Medicare and Medicaid Services. (2007). *Medicare hospice data*: 1998-2005. Retrieved September 26, 2009, from http://www. cms. hhs. gov/ProspMedicareFeeSvcPmtGen/ downloads/HospiceData1998-2005. pdf.

Centers for Medicare and Medicaid Services/Office of Research, Development, and Information(ORDI). (2008). *Key milestones in the Medicare programs*. Retrieved August 11, 2008, from http://www. cms. hhs. gov/History/Downloads/ CMSProgramKeyMilestones. pdf.

Centers for Medicare and Medicaid Services. (2009). *Trustees report*. Retrieved April 15, 2009, from http://www. cms. hhs. gov/ReportsTrustFunds/

Chang, J. T., Morton, S. C., Rubenstein, L. Z., Mojica, W. A., Maglione, M., Suttorp, M. J., et al. (2004). Interventions for the prevention of falls in older adults: Systematic review and meta-analysis of randomised clinical trials. *British Medical Journal*, 328, 680.

Christakis, N. A., & Lamont, E. B. (2000). Extent and determinants of error in doctors' prognoses in terminally ill patients: Prospective cohort study. *British Medical Journal*, 320, 469-472.

Chronic Disease Directors, National Association of State Units on Aging. (2003). *The Aging States Project: Promoting Opportunities for Collaboration Between the Public Health and Aging Services Network*. Centers for Disease Control and Prevention.

Ciechanowski, P., Wagner, E., Schmaling, K., Schwartz, S., Williams, B., Diehr, P., et al. (2004). Community-integrated home-based depression treatment in older adults: A randomized controlled trial. *Journal of the American Medical Association*, 291 (13), 1569-1577.

Clark, F., Azen, S. P., Zemke, R., Jackson, J., Carlson, M., Mandel, D., et al. (1997). Occupational therapy for independent-living older adults. *Journal of the American Medical Association*, 278(16), 1321-1325.

Clarke, P., & George, L. K. (2005). The role of the built environment in the disablement process. *American Journal of Public Health*, 95(11), 1933-1939.

Cohen, J. T., Neumann, P. J., & Weinstein, M. C. (2008). Does preventive care save money? Health economics and the presidential candidates. *New England Journal of Medicine*,358(7),661-663.

Congressional Budget Office. (2007a). *Restrict Medigap coverage of Medicare's cost sharing,budget options*(February). Washington:Author.

Congressional Budget Office. (2007b). Statement of Peter R. Orszag. *The Medicare Advantage Program:Trends and options before the Subcommittee on Health Committee on Ways and Means U. S. House of Representatives*. Retrieved March 21,2007 from http://www. cbo. gov/ftpdocs/78xx/doc7879/03-21-Medicare. pdf.

Cooper,C. ,Selwood, A. ,Blanchard, M. ,Walker, Z. ,Blizard, R. ,& Livingston, G. (2009). Abuse of people with dementia by family carers:Representative cross sectional survey. *British Medical Journal*,338, b155.

Corder,E. H. ,Saunders, A. M. ,Risch, N. J. ,Strittmatter, W. J. ,Schmechel, D. E. , Gaskell,P. C. ,Jr. ,et al. (1994). Protective effect of apolipoprotein E type 2 allele for late onset Alzheimer disease. *Nature Genetics*,7,180-184.

Corder,E. H. ,Saunders, A. M. ,Strittmatter, W. J. ,Schmechel, D. E. ,Gaskell, P. C. , Small,G. W,et al. (199.3). Gene dose of apolipoprotein E type 4 allele and the risk of Alzheimer's disease in late onset families. *Science*,261,(5123),921-923.

Cornman,J. C. ,Freedman, V. A. ,& Agree, E. M. (2005). Measurement of assistive device use:Implications for estimates of device use and disability in late life. *Gerontologist*,45(3),347-358.

Corporation for National and Community Service. (2007). *Volunteering in Pittsburgh, PA，Volunteering in America，Cities* 2007. Available at http://www. volunteeringinamerica. gov/PA/Pittsburgh.

Costa,D. (2000). Understanding the twentieth century decline in chronic conditions among older men. Demography,37(1),53-72.

Covinsky,K. E. ,Hilton, J. ,Lindquist, K. , & Dudley, R. A. (2006). Development and validation of an index to predict activity of daily living dependence in community-dwelling elders. *Medical Care*,44(2),149-157.

Crews, D. E. (1990). *Anthropological issues in biological anthropology*. In R. Rubenstein(Ed.),*Anthropology and aging:Comprehensive reviews*(pp. 11-39). Dordrecht:Kluwer Academic Publishers.

Crimmins,E. M. ,Hayward, M. D. ,Hagedorn, A. ,Saito, Y. , & Brouard, N. (2009). Change in disability-free life expectancy for Americans aged 70+. *Demography*,46(3),627-646.

Crimmins,E. M. , & Saito, Y. (2001). Trends in healthy life expectancy in the United States, 1970-1990:Gender racial, and educational differences. *Social Science and Medicine*,52，1629-1641.

Crimmins, E. M., Saito, Y., & Ingegneri, D. (1997a). Trends in disability-free life expectancy in the United States, 1970-1990. *Population and Development Review*, 23(3), 555-572.

Crimmins, E. M., Saito, Y., & Reynolds, S. L. (1997b). Further evidence on recent trends in the prevalence and incidence of disability among older Americans from two sources: The LSOA and the NHIS. *The Journal of Gerontology, Psychological Science and Social Sciences*, 52B(2), 59-71.

Crook, T., Bartus, R. T., Ferrish, S. H., et al. (1986). Age-associated memory impairment: Proposed diagnostic criteria and measures of clinical change. Report of a National Institute of Mental Health Work Group. *Developmental Neuropsychology*, 2, 261-276.

Crum, R. M., Anthony, J. C., Bassett, S. S., & Folstein, M, F. (1993). Population-based norms for the Mini-Mental State Examination by age and educational level. *Journal of the American Medical Association*, 269(18), 2386-2391.

Cummings, J. L. (1997). The neuropsychiatric inventory: Assessing psychopathology in dementia patients. *Neurology*, 48, 10-16.

Current trends. (1994, May 27). Quality of life as a new public health measure: Behavioral Risk Factor Surveillance System, 1993, *Morbidity and Mortality Weekly Report*, pp. 375-380.

Czaja, S. J., Gitlin, L. N., Schulz, R., Zhang, S., Burgio, L. D., Stevens, A. B., et al. (2009). Development of the risk appraisal measure: A brief screen to identify risk areas and guide interventions for dementia caregivers. *Journal of the American Geriatrics Society*, 57(6), 1064-1072.

Derogatis, L. R., Lipman, R. S., Rickels, K., Uhlenhuth, E. H., & Covi, L. (1974). The Hopkins Symptom Checklist (HSCL): A self-report symptom inventory. *Behavioral Science*, 19(1), 1-15.

Devanand, D. P., Sano, M, Tang, M. X., Taylor, S., Gurland, B. J., Wilder, D., et al. (1996). Depressed mood and the incidence of Alzheimer's disease in the elderly living in the community. *Archives of General Psychiatry*, 53(2), 175-182.

Dolan, P., Gudex, C., Kind, P., & Williams, A. (1996). Valuing health states: A comparison of methods. *Journal of Health Economics*, 15, 209-231.

Dong, X., Mendes de Leon, C. F., & Evans, D. A. (2009). Is greater self-neglect severity associated with lower levels of physical function? *Journal of Aging Health*, 21(4), 596-610.

Dooneief, G., Marder, K., Tang, M, X., & Stern, Y. (1996). The Clinical Dementia Rating scale: Community-based validation of "profound" and "terminal" stages. *Neurology*, 46, 1746-1749.

Draper, P. , & Harpending, H. (1990). Work and aging in two African societies: Kung and Herero. In B. R. Bonder (Ed.), *Occupational performance in the elderly*. Philadelphia: FA Davis.

Dubois, B. , Feldman, H. H. , Jacova, C. , Dekosky, S. T, Barberger-Gateau, P. , Cummings, J. , et al. (2007). Research criteria for the diagnosis of Alzheimer's disease: Revising the NINCDS-ADRDA criteria. *Lancet Neurology*, 6(8), 734-746.

Dyer, C. B. , Goodwin, J. S. , Pickens-Pace, S. , Burnett, J. , & Kelly, P. A. (2007). Self-neglect among the elderly: A model based on more than 500 patients seen by a geriatric medicine team. *American Journal of Public Health*, 97(9), 1671-1676.

Edelman, P. , Fulton, B. R. , Kuhn, D. , & Chang, C. H. (2005). A comparison of three methods of measuring dementia-specific quality of life: Perspectives of residents, staff, and observers. *Gerontologist*, 45 *Spec No* 1(1), 27-36.

Elo, I. T. , & Preston, S. H. (1996). Educational differentials in mortality: United States, 1979-85. *Social Science and Medicine*, 42(1), 47-57.

Engardio, P. , & Matlack, C. (2005, January 31). Global aging. *Business Week*.

Erickson, P. , Wilson, R. , & Shannon, I. (1995). *Years of healthy life*. Healthy People 2000, Statistical Notes, No. 7. Atlanta, GA: Centers for Disease Control and Prevention.

Etkin, C. D. , Prohaska, T. R. , Harris, B. A. , Latham, N, & Jette, A. (2006). Feasibility of implementing the strong for life program in community settings. *The Gerontologist*, 46, 284-292.

Evers, M. M. , Purohit, D. , Perl, D. , Khan, K. , & Marin, D. B. (2002). Palliative and aggressive end-of-life care for patients with dementia. *Psychiatric Services*, 53, 609-613.

Fabiszewski, K. J. , Volicer, B. , & Volicer, L. (1990). Effect of antibiotic treatment on outcome of fevers in institutionalized Alzheimer patients. *Journal of the American Medical Association*, 263(23), 3168-3172.

Farrer, L. , & American College of Medical Genetics/American Society of Human Genetics Working Group on ApoE and Alzheimer Disease. (1995). Statement on use of apolipoprotein E testing for Alzheimer disease. *Journal of the American Medical Association*, 274, 1627-1629.

Feder, J. , Komisar, H. L. , & Niefeld, M. (2001). Long-term care in the United States: An overview. *Health Affairs*, 19(3), 40-56.

Feeney, D. , Furlong, W. , Boyle, M. , & Torrance, G. W. (1995). Multi-attribute health status classification systems. Health Utilities Index. *Pharmacoeconomics*, 7, 490-502.

Feher,E. P. , Larrabee, G. J. , Sudilovsky, A. , & Crook, T. H. (1994). Memory self-report in Alzheimer's disease and in age-associated memory impairment. *Journal of Geriatric Psychiatry Neurology*,6, 58-65.

Feinstein,A. R. ,Josephy,B. R. , & Wells,C. K. (1986). Scientific and clinical problems in indexes of functional disability. *Annals of Internal Medicine*,105(3),413-420.

Feldman,P. H. , & Oberlink, M. (2003). Developing community indicators to promote the health and well-being of older people. *Family and Community Health Journal*, 26(4),268-274.

Feldman,P. H. ,Oberlink,M. R. ,Simantov,E. , & Gursen,M. D. (2004). *A tale of two older Americas: Community opportunities and challenges.* The AdvantAge Initiative 2003 National Survey of Adults Aged 65 and Older. New York: The Center for Home Care Policy and Research,Visiting Nurse Service of New York.

Ferrucci,L. , Harris, T. B. , Guralnik, J. M. , Tracy, R. P. , Corti, M. C. , & Cohen, H. (1999). Serum IL-6 level and the development of disability in older persons. *Journal of the American Geriatrics Society*,47,639-646.

Ferrucci,L. , Penninx, B. W. , Volpato, S. , Harris, T. B. , Bendeen-Roche, K. , Balfour, J. ,et al. (2002). Change in muscle strength explains accelerated decline of physical function in older women with high interleukin-6 serum levels. *Journal of the American Geriatrics Society*,50,1947-1954.

Fialová,D. ,Topinková,E. ,Gambassi,G. ,Finne-Soveri,H. ,Jónsson,P. V. ,Carpenter, I. , et al. (2005). AdHOC Project Research Group. Potentially inappropriate medication use among elderly home care patients in Europe. *Journal of the American Medical Association*,293(11),1348-1358.

Fiatarone,M. A. ,Marks,E. C. ,Ryan,N. D. ,Meredith,C. N. ,Lipsitz,L. A. , & Evans, W. J. (1990). High-intensity strength training in nonagenarians:Effects on skeletal muscle. *Journal of the American Medical Association*,263,3029-3034.

Fillenbaum, G. , Heyman, A. , Peterson, B. , Pieper, C. , & Weiman, A. L. (2000). Frequency and duration of hospitalization of patients with AD based on Medicare data:CERAD XX. *Neurology*,54(8),740-743.

Finucane,M. L. ,Slovic,P. ,Hibbard,J. H. ,Peters,E. ,Mertz,C. K. , & McGregor,D. G. (2002). Aging and decision-making competence:An analysis of comprehension and consistency skills in older versus younger adults considering health-plan options. *Journal of Behavioral Decision Making*,15,141-164.

Fisher,A. G. (2006a). *Assessment of motor and process skills,Vol. 1:Development, standardization,and administration manual*(6th ed.). Fort Collins,CO:Three Star Press.

Fisher,A. G. (2006b). *Assessment of motor and process skills*,*Vol. 2*:*User manual* (6th ed.). Fort Collins,CO:Three Star Press.

Fitzpatrick,A. L. ,Kuller,L. H. ,Lopez,O. L. ,Diehr,P. ,O'Meara,E. S. ,Longstreth, W. T. ,Jr. ,et al. (2009). Midlife and late-life obesity and the risk of dementia: Cardiovascular health study. *Archives of Neurology*,66(3),336-342.

Fleming,M. F. ,Manwell,L. B. ,Barry,K. L. ,Adams,W, & Stauffacher,E. A. (1999). Brief physician advice for alcohol problems in older adults: A randomized community-based trial. *Journal of Family Practice*,48(5),378-384.

Fletcher,A. E. ,Price,G. M. ,Ng,E. S. ,Stirling,S. L. ,Bulpitt,C. J. ,Breeze,E. ,et al. (2004). Population-based multidimensional assessment of older people in UK general practice:A cluster-randomised factorial trial. *Lancet*,364(9446),1667-1677.

Fonkych,K. ,O'Leary,J. F. ,Melnick,G. A. ,& Keeler,E. B. (2008). Medicare HMO impact on utilization at the end of life. *The American Journal of Managed Care*,14 (8),505-512.

Forette,F. ,Seux,M. L. ,Staessen,J. A. ,Thijs,L. ,Babarskiene,M. R. ,Babeanu,S. ,et al. (2002). The preventionof dementia with antihypertensive treatment: New evidence from the systolic hypertension in Europe(Syst-Eur) study. *Archives of Internal Medicine*,162(18),2046-2052.

Fortes,M. (1961). Pietas and ancestor worship. *Journal of the Royal Anthropological Society*,91,166-191.

Fortinsky,R. H. ,Kulldorff,M. ,Kleppinger,A. ,& Kenyan-Pesce,L. (2009). Dementia care consultation for family caregivers:Collaborative model linking an Alzheimer's association chapter with primary care physicians. *Aging and Mental Health*,13(2), 162-170.

Franzini,L. ,Ribble,J. C. ,& Keddie,A. M. (2001). Understanding the Hispanic paradox. *Ethnicity & Disease*,11(3),496-518.

Freeborne,N. ,Lynn,J. ,& Desbiens, N. A. (2000). Insights about dying from the SUPPORT project. The Study to Understand Prognoses and Preferences for Outcomes and Risks of Treatments. *Journal of the American Geriatrics Society*,48 (5 Suppl),199-205.

Freedman,V. A. (2000). Implications of asking of "ambiguous" difficulty questions:An analysis of the second wave of the asset and health dynamics of the oldest old study. *The Journals of Gerontology. Series B*,*Psychological Sciences and Social Sciences*, 55, 288-297.

Freedman,V. A. (2009). Adopting the ICF language for studying late-life disability:A field of dreams? *Journal of Gerontology*:*Medical Sciences* 64A,1172-1174.

Freedman, V. A. , Agree, E. , & Cornman, J. (2005). *Development of an assistive technology and home environment assessment instrument for national survey: Final Report. Part 1. Recommended modules and instrument development process.* Report prepared for the Department of Health and Human Service's Office of the Assistant Secretary for Planning and Evaluation.

Freedman, V. A. , Agree, E. M. , Martin, L. G. , & Cornman, J. C. (2006a). Trends in the use of assistive technology and personal care for late-life disability, 1992-2001. *Gerontologist*, 46(1), 124-127.

Freedman, V. A. , Crimmins, E. , Schoeni, R. F. , Spillman, B. C. , Aykan, H. , Kramarow, E. , et al. (2004). Resolving inconsistencies in trends in old-age disability: Report from a technical working group. *Demography*, 41, 417-441.

Freedman, V. A. , Grafova, I. B. , Schoeni, R. F. , & Rogowski, J. (2007a, November 16-20). *Neighborhood associations with chronic disease prevalence and onset in later life.* Paper presented at the annual meeting of the Gerontological Society of America, San Francisco, CA.

Freedman, V. A. , Grafova, I. B. , Schoeni, R. F. , & Rogowski, J. (2008). Neighborhoods and disability in later life. *Social Science & Medicine*, 66(11), 2253-2267.

Freedman, V. A. , Hakan, A. , & Martin, L. G. (2001). Aggregate changes in severe cognitive impairment among older Americans: 1993 and 1998. *The Journals of Gerontology, Psychological Sciences and Social Sciences*, 56B(2), 100.

Freedman, V. A. , Hakan, A. , & Martin, L. G. (2002a). Another look at aggregate changes in severe cognitive impairment: Further investigation into the cumulative effects of three survey design issues. *The Journals of Gerontology, Psychological Sciences and Social Sciences*, 57B(2), 126-131.

Freedman, V. A. , Hodgson, N. , Lynn, J. , Spillman, B. , Waidmann, T. , Wilkinson, A. , et al. (2006b). Promoting declines in the prevalence of late-life disability: Comparisons of three potentially high-impact interventions. *Milbank Memorial Quarterly*, 84(3), 493-520.

Freedman, V. A. , & Martin, L. G. (1998). Understanding trends in functional limitations among older Americans. *American Journal of Public Health*, 88(10), 1457-1462.

Freedman, V. A. , & Martin, L. G. (1999). The role of education in explaining and forecasting trends in functional limitations among older Americans. *Demography*, 36, 461-473.

Freedman, V. A. , Martin, L. G. , & Schoeni, R. F. (2002b). Recent trends in disability and functioning among older adults in the United States: A systematic review. *Journal of the American Medical Association*, 288(24), 3137-3146.

Freedman, V. A., Schoeni, R. F., Martin, L. G., & Cornman, J. C. (2007b). Chronic conditions and the decline in late-life disability. *Demography*, 44, 459-477.

Freedman, V. A., & Soldo, B. J. (1994). *Forecasting disability: Workshop summary*. Washington, DC: Committee on National Statistics of the Commission on Behavioral and Social Sciences and Education.

Fried, L. P., Bandeen-Roche, K., Chaves, P. H., & Johnson, B. A. (2000). Preclinical mobility disability predicts incident mobility disability in older women. *The Journals of Gerontology. Series A, Biological Sciences and Medical Sciences*, 55(1), 43-52.

Fried, L. P., Bandeen-Roche, K., Kasper, J. D., & Guralnik, J. M. (1999). Association of comorbidity with disability in older Women: The Women's Health and Aging Study. *Journal of Clinical Epidemiology*, 52(1), 27-37.

Fried, L. P., Bandeen-Roche, K., Williamson, J. D., Prasada-Rao, P., Chee, E., Tepper, S., et al. (1996). Functional decline in older adults: Expanding methods of ascertainment. *The Journals of Gerontology. Series A, Biological Sciences and Medical Sciences*, 51(5), 206-214.

Fried, L. P., Carlson, M. C., Freedman, M., Frick, K. D., Glass, T. A., Hill, J., et al. (2004a). A social model for health promotion for an aging population: Initial evidence on the Experience Corps model. *Journal of Urban Health: Bulletin of the New York Academy of Medicine*, 81, 64-78.

Fried, L. P., Ferrucci, L., Darer, J., Williamson, J. D., & Anderson, G. (2004b). Untangling the concepts of disability, frailty, and comorbidity: Implications for improved targeting and care. *The Journals of Gerontology. Series A, Biological Sciences and Medical Sciences*, 59, 255-263.

Fried, L. P., Tangen, C. T., Walston, J., Newman, A. B., Hirsch, C., Gottdiener, J., et al. (2001). Frailty in older adults: Evidence for a phenotype. *The Journals of Gerontology. Series A, Biological Sciences and Medical Sciences*, 56, 146-156.

Friedland, R. P., Fritsch, T., Smyth, K. A., Koss, E., Lerner, A. J., Chen, A. H., et al. (2001). Patients with Alzheimer's disease have reduced activities in midlife compared with healthy control-group members. *Proceedings of the National Academy of Sciences of the United States of America*, 98, 3440-3445.

Fries, J. F. (1980). Aging, natural death and the compression of morbidity. *New England Journal of Medicine*, 303, 130-135.

Fries, J. F. (1983). The compression of morbidity. *The Milbank Memory Fund Quarterly. Health and Society*, 61, 397-419.

Fries, J. F. (2002). Reducing disability in older age. *Journal of the American Medical Association*, 288(24), 3164-3165.

Fries, J. F. , & Crapo, L. M. (1981). *Vitality and aging*. San Francisco: W. H. Freeman and Company.

Fry, C. L. (1980). Cultural dimensions of aging. A multidimensional scaling analysis. In C. L. Fry（Ed.）, Aging in culture and society: *Comparative viewpoints and strategies*(pp. 42-64). Brooklyn: JF Bergin.

Gallo, J. J. , Rabins, P. V. , Lyketsos, C. G. , Tien, A. Y. , Anthony. J. C. （1997）. Depression Without sadness: Functional outcomes of nondysphoric depression in later life. *Journal of the American Geriatrics Society*, 45(5), 570-578.

GAO. (1998). Alzheimer's disease: Estimates of prevalence in the U. S. Retrieved from http://www. gao. gov/archive/1998/he98016. pdf.

Gaugler J. E. , Yu, F. , Krichbaum, K. , & Wyman, J. F. （2009）. Predictors of nursing home admission for persons with dementia. *Medical Care*, 47(2), 191-198.

Gijsen, R. , Hoeymans, N. , Schellevis, F. G. , Ruwaard, D. , Satariano, W. A. , van den Bos, et al. (2001). Causes and consequences of comorbidity: A review. *Journal of Clinical Epidemiology*, 54, 661-674.

Gill, T. M. , Baker, D. I. , Gottschalk, M. , Peduzzi, P. N. , Allore, H. , & Byers, A. (2002). A program to prevent functional decline in physically frail, elderly persons who live at home. *New England Journal of Medicine*, 347(14), 1068-1074.

Gill, T. M. , & Feinstein, A. R. (1994). A critical appraisal of the quality of quality-of-life measurements. *Journal of the American Medical Association*, 272(8), 619-626.

Gill, T. M. , & Kurland, B. (2003). The burden and patterns of disability in activities of daily living among community-living older persons. *The Journals of Gerontology. Series A , Biological Sciences and Medical Sciences*, 58(1), 70-75.

Gill, T. M. , Robison, J. T. , & Tinetti, M. E. (1998). Difficulty and dependence: Two components of the disability continuum among community-living older persons. *Archives Internal Medicine*, 128, 96-101.

Gillick, M. R. (1994). *Choosing medical care in old age: What kind , how much , when to stop*. Cambridge: Harvard University Press.

Glass, A. P. , Roberto, K. A. , Brossoie, N. , Teaster, P. B. , & Butler, D. Q. (2008-2009). *Health Care Financing Review*, 30(2), 53-66.

Gold, M. (2008). *Medicare advantage in 2008*. Prepared for The Henry J. Kaiser Family Foundation. Retrieved August 15, 2008, from http://www. kff. org/medicare/uploacl/ 7775. pdf.

Goodman, S. N. （2002）. The mammography dilemma: A crisis for evidence-based medicine? *Annals of Internal Medicine*, 137(5 Part 1), 363-365.

Gotzsche, P. C. , & Olsen, O. (2000). Is screening for breast cancer with mammography *justifiable? Lancet*,355,129-134.

Grady,D.,Yaffe,K.,Kristof,M.,Lin,F.,Richards,C.,& Barrett-Connor,E.(2002). Effect of postmenopausal hormone therapy on cognitive function: The Heart and Estrogen/progestin Replacement Study. *American Journal of Medicine*,113(7), 543-548.

Gravelle,H.,Dusheiko,M.,Sheaff,R.,Sargent,P.,Boaden,R.,Pickard,S.,et al. (2007). Impact of case management (Evercare) on frail elderly patients: Controlled before and after analysis of quantitative outcome data. *British Medical Journal*,334 (7583),31.

Green,C.R.,Mohs,R.C.,Schmeidler,J.,Aryan,M.,& Davis,K.L.(1993). Functional decline in Alzheimer's disease: A longitudinal study. *Journal of the American Geriatrics Society*,41,654-661.

Gregg,E.W.,Yaffe,K.,Cauley,J.A.,Rolka,D.B.,Blackwell,T.L.,Narayan,K.M., et al. (2000). Is diabetes associated with cognitive impairment and cognitive decline among older women? Study of Osteoporotic Fractures Research Group. *Archives of Internal Medicine*,160(2),174-180.

Gruenberg,E.M.(1977). The failures of success. *The Milbank Memorial Fund Quarterly. Health and Society*,55(1),3-24.

Gruneir,A.,Lapane,K.L.,Miller,S.C.,& Mor,V.(2008). Is dementia special care really special? A new look at an old question. *Journal of the American Geriatrics Society*,56(2),199-205.

Guralnik,J.M.,Ferrucci,L.,Penninx,B.W.,Kasper,J.D.,Leveille,S.G.,Bandeen-Roche,K.,et al.(1999). New and worsening conditions and change in physical and cognitive performance during weekly evaluations over 6 months: The Women's Health and Aging Study. *The Journals of Gerontology. Series A*,*Biological and Medical Sciences*,54(8),410-422.

Guralnik,J.M.,Ferrucci,F.,Pieper,C.F.,Leveille,S.B.,Markides,K.S.,Ostir,G.V, et al.(2000). Lower extremity function and subsequent disability: Consistency across studies. *The Journals of Gerontology. Series A*,*Biological and Medical Science*,55A,221-231.

Guralnik,J.M.,Ferrucci,L.,Simonsick,E.M.,Salive,M.E.,& Wallace,R.B.(1995a). Lower-extremity function in persons over the age of 70 years as a predictor of subsequent disability. *New England Journal of Medicine*,332(9),556-561.

Guralnik,J.M.,Fried,L.P.,Simonsick,E.M.,Kasper,J.D.,& Lafferty,M.E.(Eds.) (1995b). *The Women's Health and Aging Study*. NIH 95-4009. Bethesda,MD: National Institutes of Health.

Guralnik,J. M. ,Simonsick,E. M. ,Ferrucci,L. ,Glynn,R. J. ,Berkman,L. F. ,Blazer,D. G. ,et al. (1994). A short physical performance battery assessing lower extremity function: Association with self-reported disability and prediction of mortality and nursing home admission. *Journal of Gerontology*,49(2),85-94.

Gurland,B. J. ,Wilder,D. E. ,Chen,J. ,Lantigua,R. ,Mayeux,R. , & Van Nostrand,J. (1995). A flexible system of detection for Alzheimer's disease and related dementias. *Aging(Milano)*,7(3),165-172.

Hadley,E. (1992). Cause of death among the oldest old. In R. M. Suzman,D. P. Willis,& K. G. Manton(Eds.), *The oldest old* (pp. 183-198). New York Oxford University Press.

Hanlon,J. T. , Schmader, K. E. , Ruby, C. M. , & Weinberger, M. (2001). Suboptimal prescribing in older inpatients and outpatients. *Journal of the American Geriatrics Society*,49,200-209.

Hardy,S. E. , & Gill,T. M. (2004). Recovery from disability among community-dwelling older persons. *Journal of the American Medical Association*,291,1596-1602.

Hayward,M. D. , & Gorman,B. K. (2004). The long arm of childhood: The influence of early-life social conditions on men's mortality. *Demography*,41(1),87-107.

Hebert,L. E. , Scherr, P. A. , Bienias, J. L. , Bennett, D. A. , & Evans, D. A. (2003). Alzheimer disease in the U. S. population: Prevalence estimates using the 2000 census. *Archives of Neurology*,60(8),1119-1122.

Heiss,F. ,McFadden,D. , & Winter,J. (2006). Who failed to enroll in Medicare Part D, and why? Early results. *Health Affairs(Project Hope)*,25,344-354.

Helmes,E. ,Csapo,K. G. , & Short,J. A. (1987). Standardization and validation of the Multidimensional observation scale for elderly subjects (MOSES). *Journal of Gerontology*,42, 395-405.

Helzner,E. P. ,Luchsinger, J. A. , Scarmeas, N. , Cosentino, S. , Brickman, A. M. , & Glymour, M. M. , et al. (2009). Contribution of vascular risk factors to the progression in Alzheimer disease. *Archives of Neurology*,66(3),343-348.

Helzner,E. P. , Scarmeas, N. , Cosentino, S. , Portet, F. , & Stern, Y. (2007). Leisure activity and cognitive decline in incident Alzheimer disease. *Archives of Neurology*, 64(12),1749-1754.

Helzner,E. P. , Scarmeas, N. , Cosentino, S. , Tang, M. X. , Schupf, N. , & Stern, Y. (2008). Survival in Alzheimer disease: A multiethnic, population-based study of incident cases. *Neurology*,71(19),1489-1495.

Henderson,V. W. (2009). Estrogens, episodic memory, and Alzheimer's disease: A critical update. *Seminars in Reproductive Medicine*,27(3),283-293.

Hennessey,C. H., Moriarty D. G., Scherr, P. A., & Brackbill, R. (1994). Measuring health-related quality of life for public health surveillance. *Public Health Reports*, 109(5),665-672.

Herndon,L. A., Schmeissner, P. J., Dudaronek, J. M., Brown, P. A., Listner, K. M., Sakano, Y., et al. (2002). Stochastic and genetic factors influence tissue-specific decline in ageing *C. elegans. Nature*,419, 808-814.

Hetzel,B. S., & Leeder, S. R. (2001). Half a century of healthcare in Australia. The *Medical Journal of Australia*,174(1),33-36.

Hetzel, D. M. (2001). Death, disease and diversity in Australia, 1951 to 2000. *The Medical Journal of Australia*,174(1),21-24.

Hetzel,L., & Smith,A. (2001). *Census 2000 brief, the 65 years and over population: 2000.* Washington DC:U. S. Census Bureau.

Heuts,P. H., de Bie, R., Drietelaar, M., Aretz, K., Hopman-Rock, M., Bastiaenen, C. H.,et al. (2005). Self-management in osteoarthritis of hip or knee:A randomized clinical trial in a primary healthcare setting. *Journal of Rheumatology*,32,543-549.

Hirtz, D., Thurman, D. J., Gwinn-Hardy, K., Mohamed, M., Chaudhuri, A. R., & Zalutsky, R. (2007). How common are the "common" neurologic disorders? *Neurology*,68(5),326-337.

Hoadley,J. (2008). *Medicare Part D:Simplifying the program and improving the value of information for beneficiaries.* Commonwealth Fund Issue Brief. Available at http://www. commonwealthfund. org.

Hoffman,C.,Rice,D., & Sung, H. Y. (1996). Persons with chronic conditions. Their prevalence and costs. *Journal of the American Medical Association*, 276(18), 1473-1479.

Hogan,C.,Junney,J.,Gabel,J.,& Lynn,J. (2001). Medicare beneficiaries'costs of care in the last year of life. *Health Affairs*,20(4),188-195.

Hokenstad, A., Ramirez, M., Haslanger, K., & Finneran, K. (1997). *Medicaid home care services in New York City:Demographics,health conditions,and impairment levels of New York City's Medicaid home care population.* New York, United Hospital Fund.

Hokenstad, A., & Shineman, M. (2009). *An overview of Medicaid long-term care programs in New York.* New York:Medicaid Institute,United Hospital Fund.

Holmes,D., Teresi,J. A., & Ory,M. G. (2000). Overview of the volume. In D. Holmes, J. A. Teresi, & M. G. Ory (Eds.), *Special care units* (pp. 7-18). Paris: Serdi Publishers;New York:Springer Press.

Holtzer,R.,Verghese,J.,Wang,C.,Hall,C. B., & Lipton,R. B. (2008). Within-person across-neuropsychological test variability and incident dementia. *Journal of the American Medical Association*, 300(7),823-830.

Hooyman,N. ,Gonyea,J. , & Montgomery,R. (1985). The impact of in-home services termination on family caregivers. *Gerontologist*,25(2),141-145.

Horiuchi,S. (2003). Age patterns of mortality. In P. Demeny and G. McNicoll(Eds.), *The Encyclopedia of Population*. Farmington Hills,MI:Macmillan Reference.

Hornbrook,M. C. , Stevens, V. J. , Wingfield, D. J. , Hollis, J. F. , Greenlick, M. R, & Ory, M. G. (1994). Preventing falls among community-dwelling older persons: Results from a randomized trial. *The Gerontologist*,34,16-23.

Hsu,J. ,Price,M. ,Huang,J. ,Brand,R. ,Fung,V. ,Hui,R. , et al. (2006). Unintended consequences of caps on Medicare drug benefits. *New England Journal of Medicine*,354(22),2349-2359.

Hughes,C. P. ,Berg,L. ,Danziger,W. L. ,Cohen,L. A. , & Martin,R. L. (1982). A new clinical scale for the staging of dementia. *British Journal of Psychology*,140, 566-572.

Hughes, S. L. , Seymour, R. B. , Campbell, R. , Pollak, N. , Huber, G. , & Sharma, L. (2004). Impact of the fit and strong intervention on older adults with osteoarthritis. *Gerontologist*,44(2),217-228.

Humphrey,L. L. ,Chan,B. K. S. ,Detlefsen,S. , & Helfand,M. (2002a). Screening for breast cancer. *Systematic Evidence Review No. 15* (Prepared by the Oregon Health & Science University. Practice Center under Contract No. 290-97-0018.)Rockville, MD:Agency for Healthcare Research and Quality.

Humphrey,L. L. ,Helfand,M. , & Chan,B. K. S. (2002b). Breast cancer screening: A summary of the evidence for the U. S. Preventive Services Task Force. *Annals of Internal Medicine*,137,347-360.

Hurley, A. C. , Volicer, B. J. , Hanrahan, P. A. , Houde, S. , & Volicer, L. (1992). Assessment of discomfort in advanced Alzheimer patients. *Research in Nursing and Health*,15,369-377.

Iezzoni,L. I. , & Freedman,V. A. (2008). Turning the disability tide:The importance of definitions. *Journal of the American Medical Association*,299(3),332-334.

Inouye,S. K. , Bogardus, S. T. , Jr. , Charpentier, P. A. , Leo-Summers, L. , Acampora, D. ,Holford T. R. ,et al. (1999). A multicomponent intervention to prevent delirium in hospitalized older patients. *New England Journal of Medicine*,340(9),669-676.

Institute of Medicine. (1998). *Approaching death: Improving care at the end of life*. M. J. Field & C. K. Cassel(Eds.). Washington,DC:National Academy Press.

Institute of Medicine. (2002). *Care without coverage: Too little, too late*. Washington,

DC:National Academy Press.

Institute of Medicine. (2007). *The future of disability in America*. Washington,DC: National Academies Press.

Institute of Medicine. (2008). *Retooling for an aging America:Building the health care workforce*. Washington,DC:National Academies Press.

Jackson,R. ,& Howe,N. (2007). *The graying of the great powers*. Washington,DC: Center for Strategic and International Studies.

Jackson,V. (2002). Screening mammography:Controversies and headlines. *Radiology*, 225,323-326.

Jaeschke,R. ,Singer,J. ,& Guyatt,G. H. (1989). Measurement of health status. Ascertaining the minimal clinically important difference. *Controlled Clinical Trials*, 10(4),407-415.

Janevic,M. R. ,Janz,N. K. ,Dodge,J. A. ,Wang,Y. ,Lin,X. ,& Clark;N. M. (2004). Longitudinal effects of social support on the health and functioning of older women with heart disease. *International Journal of Aging & Human Development*,59(2), 153-175.

Jarvik,G. P. ,Wijsman,E. M,Kukull,W. A. ,Schellenberg,G. D. ,Yu,C. ,& Larson,E. B. (1995). Interaction of apolipoprotein E genotype,total cholesterol level,and sex in prediction of Alzheimer disease in a case-control study. *Neurology*, 45, 1092-1096.

Jette, A. M. (2009). Toward a common language of disablement. *Journal of Gerontology:Medical Sciences*,64A, 1165-1168.

Jette,A. M. ,Assmann,S. F. ,Rooks,D. ,Harris,B. A. ,& Crawford,S. (1998). Interrelationships among disablement concepts. *The Journals of Gerontology. Series A,Biological Sciences and Medical Sciences*,53(5),395-404.

Jette,A. M. ,Haley,S. M. ,& Kooyoomjian,J. T. (2003). Are the ICF activity and participation dimensions distinct? *Journal of Rehabilitation Medicine*, 35 (3), 145-149.

Jette,A. M. ,Lachman,M. ,Giorgetti,M. M. ,Assmann,S. F. ,Harris,B. A. ,Levenson, C. ,et al. (1999). Exercise-it's never too late:The strong-for-life program. *American Journal of Public Health*,89(1),66-72.

Jette, A. M. , Tao, W. , & Haley, S. M. (2007). Blending activity and participation subdomains of the ICF. *Disability and Rehabilitation*,29(22),1742-1750.

Johnson,R. W. ,Toohey,D. ,& Wiener,J. W. (2007). *Meeting the long-term care needs of the baby boomers:How changing families will affect paid helpers and institutions*. Washington,DC:Urban Institute. Retrieved September 29,2009,from http://www. urban. org/UploadedPDF/311451_Meeting_Care. pdf.

Jorm, A. F. , Christensen, H. , Kolten, A. E. , Jacomb, P. A. , & Henderson, A. S. (2000).
Informant ratings of cognitive decline in old age: Validation against change on
cognitive tests over 7 to 8 years. *Psychological Medicine* , 30, 981-985.

Kaiser Family Foundation. (2006a). *Prescription drug coverage among Medicare
beneficiaries*. Retrieved May 15, 2009, from http://www. kff. org/medicare/
upload/7453. pdf.

Kaiser Family Foundation. (2006b). *Dual eligibles*. Retrieved May 15, 2009, from
http://www. kff. org/medicaid/upload/Dual-Eligibles-Medicaid-s-Role-for-Low-Income-
Medicare-Beneficiaries-Feb-2006. pdf.

Kaiser Family Foundation. (2008). *Employer health benefits 2008 summary of
findings—Report*. Retrieved May 15, 2009, from http://ehbs. kff. org/images/
abstract/7791. pdf.

Kane, R. A. (1995). Expanding the home care concept: blurring distinctions among home
care, institutional care, and other long-term-care services. *The Milbank Quarterly* ,
73(2), 161-186.

Kane, R. L. , & Kane, R. A. (2000). Assessment in long-term care. *Annual Review of
Public Health* , 1, 659-686.

Kaplan, E. , Goodglass, H. , & Weintraub, S. (1983). *Boston naming test*. Philadelphia:
Lea & Febiger.

Kaplan, R. M. , & Anderson, J. P. (1996). The general health policy model: An integrated
approach. In B. Spilker (Ed.), *Quality of life and pharmacoeconomics in clinical
trials* (pp. 203-225). Philadelphia: Lippincott-Raven.

Karagiozis, H. , Gray, S. , Sacco, J. , Shapiro, M. , & Kawas, C. (1998). The Direct
Assessment of Functional Abilities (DAFA): A comparison to an indirect measure of
instrumental activities of daily living. *Gerontologist* , 38(1), 113-121.

Karlawish, J. , Kim, S. Y. , Knopman, D. , van Dyck, C. H. , James, B. D. , & Marson, D.
(2008). The views of Alzheimer disease patients and their study partners on proxy
consent for clinical trial enrollment. *The American Journal of Geriatric
Psychiatry*. 16(3), 240-247.

Katz, S. , Branch, L. G. , Branson, M. H. , Papsidero, J. A. , Beck, J. C. , & Greer, D. S.
(1983). Active life expectancy. *New England Journal of Medicine* , 309,
1218-1224.

Katz, S. , Ford, A. B. , Moscowitz, A. W. , et al. (1963). Studies of illness in the aged: The
index of ADL: A standardized measure of biological and psychosocial function.
Journal of the American Medical Association , 185, 914-919.

Kaufman, S. (2005). *And a time to die: How American hospitals shape the end of life*. New York: Scribner.

Kelly-Hayes, M., Jette, A. M., Wolf, P. A., D'Agostino, R. B., & Odell, P. M. (1992). Functional limitations and disability among elders in the Framingham Study. *American Journal of Public Health*, 82(6), 841-845.

Kemper, P., Komisar, H. L., & Alecxih, L. (2005-2006). Long-term care over an uncertain future: What can current retirees expect? *Inquiry*, 42(4), 335-350.

Kemper, P., & Murtaugh, C. M. (1991). Lifetime use of nursing home care. *New England Journal of Medicine*, 324(9), 595-600.

Keysor, J. (2006). How does the environment influence disability? Examining the evidence. In M. Field, A. Jette, & L. Martin (Eds.), *Workshop on disability in America: A new look——Summary and background papers* (pp. 88-100). Washington, DC: National Academies Press.

Keysor, J., Jette, A., & Haley, S. M. (2005). Development of the home and community environment (HACE) instrument. *Journal of Rehabilitation Medicine*, 37(1), 37-44.

Kim, H., & Lee, J. (2006). The impact of comorbidity on wealth changes in later life. *The Journals of Gerontology. Series B, Psychological Sciences and Social Sciences*, 61(6), 307-314.

Kim, S. Y., Kim, H. M., Langa, K. M., Karlawish, J. H., Knopman, D. S., & Appelbaum, P. S. (2009). Surrogate consent for dementia research: A national survey of older Americans. *Neurology*, 72(2), 149-155.

King, A. C., Baumann, K., O'Sullivan, P., Wilcox, S., & Castro, C. (2002). Effects of moderate-intensity exercise on physiological, behavioral, and emotional responses to family caregiving: A randomized controlled trial. *The Journals of Gerontology. Series A, Biological Sciences and Medical Sciences*, 57(1), M26-M36.

Kinsella, K., & He, W. (2009). *An aging world: 2008*. Washington, DC: Government Printing Office.

Kinsella, K., & Velkoff, V. A. (2001). *An aging world: 2001*. Washington, DC: Government Printing Office.

Kitchener, M., Carrillo, H., & Harrington, C. (2003). Medicaid community-based programs: A longitudinal analysis of state variation in expenditures and utilization. *Inquiry*, 40(4), 375-389.

Kleinmeier, R. W. (1962). Intellectual change in the scenium. *In Proceedings of the Social Statistics Section, American Statistical Association* (pp. 290-295). Washington, DC: American Statistical Association.

Klinenberg, E. (2004). *Heat wave. A social autopsy of disaster in Chicago*. Chicago: University of Chicago Press.

Kluger, A., Gianutos, J. G., Golumb, J., Ferris, S. H., George, A. E., Franssen, E., et al. (1997). Patterns of motor impairment in normal aging, mild cognitive decline, and early Alzheimer's disease. *The Journals of Gerontology. Series B, Psychological Sciences and Social Sciences*, 52, 28-39.

Klunk, W. E., Engler, H., Nordberg, A., Wang, Y., Blomqvist, G., Holt, D. P., et al. (2004). Imaging brain amyloid in Alzheimer's disease with Pittsburgh Compound-B. *Annals of Neurology*, 55(3), 306-319.

Knopman, D. S., Berg, J. D., Thomas, R., Grundman, M., Thal, L. J., & Sano, M. (1999). Nursing home placement is related to dementia progression: Experience from a clinical trial. Alzheimer's Disease Cooperative Trial. *Neurology*, 52, 714-718.

Knopman, D. S., Rocca, W. A., Cha, R. H., Edland, S. D., & Kokmen, E. (2003). Survival study of vascular dementia in Rochester, Minnesota. *Archives of Neurology*, 60(1), 85-90.

Komisar, H. L., & Thompson, L. S. (2007). *National spending for long-term care. Fact Sheet*. Washington, DC: Georgetown University Long-Term Care Financing Project.

Kovar, M. G. (1986). *Aging in the eighties, preliminary data for the Supplement on Aging to the National Health Interview Survey, US, Jan-Jun, 1984*. Advance Data from Vital and Health Statistics, No. 115 DHHS 86-1250. Hyattsville, MD: National Center for Health Statistics/Public Health Service. Retrieved March 15, 2004, from http://www.cdc.gov/nchs/data/ad/ad115acc.pdf.

Kovar, M. G., & Lawton, M. P. (1994). Functional disability: Activities and instrumental activities of daily living. *Annual Review of Geriatrics and Gerontology* (Vol. 14.). New York: Springer Press.

Krach, C. A., & Velkoff, V. A. (1999). *Centenarians in the United States* (U. S. Bureau of the Census, Current Population Reports, Series P23-199RV). Washington, DC: U. S. Government Printing Office.

Kramer, M. (1980). The rising pandemic of mental disorders and associated chronic diseases and disabilities. *Acta Psychiatrica Scandinavia, Symposium Supplement*, 285, 62-85.

Kuh, D., Bassey, J., Hardy, R., Sayer, A. A., Wadsworth, M., & Cooper, C. (2002). Birth weight, childhood size, and muscle strength in adult life: Evidence from a birth cohort study. *American Journal of Epidemiology*, 156, 627-633.

Kung, H.-C., Hoyert, D. L., Xu, J., & Murray, S. L. (2008, April 24). Deaths: Final data for 2005. *National Vital Statistics Reports*,56(10). Retrieved September 15,2009, from http://www.cdc.gov/nchs/data/nvsr/nvsr56/nvsr56_10.pdf.

Kutner,N. G. ,& Bliwise,D. L. (2000). Observed agitation and the phenomenon of "sundowning" among SCU residents. In D. Holmes,J. A. Teresi,& M. G. Ory (Eds.),*Special care units* (pp. 151-162). Paris:Serdi Publishers;New York: Springer Press.

Lachs,M. S. ,& Pillemer,K. (2004). Elder abuse. *Lancet*,364(9441),1263-1272.

Lachs,M. S. ,Williams,C. S,O'Brien,S. ,& Pillemer,K. A. (2002). Adult protective service use and nursing home placement. *The Gerontologist*,42(6),734-739.

Lachs,M. S. ,Williams,C. S. ,O'Brien,S. ,Pillemer,K. A. ,& Charlson,M. E. (1998). The mortality of elder mistreatment. *Journal of the American Medical Association*, 280(5),428-432.

LaCroix,A. Z. ,Leveille,S. G. ,Hecht,J. A. ,Grothaus,L. C. ,& Wagner,E. H. (1996). Does Walking decrease the risk of cardiovascular disease hospitalizations and death in older adults? *Journal of the American Geriatrics Society*,44(2),113-120.

Lakedwalla,D. N. ,Bhattacharya,J. ,& Goldman,D. P. (2004). Are the young becoming more disabled? *Health Affairs(Project Hope)*,23(1),168-176.

Lamb,S. (2009). Elder residences and outsourced sons:Remarking aging in cosmopolitan India. In J. Sokolovsky (Ed.),*The cultural context of aging* (pp. 418-440). Westport,CT:Praeger Publishers.

Landefeld,C. S. ,Palmer,R. M. ,Kresevic,D. M. ,Fortinsky,R. H. ,& Kowal,J. (1995). A randomized trial of care in a hospital medical unit especially designed to improve functional outcomes of acutely ill older patients. *New England Journal of Medicine*,332,1338-1344.

Lang,J. E. ,Benson,W. F. ,& Anderson,L. A. (2005). Aging and public health: Partnerships that can affect cardiovascular health programs. *American Journal of Preventive Medicine*,29(5 Suppl1),158-163.

Langa,K. M. ,Larson,E. B. ,Karlawish,J. H. ,Cutler,D. M. ,Kabeto,M. U. ,Kim,S. Y. ,et al. (2008). Trends in the prevalence and mortality of cognitive impairment in the United States:Is there evidence of a compression of cognitive morbidity? *Alzheimers & Dementia*,4(2),134-144.

Langa,K. M. ,Plassman,B. L. ,Wallace,R. B. ,Herzog,A. R. ,Heeringa,S. G. ,Ofstedal, M. B. ,et al. (2005). The Aging,Demographics,and Memory Study:Study design and methods. *Neuroepidemiology*,25(4),181-191.

Larson,E. B. ,Shadlen,M. F. ,Wang,L. ,McCormick,W. C. ,Bowen,J. D. ,Teri,L. ,et al. (2004). Survival after initial diagnosis of Alzheimer disease. *Annals of Internal*

Medicine,140(7),501-509.

Larson,R. ,Zuzanek,J. , & Mannell,R. (1985). Being alone versus being with people: Disengagement in the daily experience of older adults. *Journal of Gerontology*,40 (3),375-381.

Launer,L. J. ,Anderson,K. ,Dewey,M. E. ,Lentenneur,L. ,Ott,A. ,Amaducci,L. A. , Brayne,C. , et al. (1999). Rates and risk factors for dementia and Alzheimer's disease:Results from EURODEM pooled analyses. *Neurology*,52,78-84.

Lawton,M. P. (1991). A multidimensional view of quality of life in frail elders. In J. E. Birren(Ed.),*The concept and measurement of quality of life in the frail elderly*. San Diego:Academic Press.

Lawton,M. P. , & Brody,E. M. (1969). Assessment of older people:Self-maintaining and instrumental activities of daily living. *Gerontologist*,9(3),179-186.

Lawton,M. P. ,Brody,E. , & Pruchno,R. (1991). *Respite for caregivers of Alzheimer patients:Research and practice*. New York:Springer.

Lawton,M. P. ,Moss,M. , & Glicksman,A. (1993). The quality of the last year of life of older persons. *Milbank Quarterly*,68,1-28.

Lawton,M. P. ,Parmelee,P. A. ,Katz,I. R. , & Nesselroade,J. (1996). Affective states in normal and depressed older people. *The Journals of Gerontology. Series B,Psychological Sciences and Social Sciences*,51(6),309-316.

Lawton,M. P. , Van Haitsma,K. ,Perkinson,M. , & Ruckdeschel,K. (2001). Observed affect and quality of life in dementia. In S. M. Albert & R. G. Logsdon(Eds.), *Assessing quality of life in Alzheimer's disease* (pp. 3-16). New York:Springer Publishing.

Lazirides,E. N. ,Rudberg,M. A. ,Furner,S. E. , & Cassel,C. K. (1994). Do activities of daily living have a hierarchical structure? An analysis using the Longitudinal Study of Aging. *Journal of Gerontology*,49(2),47-51.

Leber, P. (1991). *Global assessment measures. Letter to companies involved in antidementia research*. Washington,DC:Food and Drug Administration.

LeBlanc, A. J. , Tonner, M. C. , & Harrington, C. (2001). State Medicaid programs offering personal care services. *Health Care Financing Review*,22(4),155-173.

Lee,S. J. , Lindquist, K. , Segal, M. R. , & Covinsky, K. E. (2006). Development and validation of a prognostic index for 4-year mortality in older adults. *Journal of the American Medical Association*,295(7),801-808.

Leibson,C. , Owens, T. , O'Brien, P. , Waring, S. , Tangalos, E. , Hanson V, et al. (1999). Use of physician and acute care services by persons with and without Alzheimer's disease:A population-based comparison. *Journal of the American*

Geriatrics Society,47,864-869.

Lemieux, J. , Chovan, T. , & Heath, K. （2008）. Medigap coverage and Medicare spending：A second look. *Health Affairs （Millwood）*,27(2),469-477.

Leplege, A. , & Hunt, S. (1997). The problem of quality of life in medicine. *Journal of the American Medical Association*,278(1),47-50.

Leveille, S. G. , Phelan, E. A. , Davis, C. , LoGerfo, M. , & LoGerfo, J. P. （2004）. Preventing disability through community-based health coaching. *Journal of the American Geriatrics Society*,52(2),328-329.

Leveille, S. G. , Wagner, E. H. , Davis, C. , Grothaus, L. , Wallace, J. , LoGerfo, M. , et al. (1998). Preventing disability and managing chronic illness in frail older adults：A randomized trial of a community-based partnership with primary care. *Journal of the American Geriatrics Society*,46(10),1191-1198.

Levine, C. , Albert, S. M. , Hokenstad, A. , Halper, D. , Hart, A. Y. , & Gould, D. A. (2006). "This case is closed"：The transition in family caregiving when home health care services end. *Milbank Quarterly*,84(2),305-331.

Levy, G. , Tang, M. X. , Louis, E. D. , Cote, L. J. , Alfaro, B. , Mejia, H. , et al. (2002). The association of incident dementia with mortality in PD. *Neurology*, 59 （11）, 1708-1713.

Levy, R. (1994). Aging-associated cognitive decline. *International Psychogeriatrics*,6, 63-68.

Levy-Storms, L. , Schnelle, J. F. , & Simmons, S. F. （2007）. What do family members notice following an intervention to improve mobility and incontinence care for nursing home residents'? An analysis of open-ended comments. *The Gerontologist*, 47(1),14-20.

Liao, Y. , McGee, D. L. , Cao, G. , & Cooper, R. S. (2000). Quality of life in the last year of life of older adults：1986 vs. 199：3. *Journal of the American Medical Association*,283(4),512-518.

Lin, E. H. , Katon, W. , Von Korff, M. , Tang, L. , Williams, J. W. , Jr. , Kroenke, K. , et al. (2003). Effect of improving depression care on pain and functional outcomes among older adults with arthritis：A randomized controlled trial. *Journal of the American Medical Association*,290(18),2428-2429.

Lindeman, D. A. , Arnsberger, P. , & Owens, D. (2000). Staffing and specialized dementia care units：Impact of resident outcomes. In D. Holmes, J. A. Teresi, & M. G. Ory (Eds.), *Special care units* （pp. 217-228）. Paris：Serdi Publishers；New York： Springer Press.

Loewenstein, D. A. , Ardila, A. , Rosselli, M. , Hayden, S. , Duara, R. , Berkowitz, N. , et al. (1992). Comparative analysis of functional status among Spanish- and English-speaking patients with dementia. *Journal of Gerontology*, 47, 389-394.

Logsdon, R. G., Gibbons, L. E., McCurry, S. M., & Teri, L. (2001). Quality of life in Alzheimer's disease: Patient and caregiver reports. In S. M. Albert & R. G. Logsdon (Eds.), *Assessing quality of life in Alzheimer's disease* (pp. 17-30). New York: Springer Publishing.

Loong, T. W. (2003). Understanding sensitivity and specificity with the right side of the brain. *British Medical Journal*, 327, 716-719.

Lopez, O. L., Kuller, L. H., Fitzpatrick, A., Ives, D., Becker, J. T., & Beauchamp, N. (2003). Evaluation of dementia in the cardiovascular health cognition study. *Neuroepidemiology*, 22(1), 1-12.

Lorig, K., Holman, H., Sobel, D., Laurent, D., Gonzalez, V, & Minor, M. (2000). *Living a healthy life with chronic conditions* (2nd ed.). Boulder, CO: Bull.

Lorig, K. R., Ritter, P. L., Dost, A., Plant, K., Laurent, D. D., & McNeil, I. (2008). The Expert Patients Programme online, a 1-year study of an Internet-based self-management programme for people with long-term conditions. *Chronic Illness*, 4(4), 247-256.

Lorig, K., Ritter, P., Stewart, A. L., Sobel, D., Brown, B. W., Bandura, A., et al. (2001). Chronic disease self-management program: Two-year health status and health care utilization outcomes. *Medical Care*, 39(11), 1217-1223.

Lorig, K. R., Sobel, D. S., Stewart, A. L., Brown, B. W., Jr., Bandura, A., Ritter, P., et al. (1999). Evidence suggesting that a chronic disease self-management program can improve health status while reducing hospitalization: A randomized trial. *Medical Care*, 37(1), 5-14.

Lubitz, J., Cai, L., Kramarow, E., & Lentzner, H. (2003). Health, life expectancy, and health care spending among the elderly. *New England Journal of Medicine*, 349(11), 1048-1055.

Lubitz, J. D., & Riley, G. R. (1993). Trends in Medicare payments in the last year of life. *New England Journal of Medicine*, 328(15), 1092-1096.

Luchsinger, J. A., & Gustafson, D. R. (2009). Adiposity, type 2 diabetes, and Alzheimer's disease. *Journal of Alzheimers Disease*, 16(4), 693-704.

Luchsinger, J. A., Tang, M. X., Stern, Y., Shea, S., & Mayeux, R. (2001). Diabetes mellitus and risk of Alzheimer's disease and dementia with stroke in a multiethnic cohort. *American Journal of Epidemiology*, 154(7), 635-641.

Luepker, R. V., Rastam, L., Hannan, P. J., Murray, D. M., Gray, C., Baker, W. L., et al. (1996). Community education for cardiovascular disease prevention. Morbidity and mortality results from the Minnesota Heart Health Program. *American Journal of Epidemiology*,144(4),351-362.

Lunney,J. R. ,Lynn,J. ,& Hogan,C. (2002). Profiles of older Medicare decedents. *Journal of the American Geriatrics Society*,50, 1108-1112.

Lydick,E. ,& Epstein,R. S. (1993). Interpretation of quality of life changes. *Quality of Life Research*,2,221-226.

Lynn,J. (2001). Serving patients who may die soon and their-families: The role of hospice and other services. *Journal of the American Medical Association*,285, 925-932.

Lynn,J. ,& Adamson,D. M. (2003). *Living well at the end life. Adapting health care to serious. chronic illness in old age*. Santa Monica,CA:RAND Health.

Lynn,J. , Teno, J. M. , Phillips, R. S. , Wu, A. W. , Desbiens, N. , Harrold, J. , et al. (1997). Perceptions by family members of the dying experience of older and seriously ill patients. SUPPORT Investigators. Study to understand prognoses and preferences for outcomes and risks of treatments. *Annals of Internal Medicine*,126 (2),97-106.

Mack,K. ,& Thompson,L. (2001). *Data profiles,family caregivers of older persons: Adult children*. Washington,DC:Georgetown University,The Center on an Aging Society.

Maestre,G. , Ottman, R. , Stern, Y. , Gurland, B. , Chun, M. , Tang, M. X. , Shelanski, M. ,et al. (1995). Apolipoprotein E and Alzheimer's disease:Ethnic variation in genotypic risks. *Annals of Neurology*,37(2),254-259.

Magaziner,J. ,Hawkes,W. ,Hebel,J. R. ,Zimmerman,S. I. ,Fox,K. M. ,Dolan,M. ,et al. (2000). Recovery from hip fracture in eight areas of function. *Journals of Gerontology:Biological and Medical Sciences*,55,498-507.

Magaziner,J. ,Simonsick,E. M. ,Kashner,T. M. ,& Hebel,J. R. (1988). Patient-proxy response comparability on measures of patient health and functional status. *Journal of Clinical Epidemiology*,41(11),1065-1074.

Manly,J. J. , Bell-McGinty, S. , Tang, M. X. , Schupf, N. , Stern, Y. , & Mayeux, R. (2005). Implementing diagnostic criteria and estimating frequency of mild cognitive impairment in an urban community. *Archives of Neurology*,62(11),1739-1746.

Manly,J. J. ,Jacobs,D. M. ,Touradji,D. ,Small,S. A. ,& Stern,Y. (2002). Reading level attenuates differences in neuropsychological performance between African-American and White elders. *Journal of the International Neuropsychological Society*,8(3), 341-348.

Manly,J. J. , Tang, M. X. , Schupf, N. , Stern, Y. , Vonsattel, J. P. , & Mayeux, R.

(2008). Frequency and course of mild cognitive impairment in a multiethnic community. *Annals of Neurology*,63(4),494-506.

Manton,K. G. (1989). Epidemiological, demographic, and social correlates of disability among the elderly. *Milbank Quarterly*,67(Suppl 2 Pt 1),13-58.

Manton,K. G. (1992). Mortality and life expectancy changes among the oldest old. In R. M. Suzman,D. P. Willis,& K. G. Manton(Eds.),*The oldest old* (pp. 157-182). New York:Oxford University Press.

Manton,K. G.,Corder,L. S.,& Stallard,E. (1993). Estimates of change in chronic disability and institutional incidence and prevalence rates in the U. S. elderly population from the 1982,1984,and 1989 National Long Term Care Survey. *Journals of Gerontology* 1993,48(4),153-166.

Manton,K. G.,Corder,L.,& Stallard,E. (1997). Chronic disability trends in elderly United States populations:1982-1994. *Proceedings of the National Academy of Sciences of the United States of America*,94(6),2593-2598.

Manton,K. G.,& Gu,X. (2001). Changes in the prevalence of chronic disability in the United States Black and nonblack population above age 65 from 1982 to 1999. *Proceedings of the National Academy of Sciences of the United States of America*,98(11),6354-6359.

Manton,K. G.,Gu,X.,& Lamb,V. L. (2006). Change in chronic disability from 1982 to 2004/2005 as measured by long-term changes in function and health in the U. S. elderly population. *Proceedings of the National Academy of Sciences of the United States of America*,103(48),18374-18379.

Manton,K. G.,Stallard,E.,& Corder,L. (1995). Changes in morbidity and chronic disability in the U. S. elderly population:Evidence from the 1982,1984,and 1989 National Long Term Care Surveys. *The Journals of Gerontology. Series B,Psychological Sciences and Social Sciences*,50(4),194-204.

Manton,K. G.,Suzman,R.,& Willis,D. (Eds.)(1992). *The oldest old*. New York:Oxford University Press.

Manton,K. G.,& Vaupel,J. W. (1995). Survival after the age of 80 in the United States,Sweden,France,England,and Japan. *New England Journal of Medicine*,333,1232-1235.

Marengoni,A.,Rizzuto,D.,Wang,H. X.,Winblad,B.,& Fratiglioni,L. (2009). Patterns of chronic multimorbidity in the elderly population. *Journal of the American Geriatrics Society*,57(2),225-230.

Markides,K. S.,Rudkin,L.,Angel,R. J.,& Espino,D. V. (1997). Health status of Hispanic elderly in the United States. In L. G. Martin & B. Soldo(Eds.),*Racial and ethnic differences in the health of older Americans*(pp. 285-300). Washington,DC: National Academy Press.

Martin,L. G. ,Freedman,V. A. ,Schoeni,R. F. , & Andreski,P. M. (2009). Health and functioning among baby boomers approaching 60. *The Journals of Gerontology. Series B ,Psychological Sciences and Social Sciences* ,64(3),369-377.

Mattis,S. (1976). Mental status examination for organic mental syndrome in the elderly patient. In L. Bellek & T. B. Karasu(Eds.),*Geriatric psychiatry*. New York:Grune & Stratton.

Mausner,J. S. ,& Kramer,S. (1985). *Epidemiology:An introductory text*. Philadelphia: W. B. Saunders.

Mayeux,R. , Small, S. A. , Tang, M. , Tycko, B. , & Stern, Y. (2001). Memory performance in healthy elderly without Alzheimer's disease:Effects of time and apolipoprotein-E. *Neurobiology of Aging* ,22(4),683-689.

McCann,J. J. , Bienas, J. L. , & Evans, D. A. (2000). Change in performance tests of activities of daily living among residents of dementia special care and traditional nursing home units. In D. Holmes,J. A. Teresi, & M. G. Ory(Eels.),*Special care units*(pp. 141-150). Paris:Serdi Publishers;New York:Springer Press.

McCluskey,A. (2000). Paid attendant carers hold important and unexpected roles which contribute to the lives of people with brain injury. *Brain Injury* ,14,943-957.

McCullough, D. (2008). *My mother , your mother : Embracing "slow medicine ," the compassionate approach to caring for your aging loved ones*. New York: HarperCollins.

McKhann,G. , Drachman, D. , Folstein, M. , Katzman, R. , Price,D. , & Stadlan, E. M. (1984). Clinical diagnosis of Alzheimer's disease:Report of the NINCDS-ADRDA Work Group under the auspices of Department of Health and Human Services Task Force on Alzheimer's Disease. *Neurology* ,34(7),939-944.

Medicare Payment Aclvismy Commission (MedPac). (2004). Hospice in Medicare: Recent trends and review of the issues. Washington,D. C. In *Report to the Congress : New approaches in Medicare* (Chap. 6). Available at http://www. medpac. gov/ publications%5Ccongressional_reports%. 5CJune04_ch6. pdf.

Medicare Payment Advisory Commission(MedPac). (2009). *Health care spending and the Medicare Program*. Washington, D. C. Retrieved from http://www. medpac. gov/ documents/Jun09DataBookEntireReport. pdf.

Meier D. (1999). Impact of palliative interventions and mortality rate in hospitalized patients with advanced dementia. In A. van der Heiude (Ed.), Clinical and epidemiological aspects of end of life decision-making. *Akad. Van Wetensch*

Verhandl. Nature Reeks 2,102,217-227.

Miller,T. (2001). Increasing longevity and Medicare expenditures. *Demography*,38, 215-226.

Mittelman,M. S. ,Ferris, S. H. ,Shulman, E. , Steinberg, G. , & Levin, B. (1996). A family intervention to delay nursing home placement of patients with Alzheimer's disease. *Journal of the American Medical Association*,276(21),1725-1731.

Mohs,R. C. ,Doody, R. S. ,Morris,J. C. ,Leni,J. R. ,Rogers, S. L. ,Perdomo,C. A. ,et al. (2001). A 1-year,placebo controlled preservation of functional survival study of donepezil in AD patients. *Neurology*,57,481-488.

Moon,M. (2006). Organization and financing of health care. In *Handbook of aging and the social sciences* (6th ed. ,pp. 381-395). Burlington,MA:Academic Press.

Mor, V. ,Zinn,J. ,Angelelli,J. ,Teno,J. M. , & Miller,S. C. (2004). Driven to tiers: Socioeconomic and racial disparities in the quality of nursing home care. *Milbank Quarterly*,82(2),227-256.

Morris,J. C. ,Storandt,M. ,Miller,J. P. ,McKeel,D. W. ,Price,J. L. ,Rubin,E. H. ,et al. (2001). Mild cognitive impairment represents early-stage Alzheimer's disease. *Archives of Neurology*,58,397-405.

Morris,J. N. , & Emerson-Lombardo,N. (1994). A national perspective on SCU service richness:Findings from the AARP survey. *Alzheimer Disease and Associated Disorders*,8(suppl),87-96.

Morrison,R. S. , & Siu, A. L. (2000). Survival in end-stage dementia following acute illness. *Journal of the American Medical Association*,284(1),47-52.

Morrison,R. S. ,Chichin,E. ,Carter,J. ,Burack,O. ,Lantz,M. , & Meier,D. E. (2005). The effect of a social work intervention to enhance advance care planning documentation in the nursing home. *Journal of the American Geriatrics Society*, 53, 290-294.

Moss,M. , & Lawton,M. P. (1982). Time budgets of older people:A window on four lifestyles. *Journal of Gerontology*,37,115-123.

Mossey,J. , & Moss,M. (2002). *Subthreshold depression in elders living at home:A public health problem.* Washington,DC:American Public Health Association.

Muharin,R. K. ,DeBettignies,B. H. , & Pirozzolo,F. J. (1991). Structured assessment of independent living skills:Preliminary analysis of functional abilities in dementia. *The Journals of Gerontology. Series B,Psychological Sciences and Social Sciences*,46, 58-66.

Mulsant,B. H. , Alexopoulos, G. S. , Reynolds, C. F. , 3rd, Katz, I. R. , Abrams, R. , Oslin,D. ,et al. (2001). Pharmacological treatment of depression in older primary care patients: The PROSPECT algorithm. *International Journal of Geriatric Psychiatry*, 16(6), 585-592.

Murray, C. J., & Lopez, A. D. (1996). Evidence-based health policy-lessons from the Global Burden of Disease Study. *Science*, 274(5288), 740-743.

Myers, R. H., Schaefer, E. J., Wilson, P. W. F., et al. (1996). Apolipoprotein E allele 4 is associated with dementia in a population based study: The Framingham Study. *Neurology*, 46, 673-677.

National Caregiver Alliance and AARP. (2004). *Caregiving in the U. S.* Retrieved September 29, 2009, from http://www. caregiving. org/data/04finalreport. pdf

National Caregiver Alliance and MetLife Mature Market Institute. (in press). *Why should we he concerned about our working caregivers?*

National Center for Health Statistics. (2006). *Deaths by place of death, age, race, and sex: United States, 1999-2004.* June 6, 2007, p. 1 Worktable 309.

National Center for Health Statistics. (2008). *Health, United States, 2007, with chartbook on trends in health of Americans.* Hyattsville, MD: Government Printing Office.

National Council on Aging. (2001). *Myths and Realities of Aging, 2000.* New York: Harris Interactive.

National Council on Aging. (2006a). *Using the evidence base to promote healthy aging.* Issue Brief Washington, DC: Center for Healthy Aging.

National Council on Aging. (2006b). Evidence-based programs for the elderly initiative. Issue Brief 3. Washington, DC: Center for Healthy Aging.

Nelson, D. E., Shayne, B., Powell-Griner, E., Klein, R., Wells, H. E., Hogelin, G., et al. (2002b). State trends in health risk factors and receipt of clinical preventive services among US adults during the 1990s. *Journal of the American Medical Association*, 287, 2659-2667.

Nelson, H. D., Humphrey, L. L., Nygren, P., Teutsch, S. M., & Allan, J. D. (2002a). Postmenopausal hormone replacement therapy: Scientific review. *Journal of the American Medical Association*, 288(7), 872-881.

Nerenberg, L. (2007). *Elder abuse prevention: Emerging trends and promising strategies.* New York: Springer Publishing Company.

Newcomer, R., Clay, T., Luxenberg, J. S., & Miller, R. H. (1999). Misclassification and selection bias when identifying Alzheimer's disease solely from Medicare claims records. *Journal of the American Geriatrics Society*, 47, 215-219.

Newman, A. B., Gottdiener, J. S., McBurnie, M. A., Hirsch, H. H., Kop, W. J., Tracy, R., et al. (2001). Cardiovascular Health Study Research Group. Associations of subclinical disease with frailty. *The Journals of Gerontology. Series A, Biological Sciences and Medical Sciences*, 56A, 158-166.

Newman, J. P., Engel, R. J., & Jensen, J. E. (1991). Age differences in depressive symptom experiences. *Psychology of Aging*, 46, 224-235.

Nichol, K. L., Nordin, J., Mullooly, J., Lask, R., Fillbrandt, K., & Iwane, M. (2003). Influenza vaccination and reduction in hospitalizations for cardiac disease and stroke among the elderly. *New England Journal of Medicine*, 348(14), 1322-1332.

Nichol, K. L., Nordin, J. D., Nelson, D. B., Mullooly, J. P., & Hak, E. (2007). Effectiveness of influenza vaccine in the community-dwelling elderly. *New England Journal of Medicine*, 357(14), 1373-1381.

Olsen, O., & Gotzsche, P. C. (2001). Cochrane review on screening for breast cancer with mammography. *Lancet*, 35, 1340-1342.

Olshansky, S. J., & Ault, A. B. (1986). The fourth stage of the epidemiologic transition: The age of delayed degenerative diseases. *Milbank Quarterly*, 64(3), 355-391.

Olshansky, S. J., Carnes, B. A., & Butler, R. N. (2001). If humans were built to last. *Scientific American*, 284(3), 50-55.

Olshansky, S. J., Carnes, B. A., & Cassel, C. (1990). In search of Methuselah: Estimating the upper limits to human longevity. *Science*, 250(4981), 634-640.

Onder, G., Penninx, B. W., Lapuerta, P., Fried, L. P., Ostir, G. V, Guralnik, J. M., et al. (2002). Change in physical performance over time in older women: The Women's Health and Aging Study. *The Journals of Gerontology. Series A, Biological Sciences and Medical Sciences*, 57(5), 289-293.

Ormond, B. A., Black, K. J., Tilly, J., & Thomas, S. (2004). *Supportive services programs in naturally occurring retirement communities*. Washington, DC: Urban Institute.

Orpana, H. M., Ross, N., Feeny, D., McFarland, B., Bernier, J., & Kaplan, M. (2009). The natural history of health-related quality of life: A 10-year cohort study. *Health Report*, 20(1), 29-35.

Pacala, J. T., Boult, C., Reed, R. L., & Aliberti, E. (1997). Predictive validity of the Pra instrument among older recipients of managed care. *Journal of the American Geriatrics Society*, 45, 614-617.

Pahor, M., Blair, S. N., Espeland, M., Fielding, R., Gill, T. M., Guralnik, J. M., et al. LIFE Study Investigators. (2006). Effects of a physical activity intervention on measures of physical performance: Results of the lifestyle interventions and independence for Elders Pilot (LIFE-P) Study. *The Journals of Gerontology. Series A, Biological Sciences and Medical Sciences*, 61, 1157-1165.

Palloni, A. , & Arias, E. (2004). Paradox lost: Explaining the Hispanic adult mortality advantage. *Demography*, 41(3), 385-415.

Palloni, A. , & Morenoff, J. D. (2001). Interpreting the paradoxical in the Hispanic paradox: Demographic and epidemiologic approaches. *Annals of the New York Academy of Science*, 954, 140-174.

Palmore, E. B. (1999). *Ageism*(2nd ed.). New York: Springer Press.

Panza, F. , D'Introno, A. , Colacicco, A. W. , Capurso, C. , Del Parigi, A. , Caselli, R. J. , et al. (2009, in press). Temporal relationship between depressive symptoms and cognitive impairment: The Italian Longitudinal Study on Aging. *Journal of Alzheimers Disease*.

Patrick, D. L. , Danis, M. L. , Southerland, L. I. , & Hong, G. (1988). Quality of life following intensive care. *Journal of General Internal Medicine*, 3, 218-223.

Patrick, D. L. , & Erikson, P. (1993). *Health status and health policy*. Oxford: Oxford University Press.

Patrick, D. L. , Sittampalam, Y. , Somerville, S. M. , Carter, W. B. , & Bergner, M. (1986). A cross-cultural comparison of health status values. *American Journal of Public Health*, 75(12), 1402-1407.

Pearlin, L. I. , & Schooler, C. (1978). The structure of coping. *Journal of Health Social Behavior*, 19(1), 2-21.

Penninx, B. W. , Guralnik, J. M. , Ferrucci, L. , Simonsick, E. M. , Deeg, D. J. , & Wallace, R. B. (1998). Depressive symptoms and physical decline in community-dwelling older persons. *Journal of the American Medical Association*, 279(21), 1720-1726.

Peterson, R. C. (2000). Mild cognitive impairment: Transition between aging and Alzheimer's disease. *Neurologia*, 15, 93-101.

Peterson, R. C. , Smith, G. E. , Waring, S. C. , Ivnik, R. J. , Kokmen, E. , & Tangelos, E. G. (1997). Aging, memory, and mild cognitive impairment. *International Psychogeriatrics*, 9, 65-69.

Peterson, R. C. , Stevens, J. C. , Ganguli, M. , Tangalos, E. G. , Cummings, J. L. , & DeKosky, S. T. (2001). Practice parameter: Early detection of dementia: Mild cognitive impairment(an evidence-based review). *Neurology*, 56, 1133-1142.

Pfeffer, R. I. , Kurosaki, C. H. , Chance, J. M. , & Filos, S. (1982). Measurement of functional activities in older adults in the community. *Journal of Gerontology*, 37, 323-329.

Phelan, E. A. , Williams, B. , Leveille, S. , Snyder, S. , Wagner, E. H. , & LoGerfo, J. P. (2002). Outcomes of a community-based dissemination of the health enhancement program. *Journal of the American Geriatrics Society*, 50(9), 1519-1524.

Phillips,C. D. ,Sloan,P. D. ,Hawes,C. ,Koch,G. ,Han,J. ,Spry,K. ,Dunteman,G. ,et al. (1997). Effects of residence in Alzheimer disease special care units on functional outcomes. *Journal of the American Medical Association*,276,1341-1343.

Pickle,L. W. ,Mungiole,M. ,Jones,G. K. ,& White, A. A. (1996). *Atlas of United States mortality*. Hyattsville,MD:National Center for Health Statistics.

Pillemer,K. ,& Finkelhor,D. (1998). The prevalence of elder abuse:A random sample survey. *Gerontologist*,28(1),51-57.

Plassman,B. L. ,Langa,K. M. ,Fisher G. G. ,Heeringa,S. G. ,Weir D. R. ,Ofstedal,M. B. , et al. (2007). Prevalence of dementia in the United States: The aging, demographics,and memory study. *Neuroepidendology*,29(1-2),125-132.

Plassman,B. L. ,Langa,K. M. ,Fisher,G. G. ,Heeringa,S. G. ,Weir,D. R. ,Ofstedal,M. B. ,et al. (2008). Prevalence of cognitive impairment without dementia in the United States. *Annals of Internal Medicine*,148(6),427-434.

Population Reference Bureau. (2004). Transitions in world population. *Population Bulletin*,59(1). Washington,DC:Population Reference Bureau.

Posner,H. B. , Tang, M. X. ,Luchsinger,J. , Lantigua, R. , Stern, Y. , & Mayeux, R. (2002). The relationship of hypertension in the elderly to AD,vascular dementia, and cognitive function. *Neurology*,58(8),1175-1181.

Poulshock,S. W. & Deimling,G. T. (1984). Families caring for elders in residence:Issues in the measurement of burden. *Journal of Gerontology*,39(2),230-239.

President's Council on Bioethics. (2005). *Taking care:Ethical caregiving in our aging society*. Washington,DC:Author.

Preston,S. H. ,Himes,C. ,& Eggers,M. (1989). Demographic conditions responsible for population aging. *Demography*,26(4),691-704.

Preston,S. H. , & Martin, L. G. (1994). *Demography of aging*. Washington, DC: National Academy Press.

Public Papers of the Presidents of the United States:Lyndon B. Johnson,1965. Volume II ,entry 394,pp. 811-815. Washington,D. C. :Government Printing Office,1966. Retrieved October 28, 2009 from: http://www. lbjlib. utexas. edu/johnson/ archives. hom/speeches. hom/650730. asp.

Quijano, L. , Stanley, M. , Petersen, N. , Casado, B. , Steinberg, E. , Cully, J. , et al. (2007). Healthy IDEAS:A depression intervention delivered by community-based case managers serving older adults. *Journal of Applied Gerontology*, 26 (2), 139-156.

Rabins,P. ,Kasper,J. ,Kleinman,L. ,Black,B. , & Patrick,D. L. (2001). Concepts and methods in the development of the ADQOL:An instrument for assessing health-related quality of life in persons with Alzheimer's disease. In S. M. Albert & R. G. Logsdon(Eds.),*Assessing quality of life in Alzheimer's disease*(pp. 51-68). New York:Springer Publishing Company.

Rabkin,J. G.,Albert,S. M.,Del Bene,M. L.,O'Sullivan,I.,Tider,T.,Rowland,L. P., et al.(2005). Prevalence of depressive disorders and change over time in late-stage ALS. *Neurology*,65(1),62-67.

Rabkin,J. G.,Wagner,G. J.,& Del Bene,M.(2000). Resilience and distress among amyotrophic lateral sclerosis patients and caregivers. *Psychosom Med*,62,271-279.

Raebel,M. A.,Delate,T.,Ellis,J. L.,& Bayliss,E. A.(2008). Effects of reaching the drug benefit threshold on Medicare members' healthcare utilization during the first year of Medicare Part D. *Medical Care*,46(10),1116-1122.

Rantanen T.,Guralnik,J. M.,Ferrucci,L.,Leveille,S.,& Fried,L. P.(1999a). Coimpairments:Strength and balance as predictors of severe walking disability. *The Journals of Gerontology. Series A,Biological Sciences and Medical Sciences*,54 (4),172-176.

Rantanen,T.,Guralnik,J. M.,Foley,D.,Masaki,K.,Leveille,S.,Curb,J. D.,et al. (1999b). Midlife hand grip strength as a predictor of old age disability. *Journal of the American Medical Association*,281, 558-560.

Ravitsky,V.,Fiester,A.,& Caplan,A.(2009). *The Penn Center guide to bioethics*. New York:Springer Publishing Company.

Reed,A. E.,Mikels,J. A.,& Simon,K. I.(2008). Older adults prefer less choice than young adults. *Psychology of Aging*,23(3),671-675.

Reinhard,S. C.(2004). The World of caregiving:What do ADLs and IADLs tell us? In C. Levine(Ed.),*Family caregivers on the job:Moving beyond ADLs and IADLs*. New York:United Hospital Fund of New York.

Reinhard,S. C.,& Horwitz,A.(1995). Caregiver burden:Differentiating the content and consequences of family caregiver. *Journal of Marriage and the Family*,57, 741-750.

Reuben,D. B.,Borok,G. M.,Wolde-Tsadik,G.,Ershoff,D. H.,Fishman,L K., Ambrosini,V L.,et al.(1995). A randomized trial of comprehensive geriatric assessment in the care of hospitalized patients. *New England Journal of Medicine*, 332,1345-1350.

Reynolds,C. F.,3rd.(2008). Preventing depression in old age:It's time. *American Journal of Geriatric Psychiatry*,16(6),433-434.

Rich,M. W.,Beckkam,V.,Wittenberg,C.,Leven,C. V.,Freedland,K. E.,& Carney, R. M.(1995). A multidisciplinary intervention to prevent the readmission of elderly patients with congestive hemi failure. *New England Journal of Medicine*, 333, 1190-1195.

Richards, M. , Touchon, J. , Ledesert, B. , & Ritchie, K. (1999). Cognitive decline in ageing: Are AAMI and AACD distinct entities? *International Journal of Geriatric Psychiatry*, 14, 534-540.

Ritchie, K. , Artero, S. , & Touchon, J. (2001). Classification criteria for mild cognitive impairment: A population-based validation study. *Neurology*, 56, 37-42.

Roberts, R. E. , Kaplan, G. A. , Shema, S. J. , & Strowbridge, W. J. (1997). Prevalence and correlates of depression in an aging cohort: The Alameda County Study. *The Journals of Gerontology. Series B, Psychological Sciences and Social Sciences*, 52 (5), 252-258.

Robine, J. M. , & Michel, J. P. (2004). Looking forward to a general theory on population aging. *The Journals of Gerontology. Series A, Biological Sciences and Medical Sciences*, 59(6), 590-597.

Robine, J. M. , Romieu, I. , Cambois, E. , van de Water, H. P. A. , & Boshuizen, H. C. (1995). *Contribution of the network on health expectancy and the disability process*. World Health Report (WHR95). Geneva, Switzerland: World Health Organization.

Rockwood, K. , Andrew, M. , & Mitnitski, A. (2007). A comparison of two approaches to measuring frailty in elderly people. *The Journals of Gerontology. Series A, Biological Sciences and lledical Sciences*, 62(7), 738-743.

Rosen, W. (1981). *The Rosen Drawing Test*. Bronx, NY: Veteran's Administration Medical Center.

Rosenberg, H. G. (2009). Complaint discourse, aging, and caregiving among the Ju/'hoansi of Botswana. In J. Sokolovsky(Ed.), *The cultural context of aging*(pp. 30-52). Westport, CT: Praeger Publishers.

Roses, A. D. , Strittmatter, W. J, Pericak-Vance, M. A. , Corder, E. H. , Saunders, A M. , & Schmechel, D. E. (1994). Clinical application of apolipoprotein E genotyping to Alzheimer's disease. *Lancet*, 343(8912), 1564-1565.

Ross, G. W. , Abbot, R. D. , Petrovitch, H. , Masaki, K. H. , Murdaugh, C. , Trackman, C. , et al. (1997). Frequency and characteristics of silent dementia among elderly Japanese-American men. The Honolulu-Asia Aging Study. *Journal of the American Medical Association*, 277, 800-805.

Roth, D. L. , Stevens, A. B. , Burgio, L. D. , & Burgio, K. L. (2002). Timed-event sequential analysis of agitation in nursing home residents during personal care interactions with nursing assistants. *The Journals of Gerontology. Series B,*

Psychological Sciences and Social Sciences,67(5),461-468.

Rothenberg,R. B. ,& Kaplan,J. P. (1990). Chronic disease in the 1990s. *Annual Review of Public Health*,11,267-296.

Roubenoff, R. , & Castaneda, C. (2001). Sarcopenia—Understanding the dynamics of aging muscle. *Journal of the American Medical Association*,286(10),1230-1231.

Rowe,J. W. ,& Kahn,R. L. (1987). Human aging:Usual and successful. *Science*,237, 143-149.

Rozzini, R. , Frisoni, G. B. , Sabatini, T. , & Trabucchi, M (2002). The association of depression and mortality in elderly persons. *The Journals of Gerontology. Series A, Biological Sciences and Medical Sciences*,57(2),144-145.

Rubenstein, L. Z. (1990). The importance of including the home environment in assessment of frail older persons. *Journal of the American Geriatrics Society*,47 (1),111-112.

Rubenstein,L. Z. ,Stuck,A. E. ,Siu,A. L. ,& Wieland,G. D. (1991). Impacts of geriatric evaluation and management programs on defined outcomes:Overview of evidence. *Journal of the American Geriatrics Society*,38S, 8-16.

Russell,D. W,Cutrona,C. E. ,de la Mora,A. ,& Wallace,R. B. (1997). Loneliness and nursing home admission among rural older adults. *Psychology & Aging*,12(4), 574-589.

Russell,L. B. (2009). Preventing chronic disease:An important investment,but don't count on cost savings. *Health Affairs(Project Hope)*,28(1),42-45.

Ryan,E. B. ,Bourhis,R. Y. ,& Knops,U. (1991). Evaluative perceptions of patronizing speech addressed to elders. *Psychology of Aging*,6(3),442-450.

Satariano,W. (2006). *Epidemiology of aging:An ecological approach*. Sudbury,MA: Jones and Bartlett.

Saunders,A. M. , Strittmatter, W. J. , Schmechel, D. , George-Hyslop, P. H. , Pericak-Vance,M. A. , Joo, S. H. , et al. (1993). Association of apolipoprotein E allele epsilon-4 with late-onset familial and sporadic Alzheimer's disease. *Neurology*,43, 1467-1472.

Scarmeas,N. ,Albert,S. M. ,Manly,J. J. ,& Stern,Y. (2006). Education and rates of cognitive decline in incident Alzheimer's disease. *Journal of Neurology, Neurosurgery,and Psychiatry*,77(3),308-316.

Scarmeas, N. , Luchsinger,J. A. ,Mayeux, R. , & Stern, Y. (2007). Mediterranean diet and Alzheimer disease mortality. *Neurology*,69(11),1084-1093.

Scarmeas,N. ,Zarahn,E. ,Anderson,K. E. ,Habeck,C. G. ,Hilton,J. ,Flynn,J. ,et al. (2003). Association of life activities with cerebral blood flow in Alzheimer disease:

Implications for the cognitive reserve hypothesis. *Archives of Neurology*, 60(3), 359-365.

Scheffler, R. M., Brown, T. T., Syme, L., Kawachi, I., Tolstykh, I., & Iribarren, C. (2008). Community-level social capital and recurrence of acute coronary syndrome. *Social Science & Medicine*, 66(7), 1603-1613.

Schmidt, T. A., Hickman, S. E., & Tolle, S. W. (2004a). Honoring treatment preferences near the end of life: The Oregon physician orders for life-sustaining treatment (POLST) program. *Advances in Experimental Medicine and Biology*, 550, 255-262.

Schmidt, T. A., Hickman, S. E., Tolle, S. W., & Brooks, H. S. (2004b). The Physician Orders for Life-Sustaining Treatment program: Oregon emergency medical technicians' practical experiences and attitudes. *Journal of the American Geriatrics Society*, 52(9), 1430-1434.

Schneider, L. S., & Olin, J. T. (1996). Clinical global impressions in Alzheimer's clinical trials. *International Psychogeriatrics*, 8(2), 277-288; discussion 288-290.

Schneider, L. S., Tariot, P. N., Dagerman, K. S., Davis, S. M., Hsiao, J. K., Ismail, M. S., et al. (2006). Effectiveness of atypical antipsychotic drugs in patients with Alzheimer's disease. *New England Journal of Medicine*, 355(15), 1525-1538.

Schnelle, J. F., Bertrand, R., Hurd, D., White, A., Squires, D., Feuerberg, M., et al. (2009). Resident choice and the survey process: The need for standardized observation and transparency. *The Gerontologist*, 49(4), 517-524.

Schoeni, R. F., Freedman, V. A., & Martin, L. G. (2008). Why is late-life disability declining? *Milbank Quarterly*, 86(1), 47-89.

Schoeni, R. F., Freedman, V. A., & Wallace, R. B. (2001). Persistent, consistent, Widespread, and robust? Another look at recent trends in old-age disability. *Journal of Gerontology*, 56B(4), 206.

Schoeni, R., Martin, L. M., Andreski, P., & Freedman, V. A. (2005). Persistent and growing socioeconomic disparities in disability among the elderly: 1982-2002. *American Journal of Public Health*, 95(11), 2065-2070.

Schootman, M., Andresen, E. M., Wolinsky, F. D., Malmstrom, T. K., Miller, J. P., & Miller, D. K. (2006). Neighborhood conditions and risk of incident lower-body functional limitations among middle-aged African Americans. *American Journal of Epidemiology*, 163(5), 450-458.

Schulz, R., & Beach, S. R. (1999). Caregiving as a risk factor for mortality: The Caregiver Health Effects Study. *Journal of the American Medical Association*, 282 (23), 2215-2219.

Schulz,R. ,Beach,S. R. ,Ives,D. G. ,Mmiire,L. M. ,Ariyo,A. A. ,& Kop,W. J. (2000).
Association between depression and mortality in older adults: The Cardiovascular
Health Study. *Archives of Internal Medicine*,160(12),1761-1768.

Schulz,R. ,& Martire,L. (in press). Caregiving and employment. In S. Czaja(Ed.).

Scitovsky,A. (1994). The high costs of dying revisited. *Milbank. Quarterly*. 72. 561-591.

Seeman, T. E. , Merkin, S. S. , Crimmins, E. M. , Karlamangla, A. S. (in press). Are
disability trends Worsening among recent cohorts of older Americans?: NHANES
1999-2004 versus 1988-1994. *American Journal of Public Health*.

Sehl, M. E. , & Yates, F. E. (2001). Kinetics of human aging: I. Rates of senescence
between ages 30 and 70 years in healthy people. *The Journals of Gerontology.
Series A ,Biological Sciences and Medical Sciences*,56A, 198-208.

Shumaker,S. A. ,Legault,C. ,Rapp, S. R. , Thal, L. ,Wallace,R. B. ,Ockene,J. K. ,et
al. ; WHIMS Investigators. (2003). Estrogenplus progestin and the incidence of
dementia and mild cognitive impairment in postmenopausal women: The Women's
Health Initiative Memory Study: A randomized controlled trial. *Journal of the
American Medical Association*,289(20),2651-2662.

Shumway-Cook,A. ,Patla,A. ,Stewart,A. ,Ferrucci,L. ,Ciol,M. A. ,& Guralnik,J. M.
(2003). Environmental components of mobility disability in community-living older
persons. *Journal of the American Geriatrics Society*,51(3),393-398.

Silliman,R. A. (2000). Caregiving issues in the geriatric medical encounter. *Clinics in
Geriatric Medicine*,16(1),51-60.

Silliman,R. A. ,Bhatti,S. ,Khan,A. ,Dukes,K. A. ,& Sullivan,L. M. (1996). The care
of older persons with diabetes mellitus: Families and primary cate physicians.
Journal of the American Geriatrics Society,44(11),1314-1321.

Simmons,S. F. , Keeler, E. , Zhuo, X. , Hickey, K. A. , Sato, H. W. , & Schnelle, J. F.
(2008). Prevention of unintentional weight loss in nursing home residents: A
controlled trial of feeding assistance. *Journal of the American Geriatrics Society*,56
(8),1466-1473.

Simonsick,E. M. ,Kasper,J. D. ,& Phillips,C. L. (1998). Physical disability and social
interaction: Factors associated with inter social contact and home confinement in
disabled older Women(The Women's Health and Aging Study). *The Journals of
Gerontology. Series B ,Psychological Sciences and Social Sciences*,53(4),209-217.

Sloane,P. D. ,Mitchell,C. M. ,Calkins,M. ,& Zimmerman,S. I. (2000). Light and noise
levels in Alzheimer's disease special care units. In D. Holmes, J. A. Teresi, M. G.
Ory(Eds.),*Special care units*. Paris: Serdi Publishers; New York Springer Press.

Sloane,P. D. ,Mitchell,C. M. ,Weisman,G. ,Zimmerman,S. ,Foley,K. M. ,Lynn,M. ,et al. (2002). The Therapeutic Environment Screening Survey for Nursing Homes (TESS-NH):An observational instrument for assessing the physical environment of institutional settings for persons with dementia. *The Journals of Gerontology. Series B,Psychological Sciences and Social Sciences*,57(2),69-78.

Small, S. A. , Tsai, W. Y. , DeLaPaz, R. , Mayeux, R. , & Stern, Y. (2002). Imaging hippocampal function across the human life span:Is memory decline normal or not? *Annals of Neurology*,51(3),290-295.

Snowdon, D. A. , Kemper, S. J. , Mortimer, J. A. , Greiner, L. H. , Wekstein, D. R. , & Markesberry, W. R. (1996). Linguistic ability in early life and cognitive function and Alzheimer's disease in late life, Findings from the Nun Study. *Journal of the American Medical Association*,275(7),528-532.

Soldo, B. , Mitchell, O. , Tfaily, R. , & McCabe, J. (2007). Cross-cohort differences in health on the verge of retirement. In B. Madrian, O. Mitchell, & B. Soldo(Eds.), *Redefining retirement:How will boomers fare?* (pp. 138-158). New York, NY: Oxford University Press.

Sonn, U. , Frandin; K. , & Grimby, G. (1995). Instrumental activities of daily living related to impairments and functional limitation in 70 year olds. *Scandinavian Journal of Rehabilitation Medicine*,21, 119-128.

Spain, D. , & Bianchi, S. M. (1996). *Balancing Act*. New York: Russell Sage Foundation.

Special Committee on Aging, United States Senate. (1991). *Lifelong learning for an aging society—An information paper*. Serial No. 102. Washington, DC: U. S. Government Printing Office.

Spilker, B. ,& Revicki, D. A. (1999). Taxonomy of quality of life. In B. Spilker(Ed.), *Quality of life and pharmacoeconomics in clinical trials*. Philadelphia:Lippincott-Raven.

Spillman, B. C. (2004). Changes in elderly disability rates and the implications for health care utilization and cost. *Milbank Quarterly*,82(1),157-194.

Spitzer, R. L. , Kroenke, K. , & Williams, J. B. (1999). Validation and utility of a self-report version of PRIME-MD: The PHQ primary care study. Primary Care Evaluation of Mental Disorders. Patient Health Questionnaire. *Journal of the American Medical Association*,282(18),1737-1744.

Stern, Y. , Albert, S. M. , Sano, M. , Richards, M. , Miller, L. , Folstein, M. , et al. (1994). Assessing dependency in Alzheimer's disease. *The Journals of Gerontology. Series A ,Biological Sciences and Medical Sciences*,49,216-221.

Stevens, J. A. , & Sogolo, E. D. (2008). *Preventing falls:What works*. A CDC

Compendium of Effective Community-based Interventions from Around the World. Atlanta,GA:National Center for Injury Prevention and Control.

Stewart, A. L. ,Greenfield, S. , Hays, R. D. , Wells, K. , Rogers, W. H. , Berry, S. D. , et al. (1989). Functional status and well-being of patients with chronic conditions. Results from the Medical Outcomes Study. *Journal of the American Medical Association*, 262(7),907-913.

Stewart, S. ,Pearson, S. , & Horowitz, J. D. (1998). Effects of a home-based intervention among patients with congestive heart failure discharged from acute hospital care. *Archives of Internal Medicine*, 158(10),1067-1072.

Strawbridge, W. J. ,Wallhagan, M. I. , & Cohen, R. D. (2002). Successful aging and well-being: Self-rated compared with Rowe and Kahn. *The Gerontologist*, 42(6),727-733.

Stroeken, K. (2002). From shrub to log: The ancestral dimension of elderhood among the Sukuma in Tanzania. In S. Makoni & K. Stroeken (Eds.), *Ageing in Africa: Sociolinguistic and anthropological approaches*. Burlington, VT: Ashgate.

Stuck, A E. ,Aronow, H. U. ,Steiner, A. ,Alessi, C. A. ,Bula, C. J. ,Gold, M. N. , et al. (1995). A trial of annual in-home comprehensive geriatric assessments for elderly people living in the community. *New England Journal of Medicine*, 333, 1184-1189.

Stuck, A. E. ,Beers, M. H. ,Steine, A. ,Aronow, H. U. ,Rubenstein, L. Z. , & Beck, J. C. (1994). Inappropriate medication use in community-resident older persons. *Archives of Internal Medicine*, 154,2195-2200.

Stuck, A. E. ,Egger, M. ,Hammer, A. ,Minder, C. E. , & Beck, J. C. (2002). Home visits to prevent nursing home admission and functional decline in elderly people: Systematic review and meta-regression analysis. *Journal of the American Medical Association*, 287(8),1022-1028.

Stuck, A. E. , Siu, A. L. , Wieland, G. D. , & Rubenstein, L. Z. (1993). Comprehensive geriatric assessment: A meta-analysis of controlled trials. *Lancet*, 342,1032-1036.

Stuck, A. E. , Walthert, J. M. , Nikolaus, T. , Bula, C. J. , Hohmann, C. , & Beck, J. C. (1999). Risk factors for functional status decline in community-living elderly people: A systematic literature review. *Social Science and Medicine*, 48, 445-469.

Sturm, R. ,Ringel, J. S. , & Andreyeva, T. (2004). Increasing obesity rates and disability trends. *Health Affairs(Project Hope)*, 23(2),199-205.

Sullivan, D. F. (1966). Conceptual problem in developing an index of health. *Vital and Health Statistics*, 2(16),1-18.

Sullivan, D. F. (1971). A single index of mortality and morbidity. *HSMHA Health Reports*, 86(4),347-354.

Susser, M. (1997). Steps toward discovering causes: Divergence and convergence of epidemiology and clinical medicine. *Epidemiology & Prevention*, 21(3), 160-168.

Suzman, R. M., Willis, D. P., & Manton, K. G. (1992). *The oldest old*. New York: Oxford University Press.

Tabert, M. H., Albelt, S. M., Borukhova-Milov, L., Camacho, Y., Pelton, G., Liu, X., et al. (2002). Functional deficits in patients with mild cognitive impairment: Prediction of AD. *Neurology*, 58(5), 758-764.

Talbot, C., Lendon, C., Craddock, N., Shears, S., Morris, J. C., & Coate, A. (1994). Protection against Alzheimer's disease with apoe e2. *Lancet*, 343, 1432-1433.

Tang, M, X., Cross, P., Andrews, H., Jacobs, D., Small, S., Bell, K., et al. (2001). Incidence of AD in African-Americans, Caribbean Hispanics, and Caucasians in northern Manhattan. *Neurology*, 56, 49-56.

Tang, M. X, Jacobs, D., Stern, Y., Marder, K., Schofield, P., Gurland, B., et al. (1996). Effect of oestrogen during menopause on risk and age at onset of Alzheimer's disease. *Lancet*, 348(9025), 429-432.

Tang, M, X., Stern, Y., Marder, K., Bell, K., Gurland, B., Lantigua, R., et al. (1998). The APOE-epsilon4 allele and the risk of Alzheimer disease among African Americans, Whites, and Hispanics. *Journal of the American Medical Association*, 279(10), 751-755.

Tattersall, R. (2002). The expert patient: A new approach to chronic disease management for the twenty-first century. *Clinical Medicine*, 2(3), 227-229.

Teresi, J. A., Holmes, D., Ramirez, M., & Kong, J. (1998). Staffing patterns, staff support, and training in special care and nonspecial care units. *Journal of Mental Health and Aging*, 4(4), 443-458..

Testa, M. A., & Simonson, D. C. (1996). Assessment of Quality-of-Life Outcomes. *New England Journal of Medicine*, 334(13), 835-840.

Tierney, M. C., Szalai, J. P., Snow, W. G., Fisher, R. H., Nores, A., Nadon, G., et al. (1996). Prediction of probable Alzheimer's disease in memory-impaired patients: A prospective longitudinal study. *Neurology*, 46, 661-665.

Tinetti, M. E., Baker, D. I., McAvay, G., Claus, E. B., Garrett, P., Gottschalk, M., et al. (1994). A multifactorial intervention to reduce the risk of falling among elderly people living in the community. *New England Journal of Medicine*, 331, 821-827.

Tinetti, M. E., McAvay, G., & Claus, E. (1996). Does multiple risk factor reduction explain the reduction in fall rate in the Yale FICSIT trial? *American Journal of Epidemiology*, 144, 389-399.

Tinetti, M. E., Speechley, M., & Ginter, S. F. (1988). Risk factors for falls among elderly persons living in the community. *New England Journal of Medicine*, 319, 1701-1707.

Tinetti, M. E., & Williams, C. S. (1998). The effect of falls and fall injuries on functioning in community-dwelling older persons. *The Journals of Gerontology. Series A, Biological Sciences and Medical Sciences*, 53(2), 112-119.

Torrance, G. W. (1987). Utility approach to measuring health-related quality of life. *Journal of Chronic Diseases*, 40(6),, 593-603.

Torrance, G. W., Erickson, P., Patrick, D., & Feldman, J. J. (1995). *Technical Notes. Years of Healthy Life* 1995 (April (PHS) 95-1237). Atlanta, GA: Centers for Disease Control and Prevention.

Torstan, L. (2005). *Gerotranscendence: A developmental theory of positive aging*. New York: Springer Publishing Company.

Touchon, J., & Ritchie, K. (1999). Prodromal cognitive disorder in Alzheimer's disease. *International Journal of Geriatric Psychiatry*, 14, 556-563.

Trinh, N. H., Hoblyn, J., Mohanty, S., & Yaffe, K. (2003). Efficacy of cholinesterase inhibitors in the treatment of neuropsychiatric symptoms and functional impairment in Alzheimer's disease. *Journal of the American Medical Association*, 289, 210-216.

Tseng, C. W., Brook, R. H., Keeler, E., Steers, W. N., & Mangione, C. M. (2004). Cost-lowering strategies used by Medicare beneficiaries who exceed drug benefit caps and have a gap in drug coverage. *Journal of the American Medical Association*, 292, 952-960.

University Center on Social and Urban Research. (2005). *State of Aging in Allegheny County*. University of Pittsburgh.

Unutzer, J., Katon, W., Callahan, C. M., Williams, J. W, Jr., Hunkeler, E., Harpole, L., et al. (2002a). Collaborative care management of late-life depression in the primary care setting: A randomized controlled trial. *Journal of the American Medical Association*, 288(22), 2836-2845.

Unutzer, J., Patrick, D. L., Marmon, T., Simon, G. E., & Katon, W. J. (2002b). Depressive symptoms and mortality in a prospective study of 2,558 older adults. *American Journal of Geriatric Psychiatry*, 10(5), 521-530.

U. S. Census Bureau. (2004b). Population projections. Interim projections consistent with Census 2000. Population pyramids and demographic summary indicators for U. S. Regions and Divisions. Retrieved March 23, 2008, from http://www. census. gov/population/projections/52PyrmdUS1. pdf and http://www. census. gov/population/projections/52PyrmdUS3. pdf.

U. S. General Accounting Office (GAO). (1998). *Alzheimer's disease: Estimates of prevalence in the U. S. Retrieved April*, 15, 2004, from http://www. gao. gov/ archive/1998/ he98016. pdf.

van den Block,L. ,Deschepper,R. ,Drieskens,K. ,Bauwens,S. ,Bilsen,J. ,Bossuyt,N. , et al. (2007). Hospitalisations at the end of life: Using a sentinel surveillance network to study hospital use and associated patient,disease and healthcare factors. *BMC Health Services Research*,7, 69.

van der Steen,J. T. ,Ooms,M. E. ,van der Wal,G. , & Ribbe,M. W. (2002). Pneumonia: The demented patient's best friend? Discomfort after starting or withholding antibiotic treatment. *Journal of the American Geriatrics Society*, 50 (10), 1681-1688.

van Duijn,C. M. ,de Knijff,P. ,Wehnert,A. ,De Voecht,J. ,Bronzova,J. B. ,Havekes, L. M. ,et al. (1995). The apolipoprotein E epsilon-2 allele is associated with an increased risk of early-onset Alzheimer's disease and a reduced survival. *Annals of Neurology*,37, 605-610.

van Haitsma,K. ,Lawton,M. P. , & Kleban,M. H. (2000). Does segregation help or hinder? Examining the role of homogeneity in behavioral and emotional aspects of quality of life in persons with cognitive impairment in the nursing home. In D. Holmes,J. A. Teresi,M. G. Ory(Eds.),*Special care units*(pp. 163-178). Paris:Serdi Publishers;New York:Springer Press.

Vaupel, J. W. (1997). The remarkable improvements in survival at older ages. Philosophical Transactions of the Royal Society of London. *Series B, Biological Sciences*,352(1363),1799-1804.

Verbrugge,L. M. , & Jette, A. M. (1994). The disablement process. *Social Science & Medicine*,38(1),1-14.

Verbrugge,L. M. , & Patrick,D. L. (1995). Seven chronic conditions:Their impact on US adults' activity levels and use of medical services. *American Journal of Public Health*,85,173-182.

Verbrugge, L. M. , & Sevak, P. (2002). Use, type, and efficacy of assistance for disability. *The Journals of Gerontology. Series B, Psychological Sciences and Social Sciences*,57(6),366-379.

Visser,M. ,Klitchevsky,S. B. ,Goodpaster,B. H. ,Newman, A. B. ,Nevitt,M. ,Stamm, E. ,et al. (2002a). Leg muscle mass and composition in relation to lower extremity performance in men and women aged 70 to 79:The Health, Aging, and Body Composition Study. *Journal of the American Geriatrics Society*,50,897-904.

Visser,M. ,Pahor,M. ,Taafe,D. R. ,Goodpaster,B. H. ,Simonsick,E. M. ,Newman,B. , et al. (2002b). Relationship of interleukin-6 and tumor necrosis factor-(alpha) with muscle mass and muscle strength in elderly men and women: The Health ABC Study. *Journal of Gerontology*, 57A, 326-332.

Wallace, J. I., Buchner, D. M., Grothaus, L., Leveille, S., Tyll, L., LaCroix, A. Z., et al. (1998). Implementation and effectiveness of a community-based health promotion program for older adults. *The Journals of Gerontology. Series A, Biological Sciences and Medical Sciences*, 53(4), 301-306.

Wallace, R. B. (1997). Variability in disease manifestations in older adults: Implications for public and community health programs. In T. Hickey, M. A. Spears, & T. R. Prahaska(Eds.), *Public health and aging* (pp. 75-86). Baltimore: Johns Hopkins.

Wallace, S. P. (2005). The public health perspective on aging. *Generations*, 24(2), 5-10.

Wallace, S. P., & Gutierrez, V. F. (2005). Equity of access to health care for older adults in four major Latin American cities. *Revista Panamericana de Salud Pública*, 17(5-6), 394-409.

Walter-Ginzburg, A., Blumstein, T., & Guralnik, J. M. (2004). The Israeli kibbutz as a venue for reduced disability in old age: Lessons from the Cross-sectional and Longitudinal Aging Study (CALAS). *Social Science & Medicine*, 59(2), 389-403.

Ware, J. E., & Stewart, A. L. (1992). Measuring function and well-being. Cambridge, MA: Harvard University Press.

Wechsler D. (1981). *Wechsler adult intelligence scale-revised*. New York: The Psychological Corporation.

Weinberger, M., Murray, M. D., Marrero, D. G., Brewer, N., Lykens, M., Harris, L. E., et al. (2002). Effectiveness of pharmacist care for patients with reactive airways disease: A randomized controlled trial. *Journal of the American Medical Association*, 288(13), 1594-1602.

Weinberger, M., Oddone, E. Z., & Henderson, W. G. (1996). Does increased access to primary care reduce hospital readmissions? Veterans Affairs Cooperative Study Group on Primary Care and Hospital Readmission. *New England Journal of Medicine*, 334(22), 1441-1447.

Weiner, J. M., Hanley, R. J., Clark, R., & Van Nostrand, J. F. (1990). Measuring the activities of daily living: Comparisons across national surveys. *Journal of Gerontology*, 45(6), 229-237.

Weir, D. (2007). Are Baby Boomers living well longer? In B. Madrian, O. Mitchell, & B. Soldo(Eds.), *Redefining retirement: How will boomers fare?* (pp. 95-111). New York, NY: Oxford University Press.

Weiss, C. O., Hoenig, H. M., & Fried, L. P. (2007). Compensatory strategies used by older adults facing mobility disability. *Archives of Physical of Medicine and*

Rehabilitation,88, 1217-1220.

Weissert,W. ,Chernow,M. , & Hirth,R. (2003). Titrating versus targeting home care services to frail elderly clients: An application of agency theory and cost-benefit analysis to home care policy. *Journal of Aging and Health*,15(1),99-123.

Wells,K. B. ,Stewart,A. ,Hays,R. D. ,Burnam,M. A. ,Rogers,W,Daniels,M. ,Berry, S. ,et al. (1989). The functioning and well-being of depressed patients. Results from the Medical Outcomes Study. *Journal of the American Medical Association*,262 (7),914-919.

Wennberg,J. E. ,Fisher,E. S. ,Skinner,J. S. , & Bronner,K. K. (2007). Extending the P4P agenda,part 2: How Medicare can reduce waste and improve the care of the chronically ill. *Health affairs(Project Hope)*,26(6),1575-1585.

West,C. G,Reed,D. M. , & Gildengorin,G. L. (1998). Can money buy happiness? Depressive symptoms in an affluent older population. *Journal of the American Geriatrics Society*,46(1),49-57.

Whalley,L. J. , & Deary,I. J. (2001). Longitudinal cohort study of childhood IQ and survival up to age 76. *British Medical Journal*,322,1-5.

Whalley,L. J. ,Starr,J. M. ,Athawes,R. ,Hunter,D. ,Pattie,A. , & Deary,I. J. (2000). Childhood mental ability and dementia. *Neurology*,55, 1455-1459.

Whiteneck,G. G. ,Harrison-Felix,C. L. ,Mellick,D. C. ,Brooks,C. A. ,Charlifue,S. B. , & Gerart,K. A. (2004). Quantifying environmental factors: Ameasure of physical, attitudinal,service,productivity,and policy barriers. *Archives of Physical Medicine and Rehabilitation*,85(8),1324-1335.

Wight,R. G. ,Aneshensel,C. S. ,Miller-Martinez,D. ,Botticello,A. L. ,Cummings,J. R. ,Karlamangla,A. S. ,et al. (2006). Urban neighborhood context,educational attainment,and cognitive function among older adults. *American Journal of Epidemiology*,163(12),1071-1978.

Willcox,S. M. ,Himmselstein,D. U. , & Woolhandler,S. (1994). Inappropriate drug prescribing in the community-dwelling elderly. *Journal of the American Medical Association*,272,292-296.

Willis,S. L. ,Tennstedt,S. L. ,Marsiske,M. ,Ball,K. ,Elias,J. ,Koepke,K. M. ,et al. (2006). Long-term effects of cognitive training on everyday functional outcomes in older adults. *Journal of the American Medical Association*,296(23),2805-2814.

Wilson,P. W. F. ,Myers,R. H. ,Larson,M. G. ,Ordovas,J. M. Wolf,P. A. , & Schaefer, E. J. (1994). Apolipoprotein E alleles, dyslipidemia, and coronary heart disease. *Journal of the American Medical Association*,272,1666-1671.

Wilson,R. S. ,Beckett,L. A. ,Bienias,J. L. ,Evans,D. A. , & Bennett,D. A. (2003).

Terminal decline in cognitive function. *Neurology*,60(11),1782-1787.

Wilson,R. S. ,Bennett,D. A. ,Bienias,J. L. ,Aggarwal,N. T. ,Mendes de Leon,C. F. , Morris,M. C. , et al. (2002). Cognitive activity and incident AD in a population-based sample of older persons. *Neurology*,59(12),1910-1914.

Wilson,R. S. ,Hebert,L. E. ,Scherr,P. A. ,Barnes,L. L. ,Mendes de Leon,C. F. , & Evans,D. A. (2009). Educational attainment and cognitive decline in old age. *Neurology*,72(5),460-465.

Wilson,R. S. ,Li,Y. ,Agganrwal,N. T. ,Barnes,L. L. ,McCann,J. J. ,Gilley,D. W,et al. (2004). Education and the course of cognitive decline in Alzheimer disease. *Neurology*,63(7),1198-1202.

Wolff, J. , Starfield, B. , & Anderson, G. (2002). Prevalence, expenditures, and complications of multiple chronic conditions in the elderly. *Archives of internal Medicine*,162,2269-2276.

Wolfson,C. ,Wolfson,D. B. ,Asgharian,M. ,M'Lan,C. E. ,Ostbye,T. ,Rockwood,K. , et al. (2001). Clinical Progression of Dementia Study Group. A reevaluation of the duration of survival after the onset of dementia. *New England Journal of Medicine*,344(15),1111-1116.

Wolinsky,F. D. ,Unverzagt,F. W. ,Smith,D. M. ,Jones,R. ,Stoddard A. , & Tennstedt, S. L. (2006). The ACTIVE cognitive training trial and health-related quality of life: Protection that lasts for 5 years. *The Journals of Gerontology. Series A ,Biological Sciences and Medical Sciences*,61(12),1324-1329.

Wolinsky,F. D. ,Vander Weg,M. W. ,Martin,R. ,et al. (2009). The effect of speed-of-processing training on depressive symptoms in ACTIVE. *The Journals of Gerontology. Series A ,Biological Sciences and Medical Sciences*,64(4),468-472.

World Health Organization. (1981). *International classification of impairment, disability and handicap*. Geneva,Switzerland:Author.

World Health Organization. (2002). *Towards a common language for functioning, disability,and health:ICF.* Geneva,Switzerland:Author. Retrieved September 26, 2009,from http://www. who. int/classifications/icf/training/icfbeginnersguide. pdf

Wu,W. ,Brickman,A. ,Luchsinger,J. ,Ferrazzano,P. ,Pichiule,P. ,Yoshita,M. ,et al. (2008). The brain in the age of old: The hippocampal formation is targeted differentially by diseases of late life. *Annals of Neurology*,64(6),698-706.

Wunderlich,G. S. , & Kohler P. O. ,(Eds.). (2001). *Improving the quality of long-term care.* Committee on Improving Quality in Long-Term Care,Institute of Medicine. Washington,DC:National Academy Press.

Yaffe,K. ,Blackwell, T. , Gore, R. , Sands, L. , Reus, V. , & Browner, W. S. (1999a).

Depressive symptoms and cognitive decline in nondemented elderly women: A prospective study. *Archives of General Psychiatry*,56(5),425-430.

Yaffe,K. , Browner, W. , Cauley, J. , Launer, L. , & Harris, T. (1999b). Association between bone mineral density and cognitive decline in older women. *Journal of the American Geriatrics Society*,47(10),1176-1182.

Yesavage, J. A. , Blink, T. L. , Rose, T. L, Lum, O. , Huang, V, Adey, M. B. , et al. (1983). Development and validation of a geriatric depression screening scale: A preliminary report. *Journal of Psychiatric Research*,17,37-49.

Zilkens, R. R. , Spilsbury, K. , Bruce, D. G. , & Semmens, J. B. (in press). Clinical epidemiology and in-patient hospital use in the last year of life (1990-2005) of 29, 884 Western Australians With dementia. *Journal of Alzheimers Disease*.

Zimmerman,S. ,Sloane,P. D. ,Williams,C. S. ,Reed,P. S. ,Preisser,J. S. ,Eckert,J. K. , et al. (2005). Dementia care and quality of life in assisted living and nursing homes. *Gerontologist*,45(1),133-146.

Zwahr,M. D. ,Park,D. C. , & Shifren,K. (1999). Judgments about estrogen replacement therapy: The role of age, cognitive abilities, and beliefs. *Psychology of Aging*,14 (2),179-191.

中英文对照

A

Active life expectancy   积极预期寿命

Activities of daily living, ADLs   日常生活活动

Activity limitations   活动受限

Administration on Aging, AoA   老龄化管理局

Adult day care   成人日间照料

Advanced Cognitive Training for Independent and Vital
     Elderly, ACTIVE   独立和有活力的老年人高级认知培训

Advantage initiative   优势行动

Aging   老龄化

Aging, Memory and demographics Study, ADAMS   老龄化、记忆力和人口学研究

Alzheimer's disease, AD   阿尔茨海默病

Anxiety   焦虑

Assessment of motor and process skills, AMPS   活动与执行能力评估

Asset and health dynamics of the oldest old, AHEAD   超高龄老年人资产和健康动态

Assisted living facilities   生活协助机构

Attentional demands   注意力需求

B

Basic activities of daily living, BADL   基本日常生活活动

Behavior Risk Factors Surveillance System, BRFSS   行为危险因素流行病学监控系统

Beneficiaries   受益人

Blue Ribbon Health Panels, BRHPs   蓝丝带健康项目

Body mass index, BMI   体重指数

Bone mineral density, BMD   骨密度

C

Cardiovascular Health Study, CHS   心脑血管健康研究

Center of Medicare and Medicaid Services, CMS   老年医疗保险和医疗救助服务中心

Centers for Disease Control and Prevention, CDC   疾病控制和预防中心

Certified nursing assistants, CNAs   注册护理助理

Chronic Conditions   慢性状态

Chronic diseases self-management program, CDSMP   慢性病自我管理项目

Clinical dementia rating, CDR   临床痴呆评定

Comorbidity	合并症
Compensating, adapting elder	代偿性、适应性老年人
Cumulative incidence rate	累积发病率

D

Disability	失能
Disability-adjusted life year, DALY	失能调整生命年
Distress	焦虑
Dying elder	临终老年人
Dysphoria	烦躁不安

E

Enervation	神经衰弱
Essential services of public health	基本公共卫生服务
European Community Concerted Action on the Epidemiology and Prevention of Dementia Group, EURODEM	欧洲痴呆组的流行病学和预防医学社区联合行动

F

Fall	跌倒
Family caregiving	居家照料
Family caregiver	家庭照料者
Frail elder	脆弱老年人
Frailty	脆弱
Frailty and Injuries: Cooperative Studies of Intervention Techniques, FICSIT	脆弱和伤害：干预技术的合作研究

G

General Accounting Office, GAO	总会计师办公室
Geriatric evaluation and management, GEM	老年病学评价和管理
Gerontological Health Section, GHS	老年医学健康分会
Gerontological Society of America, GSA	美国老年医学会
Guide to clinical preventive services, USPSTF	临床预防性服务指南

H

Hard cases	艰难案例
Health and Retirement Study, HRS	健康与退休研究
Health Maintenance Organizations, HMOs	健康维持机构
Health utilities index, HUI	卫生利用指数
Healthy aging network, HAN	健康老龄化网络
Heart and Estrogen/Progestin Replacement Study, HERS	心脏和雌激素/孕激素替代研究
Home attendants	居家访视者
Home care	居家照料

Home health care	居家卫生保健
Home health care aids	居家卫生保健协调员
Honolulu Heart Porgram-Asia Aging Study	火奴鲁鲁心脏项目——亚洲老龄化研究
Hospitalized Elderly Longitudinal Project，HELP	住院老年人纵向项目

I

Identifying depression，empowering activities for seniors，IDEAS	老年人抑郁识别和活动参与
Impairment	障碍
Impeding	阻碍
Incidence	发病率
Injury Statistics Query and Reporting System	伤害统计查询和报告系统
Institute of Medicine，IOM	医学中心
Instrumental activities of daily living，IADLs	工具性日常生活活动
International Classification of Functioning，Disability，and Health，ICF	国际功能、失能和健康分类

L

Later life/Late life	生命晚期
Longitudinal Aging Study	纵向老龄化研究

M

Medical Expenditures Panel Study，MEPS	医疗支出专题研究
Medical Outcomes Study，MOS	医疗结局研究
Medicare	老年医疗保险
Medicare＋choice program	老年医疗保险＋选择项目
Medigap policy	补充医疗保险政策
Memory-concentration-information test	记忆-集中-信息测试
Mini-mental State Examination，MMSE	简明精神状态评价量表
Minimum data set，MDS	最小数据集
Mistreatment	不当对待
Motor	活动力
Mobility	移动力
Multimorbidity	多合并症

N

National Center for Health Statistics	国家卫生统计中心
National Council on Aging，NCOA	国家老龄化委员会
National Health Interview Survey，NHIS	国家健康访谈调查
National Long Term Care Survey，NLTCS	国家长期照料调查
New York City's Home Care Services Program	纽约市居家照料服务项目
New York State Department of Health	纽约州卫生局

Nursing home 护理院

O

Old age 老年

Older Americans Act 美国老年人法案

Online Survey，Certification and Reporting System，OSCAR 认证和报告的在线调查系统

Onset 发生率

P

Parkinson's disease，PD 帕金森病

Participation restrictions 参与限制

Personal assistance services，PAS 个人协助服务

Physical activity 身体活动

Physician orders for life-sustaining treatment，POLST 生命维持治疗的医嘱

Point prevalence 时点患病率

Possible AD 疑似阿尔茨海默病

Preferred Provider Organizations，PPOs 优先提供者机构

President's Council on Bioethics 生物伦理董事会

Prevalence 患病率

Prevention of Suicide in Primary Care Elderly-Collaborative Trial，PROSPECT 初级保健老年人协作试验中的自杀预防

Private Fee-for-Service Plans 私人按项目付费计划

Program for All-Inclusive Care for the Elderly，PACE 老年人全方位服务项目

Program to Encourage Active，Rewarding Lives for Seniors，PEARLS 促进老年人积极有偿的生活项目

Public health 公共卫生

Public health service 公共卫生服务

Q

Quality-adjusted life year，QALY 质量调整生命年

Quality of life，QOL 生命质量

R

Reach into the target population，efficacy or effectiveness，adaption by target settings or institutions，implementation-consistency of delivery of intervention，maintenance of intervention effects in individuals and populations over time （RE-AIM） 获取目标人群，效用或效果，目标机构调整，实施-干预提供的一致性，个体和人群干预效果可维持性

Registered nurses，RNs 注册护士

Resident-assessment instrument，RAI 居民评估工具

Resident-assessment protocols，RAPs 居民评估方案

Residential care settings	住宿照料机构
Robust elder	健壮老年人

S

Self-care	自我照料
Self-maintenance	自我维持
Senescence	衰老
Sickness Impact Profile,SIP	疾病影响量表
Skilled care setting	专业照料机构
Skilled nursing facility	专业护理机构
Slow medicine	缓慢医学
Social age	社会年龄
Spare-Parts Medicine	配件医学
Special care units,SCU	专科护理单元
Special need plans	专科需要计划
Standby help	备用帮助
State-based Examples of Network Innovation, Opportunity, and Replication,SENIOR	以国家为基础的网络创新、机遇和同步项目
Surgeon Generals Report on Mental Health	精神健康卫生部长报告
Survey of Income and Program Participation,SIPP	收入和项目参与调查

T

The end of life	临终期

U

United way	联合之路
U. S. Preventive Service Task Force(USPSTF)	美国预防性服务专题组

W

Wellbeing	健康完好状态
Women's Health and Aging Study,WHAS	女性健康与老龄化研究
World Health Organization,WHO	世界卫生组织

Y

Years of healthy life,YHL	健康生命年